Prof. Dr. Volker Limmroth

Dr. Gerd Wirtz

DER LONGEVITY-KOMPASS

Anleitung für ein langes und gesundes Leben

Ullstein

Besuchen Sie uns im Internet:
www.ullstein.de

Wir verpflichten uns zu Nachhaltigkeit
- Papiere aus nachhaltiger Waldwirtschaft und anderen kontrollierten Quellen
- ullstein.de/nachhaltigkeit

Weder der Verlag noch die Autoren bieten dem einzelnen Leser professionelle Beratung oder Dienstleistungen an. Die in diesem Buch enthaltenen Ideen, Methoden und Vorschläge sind nicht als Ersatz für den Besuch Ihres Arztes gedacht. Alle Angelegenheiten, die Ihre Gesundheit betreffen, bedürfen der ärztlichen Kontrolle. Weder die Autoren noch der Verlag sind haftbar oder verantwortlich für Verluste oder Schäden, die sich angeblich aus den Informationen oder Vorschlägen in diesem Buch ergeben.
Die in diesem Buch enthaltenen Rezepte wurden für die angegebenen Zutaten und Techniken erstellt. Der Herausgeber ist nicht verantwortlich für Ihre speziellen Gesundheits- oder Allergiebedürfnisse, die möglicherweise eine Überwachung der Nahrungsaufnahme erfordern. Der Verlag ist auch nicht verantwortlich für eventuelle unerwünschte Reaktionen auf die Rezepte in diesem Buch, unabhängig davon, ob Sie diese wie beschrieben befolgt oder diese dem persönlichen Ernährungsbedarf oder Geschmack angepasst haben.
Obwohl die Autoren sich bemüht haben, Internetadressen und andere Kontaktinformationen anzugeben, die zum Zeitpunkt der Veröffentlichung abrufbar und aktuell waren, übernehmen weder der Verlag noch die Autoren die Verantwortung für Fehler oder für Änderungen, die nach der Veröffentlichung auftreten. Darüber hinaus hat der Herausgeber keine Kontrolle über die Websites der Autoren oder Dritter und übernimmt keine Verantwortung für deren Inhalt.

FSC www.fsc.org
MIX
Papier | Fördert gute Waldnutzung
FSC® C021394

Originalausgabe im Ullstein Taschenbuch
1. Auflage Januar 2025
3. Auflage 2025

Bei Fragen zur Produktsicherheit wenden Sie sich bitte an produktsicherheit@ullstein.de
Bildnachweise: © 2024 Ullstein Buchverlage GmbH, Friedrichstraße 126, 10117 Berlin
Redaktion: Lena Schindler
Umschlaggestaltung: zero-media.net, München
Titelabbildung: © Alicia Bock / stocksy
Typografie: Interstate Compressed Black – Scala Pro Regular
Satz: Savage Types Media, Berlin
Gesetzt aus der Minion
Druck und Bindearbeiten: ScandBook, Litauen
ISBN 978-3-548-07014-8

Inhaltsverzeichnis

Vorwort

Liebe Leserinnen und Leser,

Sie halten ein Buch zur Langlebigkeit in den Händen. Es soll und wird Ihnen eine Anleitung geben, wie Sie Longevity, so der englische Begriff, am besten und besonders zielgerichtet für sich erreichen können.

Bevor wir in die faszinierende Welt der Langlebigkeit eintauchen, möchten wir eine kleine Anmerkung zur Sprache machen: In diesem Buch haben wir uns entschieden, auf das Gendern zu verzichten und stattdessen beide Formen im Text zu verwenden. So sprechen wir mal von Ärztinnen, mal von Ärzten, mal von Patientinnen und mal von Patienten. Wir hoffen, dass diese Lösung für Sie ebenso charmant ist wie für uns und zu einem angenehmen Lesefluss beiträgt.

Sie finden zunächst eine Einführung in das Thema, die aktuellsten wissenschaftlichen Erkenntnisse zu den Mechanismen der Alterung und den wesentlichen Ursachen des Sterbens. Sie erfahren dann, welche Maßnahmen geeignet sind, alle wesentlichen Aspekte des Alterns zu beeinflussen, und wie klassische Alterserkrankungen vermieden werden können. Abschließend erhalten Sie eine ausführliche Anleitung für die Umsetzung Ihrer individuellen Longevity-Strategie. Aus Platzgründen finden Sie das Literaturverzeichnis und weitere Quellen zur Vertiefung auf einer separaten Webseite, die Ihnen über einen QR-Code am Ende des Buches zur Verfügung steht.

Mit dem Lesen des Buches werden Sie nun den ersten Schritt gehen – auf dem Weg zu Ihrer Langlebigkeit.

Viel Freude beim Lesen wünschen Ihnen
Dr. Gerd Wirtz und Prof. Dr. Volker Limmroth

I. Einführung in das Thema Longevity

1. Ziel des Buches und Workbook-Ansatz

Die Möglichkeit, lange gesund zu leben, war nie so groß wie heute – und eine weitere gute Nachricht: Sie steigt sogar noch ständig. Wir können aber bereits an dieser Stelle festhalten, dass nur wenige Menschen das Glück haben, die genetische Veranlagung für ein gesundes Leben jenseits einer Lebensspanne von 100 Jahren zu haben. Für die große Mehrheit gilt es daher, ihre Gesundheit zu optimieren, Risikofaktoren zu identifizieren, gezielt auszuschalten, eine individuelle Langlebigkeitsstrategie zu erarbeiten und dann auch umzusetzen, die weitere gesunde Jahre ermöglicht und idealerweise garantiert. Warum braucht es dazu ein Buch wie dieses? Weil diese Art der Risiko-Identifizierung und Strategie-Erarbeitung von der herkömmlichen medizinischen Betreuung durch Hausärzte und Fachärzte nicht angeboten wird. Selbst in sogenannten Präventionszentren werden fast ausschließlich standardisierte Untersuchungen durchgeführt, die zwar wichtige herkömmliche Risikofaktoren feststellen, aber ohne einen individuellen Langlebigkeitsplan zu erarbeiten. Darüber hinaus erfolgt in der Regel keine Evaluation spezifischer epigenetischer und genomischer Parameter, die eine individuelle Langlebigkeitsstrategie begleiten sollten. Zudem entwickelt sich das Wissen in diesem Bereich mit einer so rasenden Geschwindigkeit, dass es bereits jetzt eines sehr hohen Aufwands bedarf, hier auf dem neuesten Stand zu bleiben. Dieses Buch bildet den aktuellen Wissensstand am Ende des Jahres 2024 ab.

Wie nutzt man dieses Buch nun am sinnvollsten? Das erste Kapitel gibt einen kurzen Überblick zum derzeitigen Wissensstand im Bereich Longevity. Die folgenden Kapitel werden in die Tiefe gehen, um genetische und biologische Mechanismen geht es in Kapitel II, um äußere Faktoren, die Menschen an verschiedenen Orten der Erde besonders alt werden lassen, in Kapitel III. In Kapitel IV werden dann ausführlich die acht wichtigsten Säulen der Langlebigkeit besprochen. Es ist DAS zentrale Kapitel zum Reflektieren, wo man selber steht und welche Möglichkeiten man als Individuum hat, seine eigene Strategie zu entwickeln, um vor allem klassische Erkrankungen, die für den Großteil der Menschen lebenslimitierend sind, gezielt zu vermeiden.

Und im letzten – vielleicht wichtigsten – Abschnitt, Kapitel V, kommt das Workbook mit der Anleitung zur Entwicklung einer Gesamtstrategie, um individuelle Risikofaktoren zu identifizieren und die eigene biologische Situation einzuordnen, idealerweise begleitet durch epigenetische und genetische Tests (das Buch gibt auch hier Anleitungen, wie diese bequem von zu Hause durchgeführt werden können). Damit dürften Sie dann eine persönliche Langlebigkeitsstrategie entwickeln und – darauf kommt es an! – sie auch in den Alltag integrieren können. Bei der Umsetzung können Sie wählen zwischen einer SMART-Strategie, bei der Sie unsere Vorschläge ohne großen Aufwand in Ihren Tagesablauf einbinden können, oder der ADVANCED-Strategie, bei der sie mit einem gewissen Aufwand auch noch bessere Ergebnisse in dem jeweiligen Lebensbereich erzielen können. Zum Abschluss gibt es in der Rubrik MONITORING Hinweise, wie Sie Ihre Erfolge messen können.

Wir haben uns beim Verfassen dieses Buches bemüht, auch komplexe Zusammenhänge verständlich und kurzweilig darzustellen. Und natürlich empfehlen wir, das Buch von vorne bis zum Ende zu lesen. Es ist aber so konzipiert, dass die Kapitel nicht komplett aufeinander aufbauen. Wer also schon Grundwissen in einigen Bereichen hat, kann seine Kenntnisse auch gezielt durch das Lesen einzelner Kapitel ergänzen. Damit Sie diese problemlos lesen und verstehen können, wiederholen wir komplexe Sachverhalte kurz und verweisen auf die Kapitel, in denen wir diese Themenbereiche ausführlich darstellen. Für diejenigen, die noch tiefer in die wissenschaftlichen Details einsteigen möchten, haben wir ein ausführliches Literaturverzeichnis ans Ende aufgeführt, das Sie bequem über einen QR-Code auf der Webseite des Buches einsehen können.

Und jetzt los – erarbeiten Sie sich Ihr Wissen zu Longevity und Ihre individuelle Langlebigkeitsstrategie!

2. Langlebigkeit – Ein Überblick

Ein ewiges Leben, zumindest Langlebigkeit, ist ein alter Traum der Menschheit. Was aber bedeutet Langlebigkeit (englisch = *Longevity*) heute, im 21. Jahrhundert? Auch wenn es keine allgemein gültige Definition gibt, wird darunter das Vermögen oder die Fähigkeit verstanden, die maximale biologisch mögliche Lebensspanne einer bestimmten Spezies, in unserem Fall des Homo sapiens, zu erreichen. Im Idealfall sollte Longevity auch noch gesund, das heißt unter Verbleib aller oder zumindest vieler körperlichen Funktionen, erreicht werden. Das grenzt den Begriff der Langlebigkeit zum Begriff der Lebenserwartung ab, die einen statistischen Mittelwert ab Geburt oder einem bestimmten Alter für eine definierte Zielgruppe angibt.

Benutzt wird der Begriff der Langlebigkeit aber schon seit Tausenden von Jahren. Glaubt man der Bibel, gab es Menschen, die über 900 Jahre lebten. Methusalem wurde 969 Jahre alt, Jered 962 Jahre, Noah 950 Jahre, Adam 930 Jahre und Henoch immerhin noch 365 Jahre. Kain erschlägt seinen Bruder Abel, als der bereits 354 Jahre alt ist. Realistisch ist jedoch, dass bereits in der Antike Menschen vereinzelt über 90 Jahre alt wurden, nur war das eben eine große Seltenheit, bei einer allgemeinen Lebenserwartung von circa 25 bis 30 Jahren. So soll nach mehreren verifizierbaren Quellen der antike Philosoph Gorgias von Leontinoi, dem heutigen Lentini in Sizilien, etwa von 485 bis 380 v. Chr. gelebt haben. Er müsste damit 105 Jahre alt geworden sein.

Papst Coelestin III., der 175. Papst, geboren etwa 1106, verstorben am 8. Januar 1198 in Rom, wurde am 30. März 1191, also erst im Alter von 85 Jahren, zum Papst gewählt und blieb bis zu seinem Tode im Alter von 92 Jahren Papst der römisch-katholischen Kirche. Langlebigkeit ist also kein Begriff oder Phänomen der Neuzeit oder des westlichen Kulturkreises. Es gibt ihn, seit die Menschheit Aufzeichnungen vornehmen und Geschichte berichten konnte. Auch in China war Langlebigkeit ein erstrebenswertes Ziel. So ließ der chinesische Kaiser Qianlong 1750, zum 60. Geburtstag seiner Mutter, *Die Halle der Freude und Langlebigkeit* (Leshou Tang) errichten. Er selbst wurde 88 Jahre alt (1711–1799). Menschen mit hohem Alter und guter Gesundheit kamen also schon in der Antike und im Mittelalter vor, obwohl die allgemeine Lebenserwartung nur circa 30 Jahre betrug.

Interessanterweise änderte sich die allgemeine Lebenserwartung von der Antike über das Mittelalter bis in die Neuzeit kaum. Erst mit der verbesserten Hygiene stieg sie seit Ende des 19. Jahrhunderts langsam an. Die deutliche Verbesserung mit einer allgemeinen Lebenserwartung von über 70 Jahren in den meisten entwickelten Ländern erfolgte allerdings erst im Verlauf der 2. Hälfte des 20. Jahrhunderts, also in den letzten 70 Jahren. Dabei sind die Unterschiede selbst in den Industrieländern noch recht hoch. Der Spitzenreiter ist inzwischen Singapur noch vor Japan mit einer durchschnittlichen Lebenserwartung von 89,3 Jahren für Frauen und 83,8 Jahren für Männer, gefolgt von den skandinavischen Ländern.

Tabelle I.1: Lebenserwartung in ausgewählten Ländern nach Angaben des Statistischen Bundesamtes sowie des CIA World Fact Book 2023 in Jahren

Land	Frauen	Männer
Singapur	89,3	83,8
Japan	88,1	82,1
Kanada	86,4	81,6
Frankreich	86,0	79,8
Schweiz	85,9	81,1
Spanien	85,6	80,1
Italien	85,3	80,5
Schweden	84,7	81,1
Deutschland	83,3	78,6
Somalia	58,6	53,8

Der bekannte schwedische Arzt und Epidemiologe Hans Rosling wies in seinem Buch *Factfulness: Ten Reasons We're Wrong About the World – and Why Things Are Better Than You Think* darauf hin, dass es bereits seit circa 1995 auf diesem Planeten kein Land mehr mit einer Lebenserwartung unter 50 Jahren gegeben hatte. Auch die Kindersterblichkeit liegt seit etwa 2010 in keinem Land mehr über 5 Prozent, auch nicht in afrikanischen Ländern.

Wenn die allgemeine Lebenserwartung stetig steigt, nicht aber erkennbar das maximale Lebensalter, bleiben einige Schlüsselfragen: Wie hoch ist das maximal mögliche biologische Alter des Menschen, und ist es wirklich begrenzt? Und noch wichtiger: Kann man es nach oben verändern, wenn die Mechanismen des Alterns genau bekannt wären? Gibt es andere Säugetiere (zu denen auch der Mensch zählt), die älter werden? Und wenn ja, woran liegt das?

Tatsächlich lohnt ein Blick in die Tierwelt. Unter den Säugetieren gehört der Mensch bereits zu den Arten, die am ältesten werden. Aber er wird locker vom Grönlandwal übertroffen, der auch mal über 200 Jahre alt werden kann. Kein anderes Säugetier wird älter. Reptilien können da jedoch mithalten, insbesondere die Galapagos-Riesenschildkröten, die bis zu 270 Jahre alt werden können. Dieses hohe Alter wird allerdings vom Grönlandhai nochmals weit in den Schatten gestellt, der bis zu 500 Jahre alt werden kann. Man stelle sich also vor: Es existieren wahrscheinlich noch Grönlandhaie, die bereits lebten, als Michelangelo noch über den Bauplänen für den Petersdom in Rom saß.

Der Grönlandhai hat aber noch eine interessante Eigenschaft: Er wird erst mit einem Alter von 150 Jahren geschlechtsreif. Was alle Tiere, die ein hohes Alter erlangen, gemeinsam haben, ist ihr langsamer Stoffwechsel. Grob könnte man sagen: Je langsamer das Herz schlägt, desto langsamer der Stoffwechsel und desto langsamer die Alterungsprozesse. Dennoch gibt es Tiere, die einen schnellen Stoffwechsel besitzen und trotzdem relativ alt werden. Diese Tiere erreichen ein längeres Leben durch einen erholsamen Winterschlaf. Zusammenfassend können wir von diesen Tieren lernen, dass ein niedrigerer Stoffwechsel, oder die gezielte temporäre Reduktion des Stoffwechsels, möglicherweise auch eine kühle Umgebung, die Stoffwechselvorgänge per se hemmt, auch mit verlangsamten Alterungsprozessen einhergehen, die meist auch ein längeres Leben bedeuten.

Gibt es noch andere Lebewesen auf diesem Planeten, die älter werden? Ja, Korallen werden mehrere Tausend Jahre alt, Schwämme wahrscheinlich am ältesten. Ein Riesenschwamm in der Antarktis wird sogar auf ein Alter von über 10 000 Jahren geschätzt und hat den langsamsten Stoffwechsel überhaupt. Im Vergleich dazu steht die Lebenserwartung folgender Tiere (in Jahren): Grönlandhai (bis 500), Galapagos-Riesenschildkröte (bis 270), Grönlandwal (mehr als 200), Koi-Fische (bis 200), Hummer (bis 140), Brückenechsen (bis 110), Elefanten (bis 80), Flamingos (bis 80), Pferde (bis 60), nackte Ratte (bis 35), weiße Laborratte (2 bis 3). Gibt es Lebewesen, die unsterblich sind? Ja, es gibt sogar ein Tier, das unsterblich ist: eine 2 bis 4 Millimeter große, leicht rosafarbene Qualle, die im Mittelmeer bei Mallorca und vor Italien vorkommt. Ihr Lebensgeheimnis konnte im Jahr 2022 gelüftet werden. Die Qualle mit dem biologischen Namen *Turritopsis dohrnii* hat einen genetischen Mechanismus entwickelt, mit dessen Hilfe sie sich selber *transdifferenzieren* kann. Dabei wandeln sich ausgereifte Zellen wieder zurück in Keimzellen und beginnen den Reifungs- und Fortpflanzungsprozess immer wieder von Neuem. Damit lebt diese Quallenart letztlich unendlich lange und ist unsterblich. Die meisten Artgenossen dieser Qualle sterben nach dem Fortpflanzungsprozess ab. Nicht so *Turritopsis dohrnii*. Tatsächlich unterscheidet sich diese Quallenart genetisch von allen anderen Quallen. *Turritopsis dohrnii* besitzt deutlich mehr DNA-Reparatur-Gene, die unter anderem die Verkürzung der Telomere verhindern. Diese sind vergleichbar mit Schutzkappen am Ende der Chromosomen, die sich sonst bei jeder Zellteilung verkürzen, bis sich die Zelle nicht mehr teilen kann. Diese Qualle ist damit der erste bekannte mehrzellige Organismus, der potenziell unsterblich ist.

Die Tierwelt gibt uns also bereits erste Einblicke, welche biologischen Merkmale oft mit langen Lebensspannen in Verbindung stehen: ein vergleichsweise langsamer oder niedriger Stoffwechsel, häufig auch in kühlerer Umgebung sowie spezifische genetische Konstellationen, die eine hohe DNA-Reparatur und Schonung der Telomere sicherstellen. Zu den bereits identifizierten genetischen Mechanismen der Alterungsvorgänge kommen wir in Kapitel 2.

3. Langlebigkeit beim Menschen – Wie alt können wir tatsächlich werden?

Wir haben gelernt, dass es sehr wahrscheinlich bereits in der Antike Menschen gab, die das biblische Alter von 100 Jahren erreichten. Diese Menschen waren damals aber sicher die absoluten Ausnahmen. Das blieb auch bis vor circa 70 Jahren so, ändert sich nun aber allmählich. Allein der Blick auf die deutsche Statistik offenbart die erstaunliche Zunahme von Hundertjährigen in der Bevölkerung in den letzten Jahren. Während im Jahr 2000 etwa 5900 Hundertjährige in Deutschland lebten, hatte sich die Zahl 2010 bereits auf 13 200 erhöht und damit innerhalb von 10 Jahren mehr als verdoppelt. Im Jahr 2023 lebten bereits circa 24 000 Menschen im Alter von 100 Jahren und mehr in Deutschland. Das entspricht einer Vervierfachung der Zahl an Hundertjährigen in knapp 25 Jahren. Das ist ein rasanter Anstieg, der nicht nur in Deutschland zu finden ist, sondern in vielen hochindustrialisierten Ländern, insbesondere in Japan, Skandinavien und großen Teilen West- und Südeuropas, der USA und Kanada. Interessanterweise sind 70 bis 80 Prozent dieser hundertjährigen Menschen Frauen. Sollte sich dieser Trend fortsetzen, würden im Jahr 2050 bereits über 100 000 Menschen im Alter über 100 Jahren in Deutschland leben. Aber ändert sich auch das maximal erreichbare Lebensalter?

Im Jahr 1986 erreichte erstmals eine Frau ein Alter von über 115 Jahren, die Deutsch-Amerikanerin Augusta Holtz. Sie war ab Oktober 1983 der älteste lebende Mensch. Sie starb am 21. Oktober 1986 im Alter von 115 Jahren und 79 Tagen. Seitdem haben circa 70 weitere Menschen das Alter von 115 Jahren und mehr erreicht. Die älteste Frau, die jemals gelebt hat und deren biografische Daten so dokumentiert sind, dass die Lebensspanne glaubhaft ist, war die Französin Jeanne Calment. Sie wurde 122 Jahre und 164 Tage alt. Sie starb am

4. August 1997 und hält nun seit über 27 Jahren den Rekord des ältesten Menschen, der jemals gelebt hat. Wir haben also in den letzten 50 Jahren eine drastische Zunahme von Menschen im Alter von über 100 Jahren, seit etwa 40 Jahren auch eine – wenn auch in absoluten Zahlen deutlich geringere – Zunahme an Menschen im Alter von über 115 Jahren. Aber das maximal für Menschen mögliche Alter scheint nun mit circa 120 Jahren erst einmal erreicht.

»Da sich aber die Menschen begannen zu mehren auf Erden, und zeugeten ihnen Töchter; (1) Da sahen die Kinder Gottes nach den Töchtern der Menschen, wie sie schön waren, und nahmen zu Weibern, welche sie wollten. (2) Da sprach der Herr: Die Menschen wollen sich meinen Geist nicht mehr strafen lassen, denn sie sind Fleisch. Ich will ihnen noch Frist geben 120 Jahr.« 1 Mose 6, 1–3

Was für ein Zufall! Hat die Bibel vielleicht doch recht? Gott limitierte das maximal mögliche Alter der Menschen, nachdem er sich über sie geärgert hatte, auf 120 Jahre? Unterliegen wir also doch einer unüberwindbaren göttlichen Begrenzung unserer maximalen Lebensspanne? In vielen naturwissenschaftlichen Bereichen haben sich die Forschungsleistungen in den letzten 25 Jahren vervielfacht, so auch zu den Themen Langlebigkeit und biologische Mechanismen der Alterung. Bis zum Jahr 2013 gab es seit der systematischen Erfassung wissenschaftlicher Veröffentlichungen im 19. Jahrhundert insgesamt, also einer Zeitspanne von mehr als 150 Jahren, circa 300 000 Arbeiten zum Thema Langlebigkeit und Alterung des Menschen. Im Zeitraum von 2013 bis 2023, also in nur 10 Jahren, gab es ebenfalls rund 300 000 Veröffentlichungen zu diesem Thema, inhaltlich wahrscheinlich wesentlich substanzieller. Die Wissenschaft hat daher – insbesondere in letzten Jahren – andere Antworten gefunden als die Bibel.

Denn die Menschen, die ein extrem hohes Lebensalter erreichen, werden sehr wahrscheinlich von ihrer Genetik begünstigt und altern langsamer als der Rest der Menschheit. Sie verfügen also über eine Konstellation von vorteilhaften Genvarianten und müssten sich streng genommen (wenn sie die Zusammenhänge kennen würden) über ihren Lebensstil keine großen Gedanken machen. Auch Jeanne Calment, die 122 Jahre alt wurde, rauchte bis zu ihrem 115. Lebensjahr. Umgekehrt heißt das allerdings auch, dass es sehr ungünstige Varianten gibt, bei denen es bereits in frühen Jahren zum Auftreten von Alterserkrankungen kommen kann. Für die große Masse aller Menschen mit einem »durchschnittlichen« genetischen Profil heißt es aber dennoch, dass die aktive Reduktion von vaskulären, also gefäßbedingten Risikofaktoren durch gesunde Ernährung, Bewegung, Vermeidung von schädigendem Verhalten wie Rauchen et cetera signifikant zur Verlängerung der Lebenserwartung und zum Altern bei relativ guter Gesundheit (= *Healthspan*) beitragen kann. Auf die Details der wichtigsten Erkenntnisse zur Genetik und Longevity kommen wir in späteren Kapiteln zu sprechen.

Langlebigkeit und Lebensspanne

Ob 122 Jahre die absolute Obergrenze für das mögliche Alter des Homo sapiens sind, bleibt abzuwarten. Vieles spricht aber dafür, dass die Bibel unrecht hat und auch dieser Rekord nicht für die Ewigkeit gemacht ist. Denn je mehr Hundertjährige es auf diesem Planeten geben wird – und es werden allein in Deutschland im Jahr 2050 bereits 100 000 sein –, desto höher die Wahrscheinlichkeit, dass zunächst eine oder einer und vielleicht sogar einige die Latte von 122 Jahren reißen werden. Dazu kommt die sich rasant verändernde und sich verbessernde Medizin, die immer mehr Erkrankungen in den Griff bekommt. David Sinclair, Professor für Genetik an der Harvard Medical School, postuliert in seinem Buch *Das Ende des Alterns – Die revolu-*

tionäre Medizin von morgen (im Englischen erschienen unter *Lifespan: Why We Age – and Why We Don't Have To*), dass die ersten Menschen, die 150 Jahre alt werden, schon geboren sind. Vielleicht gehört einer von uns bereits dazu …

Fazit

Langlebigkeit ist das Vermögen, die Lebensspanne möglichst dicht an die bisherige, maximal biologisch mögliche Altersspanne der jeweiligen Spezies zu bringen. Das höchste zu erreichende Alter des Menschen liegt derzeit bei circa 122 Jahren. Tatsächlich wird extreme Langlebigkeit eher durch genetische Faktoren bestimmt. Das heißt aber nicht, dass für den Großteil der Menschheit, die diese vorteilhaften genetischen Voraussetzungen nicht besitzen, ein entsprechendes präventives Verhalten nicht sinnvoll wäre. Die drastisch steigende Zahl der Menschen mit einem Alter von über 100 Jahren lässt es jedoch als sehr wahrscheinlich erscheinen, dass wir bald Zeugen sein werden, wenn einige dieser Menschen nach ihrem 100. Geburtstag noch 25, 30, 40 oder 50 Jahre leben werden.

4. Lifespan versus Healthspan

Hurra, wir leben immer länger! Nach den Zahlen des Statistischen Bundesamtes liegt die Lebensspanne in Deutschland im Jahr 2024 für Männer bei 78,3 Jahren, für Frauen bei 83,2 Jahren. Damit ist die Lebenserwartung hierzulande heute mehr als doppelt so hoch, wie sie vor etwa 150 Jahren war. Und es geht immer weiter. Der Altersforscher Sebastian Grönke vom Max-Planck-Institut in Köln hat in Laborstudien gezeigt, dass sich die Lebenszeit von Mäusen um 30 bis 50 Prozent steigern lässt, wenn lebensverlängernde Maßnahmen zum Einsatz kommen.

Auf Menschen übertragen, hält Grönke eine maximale Lebenszeit von 120 Jahren für realistisch, auch 130 Jahre seien möglich. Gut, im Vergleich zum Grönlandwal, der mehr als 200 Jahre Lebenszeit erreichen kann, erscheint das gering, aber die rasante Steigerung der Lebenserwartung beim Menschen ist dennoch bemerkenswert. Noch vor hundert Jahren war es für uns Menschen schwierig, ein langes Leben zu führen. Krankheiten, mangelnde medizinische Versorgung und schlechte Lebensbedingungen waren an der Tagesordnung. Seitdem hat die Medizin einen Quantensprung gemacht und ist einer der Hauptgründe für die höhere Lebenserwartung.

An erster Stelle ist die Verringerung der Säuglingssterblichkeit zu nennen. Früher waren Babys und Kleinkinder einem viel höheren Risiko ausgesetzt, in den ersten Lebensjahren zu sterben. Dank Fortschritten in der medizinischen Versorgung, besserer Betreuung vor der Niederkunft und erhöhten Hygienestandards ist die Zahl der Säuglingssterbefälle erheblich gesunken. Dies bedeutet, dass immer mehr Kinder die kritischen ersten Lebensjahre überleben und die Chance haben, ein langes Leben zu führen.

Aber auch im höheren Lebensalter profitieren wir vom medizinischen Fortschritt. Ärzte und Forscher haben viele Krankheiten besser verstanden und effektivere Behandlungsmethoden entwickelt. Impfungen haben dazu beigetragen, Infektionskrankheiten zu kontrollieren oder sogar auszurotten. Auch die Verfügbarkeit von Medikamenten und die Qualität von chirurgischen Eingriffen hat sich verbessert, was es uns ermöglicht, Krankheiten zu bekämpfen und länger zu leben. Darüber hinaus hat sich die Hygiene erheblich zum Positiven entwickelt. Sauberes Wasser, verbesserte Sanitärbedingungen und der Einsatz von Desinfektionsmitteln haben dazu beigetragen, die Verbreitung von Infektionskrankheiten einzudämmen. Nicht zuletzt hat die Veränderung des gesellschaftlichen Lebens für Lebensverlängerung gesorgt. Sichere und komfortable Wohnungen tragen dazu bei, dass Menschen gesund bleiben und länger leben können. Genauso wie veränderte Arbeitsbedingungen und gestiegener materieller Wohlstand. Allerdings ist der Anstieg der Lebenserwartung nicht mehr so deutlich wie in den vorangegangenen Jahrzehnten. Hierzu haben außergewöhnlich starke Grippewellen sowie ab März 2020 auch die Corona-Pandemie beigetragen. Tatsächlich ist die Lebenserwartung bei Geburt sogar etwas zurückgegangen. Hauptgrund hierfür waren die außergewöhnlich hohen Sterbefälle während der COVID-Pandemie. Dazu kommt, dass die Wohlstandsgesellschaft, die uns zunächst länger leben ließ, nun langsam ihren Tribut fordert. Waren früher häufig Mangelerscheinungen Ursache von Erkrankungen, sind heutzutage die sogenannten Zivilisationskrankheiten (Diabetes, Bluthochdruck, Arteriosklerose, Krebserkrankungen) die häufigsten Todesursachen. Dieses Phänomen wird *De-Aging* genannt und bezeichnet die Möglichkeit, dass unsere Lebenserwartung in reifen Industrieländern auch wieder abnehmen kann. Ein zusätzlicher Risikofaktor zu den oben genannten Zivilisationskrankheiten ist vermutlich die Digitalisierung unserer Lebensgewohnheiten, insbesondere der ständige Blick auf das Smartphone. Gerade bei der jungen Generation ist digitale Abstinenz ein Fremdwort. Themen wie Stress und schlechter Schlaf setzen heute in deutlich früheren Lebensphasen ein als in der Vergangenheit. Dabei haben Biologen der Arbeitsgruppe von Siegfried Hakimi der McGill University in Montreal 2017 in der renommierten Zeitschrift *Nature* in der sogenannten Lebenszeit-Studie die Hypothese aufgestellt, dass es keinen Beweis für eine Obergrenze des Lebensalters gäbe. Da ist also noch viel Luft nach oben.

Vermutlich haben Sie dieses Buch gekauft, um Ihre eigene Lebensspanne noch ein bisschen nach oben zu schrauben. Wir wollen mehr Lebensjahre, aber wie sollen diese Lebensjahre aussehen? Denn es gibt auch eine Kehrseite der Medaille: Der Anteil der Lebenszeit, in der Menschen gesund sind, nimmt deutlich ab. Der Tunnelblick auf die kurative Medizin führte dazu, dass man sich immer neue Wege zur Heilung überlegt, dabei aber Prävention und Gesundheitserhaltung vernachlässigt hat. Krankheit, Behinderung und Gebrechlichkeit dominieren nun zum Teil die neu gewonnene Lebenszeit und beeinflussen die Lebensqualität immens.

Männer verbringen heute durchschnittlich 20 Prozent ihrer Lebenszeit mit einer fragilen Gesundheit, bei steigender Tendenz. Bei Frauen sind es sogar 23 Prozent. Was nützt, so mag man denken, die Verlängerung des Lebens, wenn wir einen Großteil der gewonnenen Zeit krank sind? Chirurgen und Pharmaindustrie halten uns zwar lang am Leben, die gesundheitsbezogene Lebensqualität gerade im Alter wird jedoch zunehmend schlechter.

Die moderne Medizin mit ihren zahlreichen neuen Erkenntnissen ermöglicht uns ein immer längeres Leben. Doch das bringt auch den Nachteil mit sich, dass sich bei vielen der gesundheitliche Zustand in diesen zusätzlichen Jahren verschlechtert. Alterungsprozesse sind der Risikofaktor Nummer eins, um chronische Erkrankungen zu entwickeln und schließlich daran zu sterben.

Der neue Vorsatz lautet, das gleiche Alter zu erreichen, aber fitter, vitaler, gesünder und selbstbestimmter. Wenn das dann obendrein zu einer Lebensverlängerung führt, dann ist das ein netter Nebeneffekt. Bisher haben wir immer von möglichst langer Lebenszeit oder *Lifespan* gesprochen, also der Zeitspanne, die eine Person auf dieser Welt verbringt, angefangen von dem Moment, in dem sie geboren wird, bis zu dem Zeitpunkt, an dem sie stirbt.

Nun entstand ein neuer Begriff, den wir sehr passend finden: *Healthspan* oder *Gesundheitsspanne* umfasst die Zeit unseres Lebens, in der wir frei von chronischen Erkrankungen und jeglichen Einschränkungen sind, die unsere Lebensqualität negativ beeinflussen. Damit beschränkt sich dieser Begriff nicht nur auf das Fehlen von Krankheiten, sondern auch auf das Vorhandensein von ganzheitlichem Wohlbefinden, einschließlich körperlicher, geistiger und emotionaler Gesundheit. Der Unterschied zwischen Gesundheitsspanne und Lebensspanne beträgt ungefähr zehn Jahre, sagt Dr. Scott Braunstein, Internist und Notfallmediziner 2023 in einem Interview mit *Fortune:* »Die Menschen neigen dazu, die letzten 10 Jahre ihres Lebens mit Krankheiten oder einer schlechten Lebensqualität zu leben.« Die von der WHO veröffentlichten Daten zeigen, dass die Lücke sogar größer ist. Demnach ist in Europa die »gesunde« Lebensspanne 68,3 Jahre, während die Lebenserwartung bei etwa 80 Jahren liegt.[1] Laut aktuellen Forschungen zur Lebenserwartung in den USA rangierten 7 der 10 Staaten mit der höchsten Lebenserwartung auch unter den 10 Staaten mit dem gesündesten Lebensstil.

Haben wir das denn überhaupt selbst in der Hand? Wichtig zu wissen ist, dass der Einfluss unserer genetischen Ausstattung auf die Lebenserwartung relativ gering ist. Laut wissenschaftlichen Untersuchungen macht dieser maximal 20 bis 30 Prozent aus. Der Rest wird durch unser Verhalten, unsere Einstellung und Umgebung bestimmt.

Was läuft da also schief? Amerikanische Experten haben für die ungenügende *Healthspan* vier Risikofaktoren definiert:

- schlechte Ernährung (»nutritional apocalypse«)
- chronischer psychosozialer Stress, schlechter Schlaf (»inflammatory stress«)
- ungesunder Stuhl (»dysbiosis of the microbiome«)
- zu viel Zucker in unserer Nahrung (»glycemic mismatch«)

1 https://apps.who.int/gho/data/view.main.HALEXREGv?lang=en

Ihre Schlussfolgerung: Wer diese vier fundamentalen Risiken in den Griff bekommt, hat eine gute Chance, gesund sehr alt zu werden. Im Wesentlichen ist es also unser moderner Lebensstil, der uns nicht gesund altern lässt.

In Deutschland verhalten wir uns leider nicht besonders gesund. Das zeigt der DKV-Report von 2023, der in Zusammenarbeit mit der Deutschen Sporthochschule erstellt wurde und seit 10 Jahren 2800 Probanden zu ihren Lebensgewohnheiten befragt. Das Ergebnis ist erschreckend, denn weniger als 20 Prozent aller Befragten erreichen alle Benchmarks für ein gesundes Leben, obwohl das Wissen über eine gesunde Lebensführung heute viel verbreiteter ist als früher. Die fast logische Folge ist, dass fast jeder Zweite in Deutschland unter einer chronischen Erkrankung leidet. Unsere *Lifespan* steigt, aber gleichzeitig werden wir auch immer früher chronisch krank. Die weltweite Lebenserwartung ist auf 73,4 Jahre gestiegen, während die gesunde Lebenserwartung mit 63,7 Jahren hinterherhinkt, laut den Schätzungen der Weltgesundheitsorganisation (WHO) von 2019. »Ja, wir leben länger«, sagt Dr. Andre Terzic, Spezialist für regenerative Medizin an der Mayo Clinic in Rochester, Minnesota: »Aber dafür gibt es einen Preis, und dieser Preis ist, dass wir möglicherweise nicht unbedingt gesünder länger leben.« Die Kluft zwischen Lebensspanne und Gesundheitsspanne zu schließen, ist für Forscher, Politiker und Unternehmer ein attraktives – wenn auch ehrgeiziges – Ziel. Die Vereinten Nationen haben 2021 bis 2030 zum »Jahrzehnt des gesunden Alterns« erklärt, und die American Heart Association strebt an, die gesunde Lebenserwartung in den USA im Verlauf desselben Jahrzehnts um mindestens zwei Jahre zu verlängern.

Was können wir für die Verlängerung der Gesundheitsspanne tun? Zuerst müssen wir sie messen. Sobald wir sie gemessen haben, können wir sie verbessern. Obwohl es gute Biomarker für einige der schweren Krankheiten wie Herzkrankheiten gibt, zum Beispiel den Cholesterinspiegel, finden sich keine guten Biomarker für andere Hauptursachen des Todes, wie die meisten Krebsarten.

Im Gegensatz zur durchschnittlichen Lebensspanne haben wir keine Statistik, um das Ende der durchschnittlichen Gesundheitsspanne zu markieren. Das Statistische Amt der Europäischen Union (Eurostat) hat deshalb als Hilfskonstrukt den Indikator GLJ, kurz für

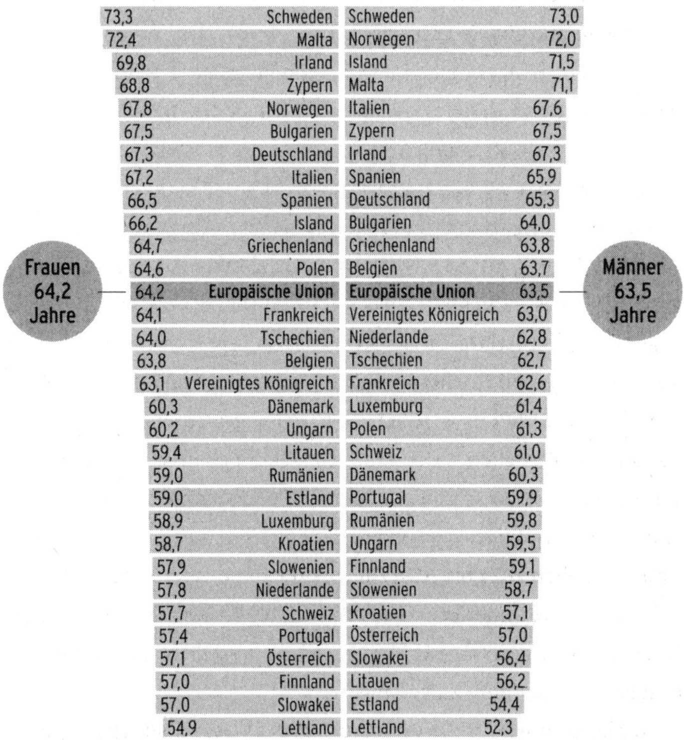

Abb. I.1: Gesunde Lebensjahre: Erwartete Anzahl an Jahren, die eine Person ohne chronische gesundheitliche Einschränkung leben kann

»gesunde Lebensjahre«, entwickelt. Er gibt an, wie viele gesunde Lebensjahre wir bei der Geburt erwarten können.

Die Gesundheitsspanne ist ein für alle Menschen wichtiges Thema mit enormen sozialen und wirtschaftlichen Folgen weltweit. Wenn wir aktuelle Schlagzeilen lesen, dann dreht sich viel darum, dem Tod ein Schnippchen zu schlagen und das Leben mit allen zur Verfügung stehenden Mitteln zu verlängern. Ein prominentes Beispiel ist der Multi-Millionär Bryan Johnson, der permanent 30 Ärzte um sich schart und Millionen ausgibt, um sein Leben zu verlängern. Das kann für die breite Bevölkerung kein Vorbild sein, weil wir alle nicht das Vermögen und die Zeit haben, diese Maßnahmen durchzuführen. Außerdem kann das aus unserer Sicht auch schwerwiegende negative Folgen haben, sich ausschließlich auf die Lebensspanne zu konzentrieren. Möchten Sie Ihr Leben ohne Rücksicht auf Ihre Lebensqualität verlängern? Es ist verständlich, dass viele Menschen die Suche nach Langlebigkeit nutzen, um die Angst vor dem unvermeidlichen Tod zu bekämpfen. Allerdings werden wir diesen Kampf immer verlieren. Wir brauchen also einen Weg, das Altern als normalen Prozess zu betrachten, den wir nicht fürchten müssen, weil er nicht mehr zwangsläufig mit langem Siechtum, sondern mit lebenswerten Jahren verbunden ist.

Deshalb sollten wir uns nicht darauf beschränken, nur einige Faktoren isoliert zu betrachten, sondern wir brauchen ein ganzheitliches Denken über das Älterwerden. Dabei ist die mentale Gesundheit genauso wichtig wie die körperliche Gesundheit. Freude am täglichen Leben und soziale Kontakte können Stress reduzieren und das Risiko für chronische Krankheiten verringern. Man kann nicht nur ein oder zwei Faktoren betrachten, die Sie möglicherweise länger leben lassen, und andere Dinge ignorieren. Wenn Sie also eine strikt ausgewogene Ernährung zu sich nehmen, aber auf soziale Verbindungen und Aufenthalte im Freien verzichten, denken Sie möglicherweise ganz falsch über die Gesundheitsspanne nach. Also machen wir uns in diesem Buch auf den Weg, mit unserem Kompass einen Weg zu finden, mehr gesunde Jahre zu erleben und unabhängig vom Lebensalter irgendwann bei guter Gesundheit dauerhaft einzuschlafen.

Bewertung von Langlebigkeit und Lebensstil

Wie können wir unsere gesunde Lebensspanne verlängern? Neben dem Zugang zu einer guten Gesundheitsversorgung ist es wissenschaftlicher Konsens, dass der Schlüssel in einer konsequent gesunden Lebensführung liegt. Regelmäßige körperliche Betätigung fördert die kardiovaskuläre Gesundheit, stärkt die Muskulatur und erhöht das allgemeine Wohlbefinden, wodurch das Risiko für chronische Erkrankungen sinkt. Eine gesunde Ernährung versorgt uns mit lebenswichtigen Nährstoffen, unterstützt das Immunsystem und reduziert die Gefahr von Fettleibigkeit und chronischen Erkrankungen.

Wir sollten nicht den Fehler der griechischen Göttin Eos wiederholen. Sie liebte ihren Sohn Tithonus so sehr, dass sie bei Zeus ewiges Leben für ihn erbat. Sie vergaß allerdings in ihrem Übereifer auch für seine ewige Jugend zu bitten. So wurde er älter und älter, verfiel körperlich und schrumpfte so sehr zusammen, dass schließlich nur noch seine schrille, keifende Stimme blieb und er zur Zikade wurde. Ein effektives Stressmanagement durch Meditation, Yoga oder Entspannungstechniken trägt zu einer stabileren psychischen Gesundheit bei und mindert die Wahrscheinlichkeit von stressbedingten Beschwerden. Soziale Kontakte und ein Gefühl von Sinnhaftigkeit sind nach Erkenntnissen der Wissenschaft ebenso wichtig. Wir können also viel tun, um nicht in die Fußstapfen des Tithonus zu treten.

Neueste Forschungen haben eine Reihe von Blauen Zonen identifiziert – Regionen der Welt, in denen die Menschen sehr viel länger leben als der Durchschnitt und bis ins hohe Alter gesund bleiben. Spezifische Lebensweisen, gesundheitsfördernde Gewohnheiten sowie das soziale und kulturelle Umfeld scheinen ursächlich für dieses Phänomen zu sein. Für alle *Blauen Zonen* wurden vier charakteristische Merkmale festgestellt: natürliche Bewegung (manuelle Tätigkeit, Gartenarbeit, Spaziergänge), Lebenseinstellung (Spiritualität, Daseinszweck, Stressreduktion), gesunde Ernährung (moderater Weinkonsum) und Gemeinschaft (Familie, Partnerschaft, Gruppenzugehörigkeit).

Der US-Wissenschaftsautor Dan Buettner geht außerdem davon aus, dass sich die für Blaue Zonen typischen Bedingungen überall auf der Welt herstellen lassen. Mittlerweile gibt es zum Beispiel in den USA Gemeinschaften, die genau dies versuchen. Eine Erhebung unter 700 000 Veteranen in den Vereinigten Staaten fand heraus, dass Personen, die im Alter von 40 Jahren acht gesunde Verhaltensweisen eingeübt haben – darunter der Verzicht auf Nikotin und Opioide, eine gesunde Ernährung und die oben erwähnten gesundheitsfördernden Aktivitäten –, bis zu 24 Jahre länger leben als Personen, die diese Voraussetzung nicht erfüllen. Mehr noch: Der Umstieg auf eine gesunde Lebensweise hat auch dann noch signifikante positive Effekte, wenn er erst in späteren Jahren erfolgt. Deshalb werden wir auf die Lehren, die wir aus den *Blauen Zonen* ziehen können, noch ausführlich in Kapitel III eingehen.

5. Was Langlebigkeit für unsere Gesellschaft bedeutet

Unser Bundespräsident ist oft einer der Ersten, der das Ansteigen der Lebenserwartung im Land direkt bemerkt. Wie? Indem er persönlich Briefe an alle Bürgerinnen und Bürger schreibt, die ihr 100. Lebensjahr erreichen, und ihnen zum Geburtstag gratuliert.

Diese Geste war in den 1960er-Jahren noch eine vergleichsweise einfache Aufgabe. Damals gab es nur eine überschaubare Anzahl von Menschen, die das seltene Jubiläum des 100. Geburtstages erreichten – gerade einmal 158 im Jahr 1965. Doch im Jahr 2014 hatte sich diese Zahl dramatisch erhöht. Stattliche 6611 Personen konnten einen Glückwunsch vom Bundespräsidenten entgegennehmen.

Tatsächlich steigt die Lebenserwartung in Deutschland kontinuierlich an, und das in einem beeindruckenden Tempo. Jeden Tag scheint die Zeit, die wir voraussichtlich auf dieser Welt verbringen dürfen, um gut 6 Stunden zu wachsen. Und was noch bemerkenswerter ist: Es gibt derzeit keine Anzeichen dafür, dass dieser Trend bald enden könnte.

Wenn wir uns die Prognosen von Statista ansehen, wird deutlich, dass die steigende Lebenserwartung eine feste Größe im Leben kommender Generationen sein wird. Eine Frau, die beispielsweise im Jahr 1970 geboren wurde, hatte bei Geburt eine durchschnittliche Lebenserwartung von 73,4 Jahren. Doch ihre Tochter, die im Jahr 2000 das Licht der Welt erblickte, kann sich bereits auf eine noch längere Lebensspanne freuen: Durchschnittlich 80,8 Jahre liegen vor ihr.[2] Diese Zahlen mögen abstrakt erscheinen, aber sie haben weitreichende Auswirkungen auf alle Bereiche der Gesellschaft. Von der Arbeitswelt über das Gesundheitssystem bis hin zur Familienplanung – die steigende Lebenserwartung stellt uns vor neue Herausforderungen und Chancen, die es zu verstehen und anzugehen gilt. Die zunehmende Zahl älterer Menschen wird also zum bedeutenden gesellschaftlichen Faktor. Die erste Frage, die sich uns häufig stellt, ist, führt nicht ein längeres Leben des Einzelnen zu einer dramatischen Überbevölkerung auf der Welt?

---

2 https://de.statista.com/statistik/daten/studie/273406/umfrage/entwicklung-der-lebenserwartung-bei-geburt-in-deutschland-nach-geschlecht

Doch die Antwort darauf ist keineswegs so einfach, wie sie auf den ersten Blick erscheinen mag. Demografen und Forscher vom Institute for Health Metrics and Evaluation der University of Washington in Seattle haben in einer kürzlich veröffentlichten Studie im renommierten Fachblatt *The Lancet* wichtige Erkenntnisse geliefert. Diese Studie verdeutlicht, dass die Weltbevölkerung im Jahr 2064 mit 9,7 Milliarden Menschen ihren Höchststand erreichen wird. Doch bis zum Ende des Jahrhunderts wird diese Zahl trotz der steigenden Lebenserwartung bereits wieder auf 8,8 Milliarden zurückgehen. Diese Prognosen zeigen, dass die steigende Lebenserwartung nicht zwangsläufig zu einem explosiven Wachstum der Bevölkerung führt.

Eine der Hauptursachen für dieses Phänomen ist der Wandel der Lebensstile weltweit. Selbst in Ländern wie Indien oder China, wo traditionell große Familien gang und gäbe waren, haben der erleichterte Zugang zu Verhütungsmitteln und bessere Bildungsstandards dazu geführt, dass weniger Kinder geboren werden. Tatsächlich zeigen Studien, dass Bildung, insbesondere für Frauen, einen starken Einfluss auf die Geburtenraten hat. Zum Beispiel ergab eine Studie des Max-Planck-Instituts für demografische Forschung, dass in Ländern mit höherem Bildungsniveau die Geburtenraten tendenziell niedriger sind.

Die Auswirkungen des Rückgangs der Bevölkerungszahlen sind vielfältig. Einerseits wird sich dies positiv auf den Wohlstand auswirken, da der Rückgang der Bevölkerung die Verhandlungsposition der Arbeitnehmer auf dem Arbeitsmarkt stärkt. Zudem könnte der Druck auf knappe Ressourcen etwas abnehmen, was sich positiv auf die Nachhaltigkeit auswirken würde. Jedoch birgt der Rückgang der Erwerbsbevölkerung auch Herausforderungen, insbesondere in Bezug auf die Produktivität. Wenn keine entsprechenden Anpassungen erfolgen, könnte die Produktivität sinken. Hier kommen jedoch die älteren und erfahreneren Menschen ins Spiel. Da ein längeres Leben sinnvoll genutzt werden will, stehen Menschen auch im höheren Lebensalter zur Verfügung, um zur Produktivität der Gesellschaft beizutragen. In der Tat zeigen Studien, dass ältere Arbeitnehmer oft über wertvolle Erfahrungen und Fähigkeiten verfügen, die zur Steigerung der Produktivität beitragen können. Die Frage, ob ältere Menschen genauso produktiv sind wie ihre jüngeren Kollegen, ist ein Thema, das viele Beschäftigte und Unternehmen umtreibt. Oft wird angenommen, dass mit zunehmendem Alter die Leistungsfähigkeit nachlässt und ältere Arbeitnehmer nicht mehr in der Lage sind, mit dem Tempo und den Anforderungen des modernen Arbeitslebens Schritt zu halten. Doch zahlreiche Studien haben gezeigt, dass diese Annahme nicht zwangsläufig der Realität entspricht. Eine wegweisende Untersuchung des Max-Planck-Instituts für Sozialrecht und Sozialpolitik hat den Zusammenhang zwischen Produktivität und Alter genauer unter die Lupe genommen. In zwei umfangreichen Fallstudien wurden verschiedene Aspekte der Produktivität älterer Arbeitnehmer untersucht.

In der ersten Studie wurde die Produktivität in einem Montagewerk analysiert, in dem sowohl jüngere als auch ältere Mitarbeiter an einem gleichmäßig laufenden Montageband arbeiteten. Um die Produktivität zu messen, wurde nicht nur die Anzahl von Fehlern erfasst, sondern auch die Schwere dieser Fehler. Die Daten wurden über einen Zeitraum von mehreren Jahren gesammelt, wodurch eine umfassende Analyse möglich war.

Die Ergebnisse waren bemerkenswert: Es zeigte sich, dass ältere Mitarbeiter trotz des fortschreitenden Alters nicht unbedingt weniger produktiv waren als ihre jüngeren Kollegen. Tatsächlich stieg die Produktivität im Alter sogar leicht an, und die Fehler, die ältere Mitarbeiter machten, waren oft weniger schwerwiegend und führten seltener zu kostspieligen Konsequenzen. Dies deutet darauf hin, dass ältere Mitarbeiter möglicherweise über mehr Erfahrung und eine bessere Stressbewältigung verfügen, was in einem oft hektischen Arbeitsumfeld von Vorteil sein kann.

Im zweiten Teil der Erhebung untersuchte das Institut die Produktivität in einem Finanzdienstleistungsunternehmen. Hier wurde die Produktivität als auch die Anzahl der durchgeführten Vorgänge innerhalb eines Teams standardisiert gemessen. Auch hier zeigte sich, dass ältere Mitarbeiter durchaus in der Lage sind, produktiv zu arbeiten. Besonders interessant war, dass die Produktivität in Teams mit höherem Altersdurchschnitt, die komplexe Aufgaben bewältigen mussten, sogar anstieg. Dies legt nahe, dass die Erfahrung älterer Mitarbeiter den Rückgang der körperlichen und kognitiven Fähigkeiten nicht nur ausgleichen kann, sondern in einigen Fällen sogar zu einer Steigerung der Produktivität führt.

Diese Erkenntnisse sind nicht nur für ältere Berufstätige von Bedeutung, sondern auch für Unternehmen, die zunehmend mit einer alternden Belegschaft konfrontiert sind. Es wird immer wichtiger, das Arbeitsumfeld so zu gestalten, dass es den individuellen Fähigkeiten und Bedürfnissen aller Mitarbeiter gerecht wird, unabhängig von ihrem Alter. Die Verlängerung des Arbeitslebens bietet Chancen für alle Beteiligten, vorausgesetzt, dass sie richtig genutzt wird. Unternehmen sollten daher darauf achten, Arbeitsbedingungen zu schaffen, die ältere Mitarbeiter unterstützen und ihre Fähigkeiten optimal nutzen.

Zusätzlich unterstreichen Studien der Organisation für wirtschaftliche Zusammenarbeit und Entwicklung (OECD), dass ältere Mitarbeiter oft über spezifische Fähigkeiten, wie ausgeprägte Kommunikationsfähigkeiten und ein tieferes Verständnis für Kundenbedürfnisse verfügen, die für den Arbeitsmarkt von großem Wert sind. Die Studie des Center for Retirement Research des Boston College hat herausgefunden, dass ältere Arbeitnehmer oft weniger Fehlzeiten haben als ihre jüngeren Kollegen. Dies könnte darauf zurückzuführen sein, dass ältere Mitarbeiter in der Regel eine bessere Gesundheitsversorgung und -vorsorge haben und besser in der Lage sind, mit Stress und Belastungen am Arbeitsplatz umzugehen.

Eine weitere interessante Erkenntnis kommt aus einer Studie der Universität Zürich, die belegt, dass ältere Mitarbeiter oft eine größere Bereitschaft zeigen, sich kontinuierlich weiterzubilden und sich neuen Technologien anzupassen, als oft angenommen wird. Dies widerlegt das Klischee, dass ältere Arbeitnehmer weniger lernbereit oder weniger technikaffin sind als ihre jüngeren Kollegen.

Belastung für das Gesundheitswesen

Im vorherigen Kapitel haben wir bereits festgestellt, dass chronische Krankheiten einen erheblichen Teil der Lebenszeit eines Menschen ausmachen. Doch wie wird sich diese Situation weiterentwickeln, insbesondere angesichts einer steigenden Lebenserwartung? Werden unsere Gesundheitssysteme dem Anstieg der älteren Bevölkerung standhalten können? Hier kommt das Konzept der Gesundheitsspanne oder *Healthspan* ins Spiel, das untersucht, wie lange Menschen ein gesundes Leben führen können, bevor sie von altersbedingten Krankheiten beeinträchtigt werden.

Forschung an den sogenannten *Supercentenarians* – Menschen, die ein Alter von über 110 Jahre erreichen – hat gezeigt, dass diese Gruppe oft erstaunlich gesund ist im Vergleich zu ihren Altersgenossen, die früher versterben. Eine Studie, veröffentlicht im Fachmagazin *The Lancet* im Jahr 2018, analysierte die Gesundheit von über 40 000 Menschen im Alter von 75 Jahren und älter und fand heraus, dass viele von ihnen trotz ihres hohen Alters keine schwerwiegenden gesundheitlichen Probleme hatten. Dies deutet darauf hin, dass eine längere Lebenserwartung nicht zwangsläufig mit einer höheren Krankheitslast verbunden sein muss, wenn es gelingt, präventiv für die Gesundheit im Alter zu sorgen.

Eine weitere Studie, veröffentlicht im *Journal of the American Medical Association* (JAMA) im Jahr 2020, untersuchte den Zusammenhang zwischen Lebensstilfaktoren und der Lebenserwartung. Die Ergebnisse zeigten, dass gesunde Lebensgewohnheiten, wie eine ausgewogene Ernährung, regelmäßige körperliche Aktivität, Nichtrauchen und moderater Alkoholkonsum, nicht nur die Lebenserwartung erhöhen, sondern auch das Risiko für chronische Krankheiten reduzieren können. Dies unterstreicht die Bedeutung von Prävention und gesundem Lebensstil für die Gesundheit im Alter.

Eine wichtige Erkenntnis ist, dass eine verbesserte Prävention und Behandlung von Krankheiten nicht nur gesundheitliche, sondern auch erhebliche wirtschaftliche Vorteile haben kann. Eine Studie des *The World Economic Forum* aus dem Jahr 2019 lässt vermuten, dass die rechtzeitige Behandlung von fünf nicht übertragbaren Krankheiten – Herzkrankheiten, Schlaganfall, Diabetes, chronische Atemwegserkrankungen und Krebs – bis zum Jahr 2030 weltweit 47 Billionen US-Dollar an Kosten einsparen könnte.

Eine aufsehenerregende Modellrechnung von Andrew Scott und Kollegen aus dem Jahr 2017 verdeutlicht die potenziellen wirtschaftlichen Auswirkungen einer verbesserten Prävention und Behandlung von Krankheiten. Sie zeigt auf, dass eine Reduzierung der Sterblichkeit durch Herzkrankheiten um lediglich 10 Prozent in den USA zu Einsparungen von 4 Billionen US-Dollar führen würde. Selbst eine Reduzierung der Krebstodesfälle um nur 1 Prozent hätte einen finanziellen Wert von über 400 Milliarden US-Dollar. Dies verdeutlicht, dass Investitionen in die medizinische Forschung und Prävention nicht nur gesundheitliche, sondern auch erhebliche wirtschaftliche Renditen bringen können. Diese Erkenntnisse legen nahe, dass eine längere Lebenserwartung nicht zwangsläufig mit einer höheren Belastung des Gesundheitssystems einhergehen muss, wenn es gelingt, die Gesundheit im Alter zu erhalten. Es ist entscheidend, dass Gesundheitssysteme und Regierungen in Prävention und gesunde Lebensführung investieren, um die Lebensqualität älterer Menschen zu verbessern und die Kosten im Gesundheitswesen langfristig zu senken.

Einfluss auf unsere Familienstrukturen

Früher haben Großeltern maximal die Generation ihrer Enkel erlebt. Dabei kümmerten sich die Großeltern häufig um die Enkelkinder, während die Eltern arbeiteten. Doch in einer langlebigen Gesellschaft überbrücken die Großeltern oft mehrere Generationen. Sie können nicht nur ihre Enkel, sondern sogar ihre Urenkel erleben. Dies führt zu einer Verschiebung der traditionellen Familienstruktur, da die Anzahl der Generationen, die gleichzeitig leben, zunimmt.

Die längere Lebensspanne bringt auch neue Herausforderungen mit sich, insbesondere in Bezug auf die Pflege älterer Familienmitglieder. Früher waren die Kinder oft in der Lage, sich um ihre bedürftigen Eltern zu kümmern, wenn sie alt wurden. Heute jedoch sind die Menschen oft in ihren 60ern oder 70ern, bevor sie sich in den Ruhestand begeben. Gleichzeitig können ihre Eltern noch leben und Pflege benötigen. Dies führt zu einem erhöhten Bedarf an langfristiger Pflege und kann die Familienfinanzen belasten.

In Betrachtung der Gegenden auf der Welt, in denen Menschen besonders lange leben, wird deutlich, dass diese meist in intakten sozialen Strukturen altern.

In Anbetracht dieser Veränderungen suchen viele Familien nach neuen Modellen, um die Bedürfnisse aller Generationen zu erfüllen. Einige Familien entscheiden sich für Mehrgenerationenhäuser, in denen verschiedene Generationen unter einem Dach leben und sich gegenseitig unterstützen können. Andere verlassen sich auf die Technologie, um die Distanz zu überbrücken und den Kontakt zu älteren Familienmitgliedern aufrechtzuerhalten, auch wenn sie weit entfernt leben.

Die Großfamilien und Mehrgenerationenhaushalte sind in den industrialisierten Ländern ziemlich aus der Mode gekommen. Man weiß den Wert der lebenserfahrenen Menschen häufig gar nicht mehr zu schätzen. Wenn sich jedoch zeigt, dass die Menschen immer länger im höheren Lebensalter gesund bleiben, wird auch ihr Wert für die Familie steigen, denn mit ihrer Erfahrung und Leistungsfähigkeit können sie eine große Stütze sein. Selbstverständlich kommt auch dazu, dass sie irgendwann einmal pflegebedürftig werden. Da ist sicherlich die Frage erlaubt, ob öffentliche Pflegeeinrichtungen dies in Zukunft noch leisten können, oder ob diese Aufgabe wieder den Familien zufällt, die dann sicherlich auf viele technische Hilfsmöglichkeiten zugreifen können.

In der heutigen digitalisierten Welt findet das bereits im Gesundheitswesen statt. Technologische Fortschritte ermöglichen beispielsweise Telemedizin, bei der Patienten medizinische Beratung und Behandlung über das Internet erhalten können. Dies erleichtert älteren Menschen den Zugang zu medizinischer Versorgung, insbesondere, wenn sie in ländlichen Gebieten oder abgelegenen Regionen leben. Auch die Entwicklung von Wearables, also kleine vernetzte Sensoren, die direkt am Körper getragen werden, und anderen mobilen Gesundheitsgeräten ermöglicht es älteren Menschen, ihren Gesundheitszustand zu überwachen und bei Bedarf medizinische Fachkräfte zu benachrichtigen. Diese Technologien können dazu beitragen, Gesundheitsprobleme frühzeitig zu erkennen und die Lebensqualität älterer Menschen zu verbessern.

II. Warum altern wir?

1. Die 12 Ebenen des Alterns

Es gibt neben der Entstehung des Universums wahrscheinlich kaum ein komplexeres Thema als die Alterungsprozesse der Säugetiere. Je tiefer und je länger wir uns mit den biologischen Mechanismen der Alterung beschäftigen, desto komplizierter wird es. In diesem Abschnitt tauchen wir jetzt tief in das derzeitige Wissen zur Biologie des Alterns ein. Für alle Leser und Leserinnen, die mehr wissen wollen und sich von diesem Thema faszinieren lassen, sind im Anhang dieses Buches weitere Literaturhinweise der wichtigsten Arbeiten zur weiteren Vertiefung beigefügt.

In den letzten zehn Jahren ist die wissenschaftliche Literatur zur Langlebigkeit explosionsartig angestiegen. Allein im Zeitraum zwischen 2013 und 2023 gab es mehr als 300 000 (in Worten: *dreihunderttausend*!) wissenschaftliche Veröffentlichungen zu Longevity oder Langlebigkeit und den Mechanismen der Alterung. Darüber hinaus fließen inzwischen mehr private Gelder in die Altersforschung als Gelder durch staatliche Institutionen, wodurch die Forschung in diesem Gebiet zunehmend ausgeweitet und beschleunigt wird. In den nächsten Jahren ist daher mit einer weiteren Flut an Veröffentlichungen in diesem Bereich zu rechnen, sodass die Literatur zunehmend unübersichtlich wird.

Allgemeiner Konsens ist jedoch, dass die Alterung ein biologisch extrem komplexes Gebiet ist, das zwar täglich besser verstanden wird, aber nicht mit einer monokausalen Strategie angegangen werden kann. Derzeit ist es auch Konsens unter den Altersforschern, die Alterungsprozesse des Säugetiers, insbesondere im Hinblick auf den Homo sapiens, auf 12 Ebenen zusammenzufassen. Dieses Konzept der *Hallmarks of Aging* wird regelmäßig von führenden Altersforscherinnen aktualisiert, zuletzt 2023. Danach wird der Alterungsprozess als kontinuierlicher Informationsverlust gesehen. Diese Ebenen werden nochmals in 3 Gruppen unterteilt: in primäre Mechanismen, antagonistische und integrative. Alle Ebenen werden nun im Folgenden besprochen.

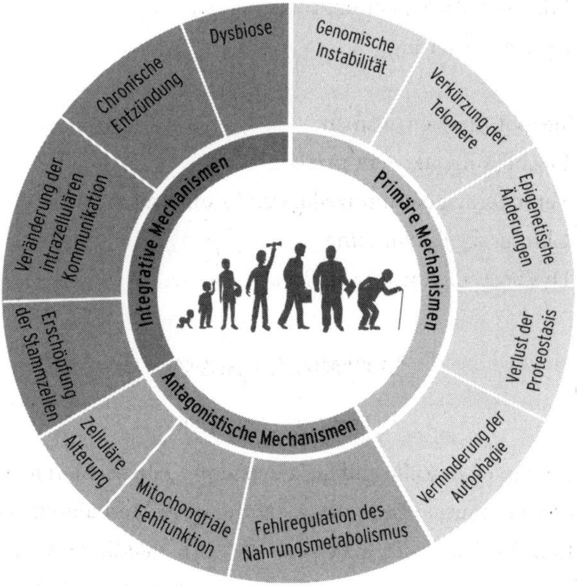

Abb. II.1: Grafische Darstellung der 12 Ebenen des Alterns

Alterung = Informationsverlust durch:

A. Primäre Mechanismen
- Genomische Instabilität
- Verkürzung der Telomere
- Epigenetische Änderungen
- Verlust der Proteostasis
- Verminderung der Autophagie

B. Antagonistische Mechanismen
- Fehlregulation des Nahrungsmetabolismus
- Mitochondriale Fehlfunktion
- Zelluläre Alterung

C. Integrative Mechanismen
- Erschöpfung der Stammzellen
- Veränderung der intrazellulären Kommunikation
- Chronische Entzündung
- Dysbiose: Gestörte Darmflora

Die Primären Mechanismen:

1. Genomische Instabilität

Das Genom einer Zelle enthält die gesamte genetische Information und ist von zentraler Bedeutung für die Aufrechterhaltung der Zellfunktion. Im Laufe des Lebens sind Zellen ständig verschiedenen Einflüssen ausgesetzt, wie UV-Strahlung, chemischen Schadstoffen und sogar normalen Stoffwechselprozessen, die zu Schäden an der DNA führen können. Die menschliche DNA wird wahrscheinlich bis zu einer Million Mal täglich verändert beziehungsweise geschädigt.

Die Evolution spielt also jeden Tag mit uns, jede Minute unseres Lebens. Da die meisten dieser Schäden aber sofort durch effiziente Erkennungs- und Reparaturmechanismen wieder instand gesetzt werden, bleiben sie in den allermeisten Fällen ohne Konsequenz. Doch über die Zeit kommt es zu einer langsam zunehmenden Ansammlung von Schäden, die die Zellfunktionen beeinträchtigen. Diese Defekte beeinträchtigen die Stabilität des Genoms und können zu Mutationen führen. Die Balance zwischen Ausmaß und Umfang der Schädigung einerseits und die Reparaturstärke andererseits entscheidet dann über das Fortschreiten des Informationsverlustes und des Alterungsprozesses auf dieser Ebene. Eine erhöhte genomische Instabilität kann zu Funktionsverlust, Krebsentstehung und anderen altersbedingten Krankheiten beitragen.

Allerdings hat die Genomische Instabilität (GI) sehr wahrscheinlich eine wichtige evolutionäre Funktion, da sie auch zu vorteilhaften Veränderungen führen kann. GI ist damit ein Schlüsselmechanismus der Evolution, der es erlaubt, vorteilhafte Mutationen über Generationen zu implementieren und damit eine verbesserte oder ideale Anpassung an die jeweiligen Lebensumstände zu erreichen.

Im Hinblick auf Longevity wäre eine Interventionsmöglichkeit auf der Ebene der GI zum Beispiel, Reparaturmechanismen zu verstärken. Dies könnte zu neuen Ansätzen in der Prävention und Behandlung zahlreicher Erkrankungen führen. Hierzu gibt es zahlreiche Ansätze, die in Tierversuchen erfolgreich erprobt und in ersten klinischen Studien bereits umgesetzt werden.

2. Verkürzung der Telomere

Wie schon erwähnt, sind Telomere die Schutzkappen an den Enden unserer Chromosomen, die sich bei jeder Zellteilung verkürzen. Dieser Prozess wird als Telomer-Verschleiß bezeichnet und ist ein natürlicher Teil der Zellalterung. Mit jedem Zellteilungszyklus werden die Telomere kürzer, bis sie schließlich so stark abgenutzt sind, dass die Zelle nicht mehr teilungsfähig ist und in den Ruhezustand tritt oder abstirbt. Nach der Alters-Theorie von Leonard Hayflick aus dem Jahr 1965 teilen sich Zellen nicht unendlich, sondern gehen maximal durch 50 bis 60 Teilungen (die sogenannte Hayflick-Grenze).

Klinische Studien konnten mittlerweile belegen, dass Menschen mit kürzeren Telomeren ein höheres Risiko für spezifische Gesundheitsprobleme wie Herz-Kreislauf-Erkrankungen, Diabetes, Krebs und Alzheimer haben, die typischerweise mit zunehmendem Alter auftreten. Inzwischen konnten auch Lifestyle-Faktoren identifiziert werden, die den Telomer-Verschleiß beschleunigen können, wie Rauchen, ungesunde Ernährung, Stress und mangelnde körperliche Aktivität. In einigen, sich ständig teilenden Zellen, wie den Knochenmarkszellen, den Keimzellen oder Stammzellen, existiert ein Enzym, die Telomerase, die wiederum in der Lage ist, die Telomerkürzung zu verhindern oder sogar Telomere wieder zu verlängern. Das macht biologisch für diese Zellarten Sinn. In den meisten normalen Zellen ist hingegen keine Aktivität dieses Enzyms nachweisbar.

Allerdings bedienen sich auch Tumorzellen dieses Mechanismus, synthetisieren die Telomerase und vermehren sich auf diese Weise unkontrolliert und unendlich oft. Die Idee, durch Aktivierung der Telomerase den Telomer-Verschleiß zu reduzieren oder zu verhindern, um durch die erhöhte Teilungsrate der Zellen eine Lebensverlängerung zu erreichen, ist zwar plausibel, aber ein zweischneidiges Schwert, da dadurch das Auftreten von Krebszellen gefördert werden kann. An einer möglichen Anwendung von Telomerase-Aktivatoren, die keine Krebszellen fördern, arbeiten derzeit verschiedene Forschergruppen. Bis eine wirksame, onkologisch ungefährliche Aktivierung der Telomerase zur Verfügung steht, sollte eine gesunde Lebensweise mit Verzicht auf Nikotin und zu viel Alkohol, mit ausgewogener Ernährung, regelmäßiger Bewegung, ausreichend Schlaf und gutem Stressmanagement genutzt werden, um Telomere zu schützen und ihre Länge zu erhalten.

3. Epigenetische Änderungen

Dabei handelt es sich um Modifikationen an der DNA, die die Genaktivität beeinflussen, ohne die eigentliche DNA-Sequenz zu verändern. Mit zunehmendem Alter treten epigenetische Veränderungen auf, die das Genexpressionsmuster der Zellen verändern. Dies kann dazu führen, dass Gene, die für die Zellgesundheit wichtig sind, herunterreguliert oder deaktiviert werden, während Gene, die mit Krankheiten in Verbindung stehen, aktiviert werden. Diese Veränderungen können die normale Funktion der Zellen beeinträchtigen und zu altersbedingten Krankheiten beitragen. Inzwischen wissen wir, dass diese auch durch Umweltfaktoren wie Ernährung, Stress, Rauchen und Umweltgifte beeinflusst werden und damit Auswirkungen auf die Gesundheit und das Krankheitsrisiko beim Menschen haben. Auch wenn es banal klingt, trägt eine gesunde Lebensweise mit ausgewogener Ernährung, regelmäßiger Bewegung und gutem Stressmanagement dazu bei, unerwünschte epigenetische Veränderungen zu reduzieren und die Gesundheit zu fördern. Darüber hinaus wurden auch Nahrungsergänzungsmittel und Medikamente untersucht, die epigenetische Modifikationen beeinflussen könnten. Insbesondere könnten auch Substanzen, die die epigenetische Präzision verbessern, möglicherweise zu einer höheren Lebenserwartung beitragen.

Es gibt auch Hinweise darauf, dass epigenetische Veränderungen über Generationen hinweg vererbt werden können. Dies bedeutet, dass Umweltfaktoren, die diese Modifikationen verursachen, nicht nur die Gesundheit des Einzelnen beeinflussen können, sondern sogar die Gesundheit zukünftiger Generationen.

Epigenetische Uhren

Epigenetische Uhren sind biochemische Tests, die das biologische Alter eines Organismus schätzen, indem sie bestimmte epigenetische Veränderungen, insbesondere DNA-Methylierungsmuster, analysieren. Während sich unser Genom im Laufe unseres Lebens kaum ändert, entscheiden komplexe epigenetische Mechanismen über die Aktivität der einzelnen Gene. Diese Vorgänge verlieren im Laufe des Lebens an Präzision und Geschwindigkeit, tragen so zu einem zunehmenden Informationsverlust bei und sind sehr wahrscheinlich ein Kernelement der Alterung. Am Ende dieses Kapitels werden wir etwas genauer darauf eingehen, dass das chronologische Alter die Zahl der gelebten Jahre angibt, während das biologische Alter Aufschluss darüber gibt, wie gut die Zellen und das Gewebe des Körpers tatsächlich funktionieren. Ein höheres biologisches Alter im Vergleich zum chronologischen Alter kann auf eine beschleunigte Alterung und ein erhöhtes Risiko für altersbedingte Krankheiten hinweisen.

Die gute Nachricht ist aber, dass wir diese Prozesse zunehmend besser verstehen und schon jetzt beeinflussen können. An Substanzen und Medikamenten, die die kontrollierenden Enzymsysteme beeinflussen, wird mit Hochdruck gearbeitet.

4. Verlust der Proteostase

Proteine gehören zu den wichtigsten Bausteinen unseres Organismus. Unter Proteostase wird die Erhaltung eines physiologisch intakten Eiweißbestandes im gesamten Organismus verstanden. Sie setzt feinste, aufeinander abgestimmte Abläufe von komplexen Prozessen und Netzwerken voraus, die einen nahezu perfekten Kreislauf von Herstellung, Faltung, Transport, Verwendung und schließlich auch Abbau von Proteinen gewährleistet. Der Verlust der Proteostase beschreibt demnach die Beeinträchtigung des Proteinkontrollsystems im Körper, das für den Lebenszyklus von Proteinen verantwortlich ist. Dieser Prozess spielt eine wichtige Rolle bei der Zellfunktion, dem Altern und der Entstehung von Krankheiten.

Mit zunehmendem Alter oder unter bestimmten Bedingungen wie Stress, Entzündungen oder genetischen Mutationen kann die Proteostase gestört werden. Dies führt dazu, dass fehlerhafte oder beschädigte Proteine nicht ordnungsgemäß abgebaut werden können und sich in den Zellen ansammeln.

Auch hier unterstützt eine gesunde Lebensweise mit ausgewogener Ernährung, regelmäßiger Bewegung und ausreichend Schlaf die Aufrechterhaltung der Proteostase und vermeidet die Ansammlung von schädlichen Proteinen. Darüber hinaus wurden in den letzten Jahren auch zahlreiche Nahrungsergänzungsmittel und Medikamente untersucht, die die Proteostase verbessern könnten. Untersuchungen an Modellorganismen zeigten, dass ein optimierter Proteinumsatz durch Aktivierung des Proteasoms oder der Entsorgung alter und unnützer Substanzen (siehe folgender Abschnitt: Autophagie) ausreicht, um die Lebensspanne des Organismus zu verlängern. Der Erhalt der Proteostase ist daher ein Schlüsselmechanismus für das Erreichen von Langlebigkeit durch Vermeidung zahlreicher degenerativer Erkrankungen.

5. Verminderung der Autophagie

Die Autophagie (*auto* = selbst, Phagie = auflösen) ist das wichtigste Recyclingsystem der menschlichen Zelle. Dadurch wird zelleigenes, nicht mehr benötigtes, beschädigtes oder falsch hergestelltes Material abgebaut und wiederverwertet. Die Autophagie ist damit auch Bestandteil der oben besprochenen Proteostase. Ohne das System der Autophagie würde die Zelle im Laufe der Zeit an ihrem eigenen Abfall ersticken. Sie ist damit ein überlebenswichtiger Prozess, der die biologischen Funktionen der Zelle dauerhaft kontrolliert und Strukturen, falls notwendig, ersetzt, aber auch neue Moleküle zur Energiegewinnung und Eiweißherstellung (= Proteinsynthese) bereitstellt. Grundsätzlich wird die basale von einer induzierten (= hochregulierten) Autophagie unterschieden. Das System kann bei bestimmten Mangelzuständen deutlich angekurbelt werden und entfernt damit mehr Abfälle aus der Zelle, weil gerade neue Moleküle benötigt werden. Man kann sich diese hochregulierte Autophagie damit etwa wie einen Frühjahrsputz vorstellen, der Zellen besser von Stoffwechselprodukten befreit. Die Situation kommt insbesondere dann zustande, wenn dem Körper über mehrere Stunden oder Tage keine Aminosäuren zugeführt werden, die andererseits aber dringend gebraucht werden.

Dieser Prozess wird jedoch altersabhängig langsamer, sodass sich der Umfang des Recyclings mit der Zeit reduziert. Auch Tiermodelle konnten eindeutig zeigen, dass die Reduktion der Autophagie ein signifikanter Aspekt der Zellalterung ist, damit ist sie aus heutiger Sicht auch ein wesentlicher Faktor bei der Entstehung neurodegenerativer Erkrankungen wie Morbus Alzheimer, da durch die mangelnde Entsorgung von fehlgefalteten Eiweißen Zellen ihren eigentlichen Funktionen nicht mehr nachkommen können. Die Reduktion der Autophagie-Aktivität sorgt aber nicht nur für eine langsame und stetige Anreicherung von Stoffwechsel-Abfällen, sondern reduziert auch die Entsorgung von Krankheitserregern, sodass der Körper mit zunehmendem Alter (im Gleichschritt mit der Alterung des Immunsystems) anfälliger für Infektionskrankheiten wird.

Für alle Spezies, egal ob Würmer, Fruchtfliegen, Mäuse, Primaten oder auch Menschen, konnte in den letzten 20 Jahren gezeigt werden, dass die temporäre Restriktion der Kalorienzufuhr über verschiedene Mechanismen zu einer Erhöhung der Autophagie und damit zu einer signifikanten Lebensverlängerung beiträgt. Das gilt allerdings nur für ausgewachsene Tiere. Auch beim Menschen ist Fasten in der Wachstumsphase, also in der Kindheit und Jugend, nicht sinnvoll. Hier kann Nahrungskarenz zu Entwicklungsstörungen führen. Auch vegane Ernährung ist im Kindes- und Jugendalter nicht sinnvoll. Umgekehrt ist Überernährung und frühes Übergewicht auch nicht gut, sondern schädlich, kann zu frühem Diabetes führen und wirkt damit möglicherweise sogar lebensbegrenzend.

Die einfachste Form der Kalorienreduktion ist das Fasten für einen bestimmten Zeitraum. Auch wenn der Höhepunkt der Autophagie-Aktivierung durch Fasten erst nach 72 Stunden erreicht wird, erscheint das nicht praktikabel im Alltag der meisten Menschen. Besser umsetzbar ist hier das Intervallfasten von etwa 16 Stunden, das die Autophagie bereits signifikant anregt. Wir können aber auch über die Nahrung Substanzen zuführen, die die Autophagie anregen, wie Koffein oder Spermidin, das etwa in Weizenkeimen, reifem Käse, Pilzen, Sojabohnen und anderen Hülsenfrüchten enthalten ist. Ein weiterer starker Autophagie-Verstärker ist auch körperliche Aktivität, wobei es nicht auf die Sportart ankommt, sondern auf die regelmäßige Ausübung. Auch ein Saunagang oder das Baden im eiskalten Wasser sorgt für eine Anregung der Zellreinigung. Umgekehrt ist gut belegt, dass die Blockade der Autophagie eher lebensverkürzend wirkt. Weitere wichtige Aktivatoren der Autophagie sind Höhentraining, Resveratrol, Spermidin und Koffein.

Eine permanente Aktivierung der Autophagie ist aus verschiedenen Gründen dennoch nicht sinnvoll. Eine regelmäßige Impulsaktivierung über verschiedene Wege trägt hingegen nach heutigem Wissen zu einer signifikanten Lebensverlängerung bei. Für die wesentlichen Experimente, die die Funktion der Autophagie beim Menschen klärten, erhielt der Japaner Yoshinori Ōsumi 2016 den Nobelpreis für Physiologie und Medizin.

Antagonistische Mechanismen:

6. Fehlregulation des Nahrungsmetabolismus

Der Begriff bezieht sich auf Störungen in den komplexen biochemischen Prozessen, die den Abbau, die Aufnahme und die Verwendung von Nährstoffen im Körper steuern. Diese Fehlregulationen können verschiedene Aspekte des Stoffwechsels betreffen und sind häufig mit Krankheiten und altersbedingten Veränderungen im Körper verbunden. Das komplexe Netzwerk der Nährstoffwahrnehmung und -verarbeitung ist evolutionsbiologisch relativ alt, hoch entwickelt und somit über viele Spezies hinweg erstaunlich ähnlich. Es reguliert wichtige Zellaktivitäten, wie die eben besprochene Autophagie, aber auch Genaktivitäten, den Glukosestoffwechsel und vieles mehr. Eine genetisch reduzierte Aktivität einzelner Komponenten dieses Netzwerks kann in einigen Tiermodellen die Lebensspanne oder auch die Gesundheitsspanne verlängern. Durch die geschickte Blockade einzelner Komponenten im Nährstofferkennungssystem können Stoffwechselprodukte reduziert werden, die vaskuläre oder auch neoplastische Risikofaktoren erhöhen. Hier gibt es bereits erste Strategien, die signifikante lebensverlängernde Effekte zeigen konnten.

Mit zunehmendem Alter verändert sich jedoch der Stoffwechsel, und so kann auch die Aufnahme von spezifischen Nährstoffen aus der Nahrung beeinträchtigt sein. Auch die zunehmende Zahl an Medikamenten, die im späteren Leben oft eingenommen werden müssen, kann die Aufnahmefähigkeit von Magen und Darm verändern. Als Folge sind ältere Menschen zunehmend häufiger nicht mehr ausreichend mit wichtigen Vitaminen, Mineralstoffen, essenziellen Aminosäuren und anderen Nährstoffen versorgt. Ein weiteres Problem ist die gestörte Wahrnehmung von Hunger und Sättigung. Dadurch kann es zu Mangelerscheinungen kommen, die die Gesundheit wiederum negativ beeinträchtigen.

Besonders wichtig ist die ausreichende Versorgung mit Vitamin B12 im Alter. Ein Mangel an diesem Vitamin kann zu neurologischen Problemen führen und das Risiko für Demenzen erhöhen. Da Vitamin B12 hauptsächlich in tierischen Produkten vorkommt, ist es für ältere Menschen, die sich vegetarisch oder vegan ernähren, besonders wichtig, auf eine ausreichende Zufuhr durch spezielle Präparate und Nahrungsergänzungsmittel zu achten.

Auch ein Mangel an Vitamin D ist bei älteren Menschen häufig anzutreffen. Da die körpereigene Produktion dieses Vitamins durch Sonneneinstrahlung im Alter abnimmt und die Aufnahme über die Nahrung oft nicht ausreicht, ist eine Supplementierung häufig notwendig.

7. Mitochondriale Fehlfunktion

Die Mitochondrien sind die Energieproduzenten der Zellen, haben aber noch weitere Funktionen in der Regulation wichtiger Stoffwechselvorgänge. Ihre Funktion für den Körper ist so wichtig, dass Mitochondrien ihre eigene DNA besitzen, die mitochondriale DNA (mtDNA). Diese wird übrigens nur von der Mutter auf die Nachkommen vererbt, was eine sehr spezifische familiäre Abstammungsdiagnostik über viele Generationen erlaubt.

Das Erzeugen von Energie ist ein komplexer und lebenswichtiger Prozess, der inzwischen als eine der wichtigsten Komponenten in der Entwicklung von Anti-aging-Strategien gesehen wird. Besonders viele Mitochondrien sind in Zellen mit hohem Energiebedarf, wie Muskel-, Nerven- und Sinneszellen, zu finden. Tatsächlich zeigen Studien an Menschen, dass mtDNA-Schäden mit dem Alter ansteigen. Sie scheinen damit nicht nur eine Rolle im allgemeinen Alterungsprozess zu spielen, sondern auch in der Entstehung neurodegenerativer Erkrankungen, von denen die meisten erst mit zunehmendem Alter einsetzen. Länger bekannt ist bereits, dass Alzheimer-Patienten, bei denen die Erkrankung im Alter unter 75 Jahren begonnen hat, eine um das Fünfzehnfache erhöhte Rate an mtDNA-Schädigungen in ihren Gehirnen aufweisen, als gleichaltrige, gesunde Personen. Die Fehlfunktionen der Mitochondrien spielen also eine Schlüsselrolle im Alterungsprozess des Menschen. Das betrifft dabei sowohl die allgemeine Alterung, aber auch die spezielle Alterung einzelner Organsysteme mit der Entwicklung spezifischer Krankheitsbilder, die wiederum die Lebenserwartung ihrerseits reduzieren können.

8. Zelluläre Alterung

Als Seneszenz (lateinisch *senescere* = altern, älter werden) wird in der Zellbiologie der Zustand verstanden, in dem sich die Zellen nicht mehr teilen. Das sogenannte Hayflick-Limit, die begrenzte Teilungsrate von Zellen, haben wir oben im Zusammenhang mit der Länge der Telomere besprochen. Physiologisch leiten seneszente Zellen ihren eigenen Abbau und ihre eigene Elimination ein und sichern damit eine gesunde Gewebestruktur. Der wesentliche Alterungsprozess für das betroffene Gewebe und den Organismus ist jedoch der langsame Verlust der immunologischen Zellentsorgung.

Diese eindimensionale Definition der Seneszenz wird dem Begriff im Zusammenhang mit den biologischen Alterungsvorgängen aber nicht gerecht, denn Zellen altern unterschiedlich und unterschiedlich schnell, je nach Zell- und Gewebetyp. Einige wichtige Komponenten der zellulären Alterung haben wir bereits kennengelernt, wie DNA-Schäden (genomische Instabilität), Verkürzung der Telomere oder die mitochondriale Dysfunktion. Wichtig für das Verständnis der zellulären Alterung ist aber die Funktion, die gealterte Zellen haben können: Sie wirken sich lokal negativ aus und können ihre Umgebung durch Freisetzung von Gewebshormonen und anderen Stoffen schädigen. Umso spannender sind Daten, die vor wenigen Jahren zeigen konnten, dass die Entfernung von seneszenten Zellen aus dem Organismus die Gesundheit und Lebenserwartung von Tieren verbessert. Erste Substanzen sind bereits identifiziert, die beim Menschen diesen Prozess sichern und beschleunigen können.

Integrative Mechanismen:

9. Erschöpfung der Stammzellen

Ein wesentlicher Mechanismus der Alterung ist die schleichende Reduktion der Gewebe-Erneuerung sowie die langsam nachlassende Kapazität der Gewebereparatur nach Verletzung, wobei diese Mechanismen von Organ zu Organ unterschiedlich sein können. Stammzellen sind ganz besondere Zellen des Organismus, nicht nur beim Menschen, sondern auch bei allen Tieren, selbst bei Pflanzen. Sie haben (noch) die Kapazität, sich in andere Zelltypen oder anderes Gewebe auszudifferenzieren. Stammzellen spielen also eine zentrale Rolle in der Regeneration und Erneuerung von Geweben im menschlichen Körper und sind für die Aufrechterhaltung unserer Gesundheit von entscheidender Bedeutung. Mit zunehmendem Alter nimmt jedoch die Fähigkeit dieser Zellen ab, sich zu teilen und zu regenerieren, was als Stammzell-Ermüdung bezeichnet wird. Dieser Prozess trägt wesentlich zum menschlichen Alterungsprozess bei und ist Gegenstand intensiver Forschung.

Die drei maßgeblichen Ursachen der Stammzell-Ermüdung (genomische Instabilität, Telomerverkürzung, epigenetische Veränderungen) haben wir bereits bei den primären Mechanismen der Alterung kennengelernt.

Hinzu kommt, dass die Fähigkeit des Körpers, beschädigtes Gewebe zu reparieren, abnimmt. Dies zeigt sich unter anderem in einer langsameren Wundheilung und reduzierten Fähigkeit, Muskelmasse nach Verletzungen wieder aufzubauen. Durch die Ansammlung von DNA-Schäden und die verminderte Fähigkeit zur Zellteilung steigt außerdem das Risiko, dass Stammzellen mutieren und zu Krebszellen werden. Auch degenerative Erkrankungen wie Osteoporose, Arthrose und neurodegenerative Krankheiten wie Alzheimer und Parkinson sind eng mit der Ermüdung von Stammzellen verbunden.

Die Forschung zur Stammzell-Ermüdung hat in den letzten Jahren bedeutende Fortschritte gemacht. Inzwischen werden verschiedene Ansätze verfolgt, um die Funktion von Stammzellen im Alter zu erhalten oder wiederherzustellen.

Etwa durch die Aktivierung der Telomerase könnte die Telomerverkürzung verlangsamt oder sogar rückgängig gemacht werden, was die Lebensdauer und Funktion von Stammzellen verlängern könnte. Neue Technologien wie CRISPR/Cas9 (Genetische Schere zum Entfernen oder Einbau von DNA) bieten die Möglichkeit, DNA-Schäden gezielt zu reparieren und so die genomische Stabilität von Stammzellen zu erhöhen. Durch die gezielte Veränderung epigenetischer Markierungen könnte die Genexpression in Stammzellen so beeinflusst werden, dass ihre Regenerationsfähigkeit erhalten bleibt. Auch die Transplantation von jungen, gesunden Stammzellen oder die Reprogrammierung alter Stammzellen zu einem jugendlichen Zustand sind vielversprechende Ansätze, um die Auswirkungen der Stammzell-Ermüdung zu mildern.

10. Veränderung der intrazellulären Kommunikation

In einem komplexen lebenden Organismus können Milliarden von Zellen, verschiedenste Gewebe und hoch spezialisierte Organe natürlich kein isoliertes Dasein führen. Für das sinnvolle Zusammenspiel und die Aufrechterhaltung des Lebens bedarf es einer extrem feinen Kommunikation, die in Bruchteilen von Sekunden in der Lage ist, komplexe Stoffwechselvorgänge an neue Gegebenheiten anzupassen. Mit zunehmendem Alter kommt es jedoch zu einer Beeinträchtigung dieser Kommunikationswege, was zu verschiedenen Erkrankungen und Funktionsstörungen führen kann.

Beeindruckend waren die Ergebnisse von Experimenten mit jungen Mäusen, die bereits nach einer Infusion von Blut älterer Mäuse nach wenigen Tagen Zeichen eines beschleunigten Alterungsprozesses aufwiesen. Umgekehrt konnten inzwischen mehrere Gruppen nachweisen, dass die Gabe von Blutersatz mit Albumin oder die Zuführung von Serum jüngerer Tiere zu einem verstärkten Regenerationseffekt in Muskelzellen, Leberzellen und neuronalen Zellen älterer Tiere führt.

Ein besseres Verständnis dieser Faktoren kann zur Entwicklung neuer therapeutischer Ansätze beitragen, um den Alterungsprozess zu verlangsamen und die Gesundheit im Alter zu verbessern.

11. Chronische Entzündung

Entzündung (= Inflammation) ist ein physiologischer Mechanismus des Immunsystems und ein elementarer, schützender Bestandteil der Abwehr von Infektionen und anderen Formen der Gewebsverletzungen. Inflammation leitet auch Reparaturmechanismen ein und sorgt letztlich wieder für ein Gleichgewicht wichtiger Stoffwechselvorgänge. Mit anderen Worten: Physiologische Entzündungsprozesse sind temporäre, also zeitlich begrenzte Prozesse, die auch wieder gestoppt werden (müssen), wenn sie ihre Funktion erfüllt haben. Mit zunehmendem Alter funktioniert das System der Begrenzung temporärer physiologischer Inflammation aber immer schlechter, was heute als Ursache für die Entstehung verschiedener altersbedingter

Erkrankungen wie Arteriosklerose, Adipositas, Typ-2-Diabetes, Osteoarthritis und anderen gesehen wird.

Die jüngsten Erkenntnisse auf dem Gebiet der chronischen Entzündung im Hinblick auf eine Reduktion der Lebenserwartung haben das Konzept gestützt, dass anti-inflammatorische Substanzen positive Effekte auf Gesundheit und Lebenserwartung haben könnten. Tatsächlich zeigen Tiermodelle, dass die Reduktion der Entzündungsmediatoren zu einer signifikanten Verjüngung des Gewebes bei älteren Tieren führt und damit auch das Überleben positiv beeinflusst. Während bereits umfangreiches Datenmaterial aus Tierversuchen vorliegt, gibt es bisher jedoch nur wenig zum Einsatz von anti-inflammatorischen Substanzen gegen Alterserkrankungen beim Menschen. Eine klinische Studie mit Canakinumab zeigte jedoch eine deutliche Reduktion der Inzidenz des Diabetes, Bluthochdruck und der Mortalität. Es darf also gehofft werden, dass diese Entzündungen in absehbarer Zeit so gut verstanden werden, dass sie präventiv medikamentös behandelt werden können.

12. Dysbiose: Gestörte Darmflora

Liebe geht durch den Magen, aber was wird aus ihr, wenn sie durch den Magen durch ist? Dieser alte Witz gibt die widersprüchliche Beziehung von uns Menschen zu einem unserer wichtigsten Organe sehr gut wieder. Auch wenn es sich bei dem Hauptprodukt des Verdauungstraktes eher um etwas Unappetitliches handelt, hat der 6 bis 8 Meter lange Darm neben den klassischen Verdauungsvorgängen, der Regulation unseres Wasserhaushalts, der Produktion von Botenstoffen und Hormonen auch wichtige immunologische Funktionen. Immerhin entfallen etwa 1,2 bis 1,5 Kilogramm unseres Gewichtes komplett auf die Billionen von Bakterien, die unseren Darm besiedeln. Wir leben symbiotisch mit diesen Mikroorganismen, sie fühlen sich in unserem Darm sehr wohl, und wir könnten ohne ihre Existenz und Funktionen kaum überleben. Während die Bakterien die eigentliche Darmflora bilden, damit also auch den direkten Kontakt mit dem zu verdauenden Material haben, befindet sich darunter die Darmschleimhaut und die Gewebsstruktur mit allen Immunzellen, die wiederum in Kontakt mit der Blutbahn und dem Rest des Körpers stehen.

Der Vollständigkeit halber sei erwähnt, dass der Begriff »Darmflora« noch aus Zeiten stammt, in denen angenommen wurde, dass Bakterien und andere Mikroorganismen ein Teil der Pflanzenwelt seien. Das wird heute natürlich anders gesehen, womit die Bezeichnung eigentlich nicht korrekt ist. Wir bleiben aber bei dem Begriff der »Darmflora«, weil er sich in der Literatur eingeprägt hat.

Die Darmflora besteht also aus Billionen von Mikroorganismen, streng genommen auch nicht nur aus Bakterien, sondern auch aus Viren und Pilzen, und wird daher in seiner Gesamtheit auch als Mikrobiom bezeichnet. Allerdings besteht die Darmflora zu über 95 Prozent aus Bakterien. Die Vorstellung, dass Billionen von Organismen mit allein mehr als 1000 verschiedenen Bakterienarten dort angesiedelt sind, lässt schnell verstehen, dass die Zusammensetzung der Darmflora sehr unterschiedlich ist, im Prinzip so individuell wie ein Fingerabdruck. Aber für erkennungsdienstliche Maßnahmen ist ihre Zusammensetzung trotzdem weniger gut als ein Fingerabdruck geeignet, weil sie sich ständig verändert. Die Dichte der Besiedlung nimmt darüber hinaus mit dem Alter ständig zu, auch wenn mit jedem Stuhlgang wiederum Milliarden von Mikroorganismen ausgeschieden werden.

Über die Jahre wird die Zusammensetzung des Mikrobioms von verschiedenen Faktoren wie Genetik und Ethnizität, Nahrungsgewohnheiten, Lifestyle und Umwelt beeinflusst.

Im Hinblick auf mögliche Zusammenhänge mit Langlebigkeit gab es inzwischen zahlreiche Untersuchungen beim Menschen. Tatsächlich zeigten einige dieser Studien Unterschiede zwischen Menschen mit extrem hohen Lebensaltern und jüngeren Testpersonen. Im Alter von über 65 Jahren korrespondieren diese Veränderungen im Mikrobiom mit physischer Fitness, Gebrechlichkeit und Nahrungsgewohnheiten. Eine große Studie an über 9000 Individuen im Alter zwischen 18 und 101 Jahren untersuchte diese Aspekte prospektiv über einen Zeitraum von 4 Jahren. Hier zeigte sich, ähnlich wie in kleineren Studien zuvor, dass gesunde Longevity mit einer Änderung der mikrobiomischen Zusammensetzung assoziiert ist.

2. Chronologisches Alter versus biologisches Alter

Das kalendarische Alter ergibt sich aus dem Geburtsdatum, aber stimmt das eigentlich mit dem biologischen Alter überein? Und wozu sollte man sein biologisches Alter bestimmen lassen – insbesondere, wenn man doch sowieso nichts ändern kann? Das war eine berechtigte Frage – bis vor Kurzem. Denn inzwischen verstehen wir nicht nur viele Alterungsmechanismen besser, sondern wir können auch Maßnahmen, Strategien und Substanzen identifizieren, durch die die Lebenserwartung und die gesunde Lebenszeit gefördert und verlängert werden. Dazu später, in Kapitel IV.

Seit einigen Jahren gibt es bereits Biomarker aus dem Blut, physiologische Marker und neuropsychologische Testungen zur Beurteilung der kognitiven Leistungsfähigkeit, die indirekt auf den Zustand des Organismus und damit der Alterung schließen lassen. Als Blutmarker dienen uns Werte wie der Insulinspiegel nach Fasten, der Zucker-Gedächtniswert (HbA1c), chronische Entzündungswerte (IL6, CRP, TNFalpha), um nur einige zu nennen. Werte wie HbA1c oder CRP werden seit Langem routinemäßig bei Standarduntersuchungen erhoben. So bedeutet ein erhöhter HbA1c-Wert (zum Beispiel von 6,2 Prozent bei Normalwerten bis 5,6 Prozent), dass dieser Organismus gefährdet ist, in nächster Zeit einen Diabetes vom Typ 2 zu entwickeln oder bei hohen Werten (zum Beispiel mehr als 7 Prozent) bereits entwickelt hat. Andere sind aber immer noch Spezialuntersuchungen, die nicht im Leistungskatalog von Krankenkassen liegen, weil sie eher unspezifisch und nicht direkt mit einem Krankheitsbild assoziiert sind. Daher werden sie nur selten bei einer Blutentnahme bestimmt. Außerdem gab es keine integrativen Merkmale, die eine direkte Bestimmung des biologischen Alters eines Organismus als Ganzes oder einzelner Organsysteme erlaubten. Nun werden aber seit etwa 15 Jahren integrative Testverfahren entwickelt, die nicht nur einzelne Werte im Blut berücksichtigen, sondern die Beschaffenheit oder den Zustand ganzer Funktionsbereiche wie die Intaktheit der genetischen Grundstruktur, die Regulierung der Genaktivität (Epigenetik), die Beschaffenheit der qualitativen und quantitativen Eiweißzusammensetzung (Proteomics), die Qualität und Funktionalität aller von der DNA in die RNA umgeschriebenen Gene (Transcriptomics) oder verschiedene Stoffwechselprodukte (Metabolomics) quantifizieren. Mithilfe dieser Testverfahren, die in der Literatur oft als Omics zusammengefasst werden, kommen wir der Bestimmung des biologischen Alters eines Organismus jetzt deutlich näher.

Die epigenetischen Uhren

Unsere gesamte Erbinformation steckt in unseren Genen – dem sog. Genom. Das ist unsere Festplatte, mit allen Daten, die im Übrigen ständig abgelesenen werden müssen, in jeder Zelle, in jeder Minute, hundertfach. Gesteuert wird das Ablesen der Festplatte aber durch eine sehr komplexe Maschinerie, die wir Epigenom nennen. Das ist quasi die Software, die für das reibungslose Ablesen der Informationen aus dem Genom sorgt. Und während sich das Genom, mit dem wir geboren werden, nicht ändert, wird das Epigenom, also die Software, die das Ablesen regelt, über die Jahre immer ungenauer, wie eine Software, die keine Updates erhält. Damit werden aber auch das Ablesen als solches und die Produkte, die nach dem Ablesen entstehen, immer ungenauer. Steve Horvarth, ein deutsch-amerikanischer Wissenschaftler, hat 2011 erstmals ein System vorgestellt, das den Zustand des Epigenoms untersuchen kann. Dafür analysierte er sogenannte Methylierungs-Muster. Dazu muss man wissen, dass Gene zum Ablesen an- und ausgeschaltet werden können. Die DNA soll sich grundsätzlich nur dort öffnen, wo sich Abschnitte befinden, die gerade gebraucht werden. Diese An- und Ausschalter liegen immer vor den Genen. Als Ausschalter fungiert ein kleines Molekül, die sogenannte Methylgruppe (die besteht aus einem Kohlenstoff- und drei Wasserstoffatomen = CH3). Wenn also mehrere dieser Gruppen vor einem Gen sitzen, bleibt das Gen gesperrt und kann nicht abgelesen werden. Wird die Gruppe entfernt, kann sich die DNA öffnen und abgelesen werden. Was Steve Horvarth nun entdeckte, war, dass diese Methylgruppen mit zunehmenden Alter immer ungenauer verteilt sind. Bei Babys ist also eine bestimmte Zahl dieser Gruppen an bestimmten Stellen, wie bei einem Kamm, bei dem noch alle Elemente sauber gleich lang enthalten sind. Während sich bei einem 80-Jährigen das Muster ganz anders darstellt, wie bei einem Kamm, aus dem einige Elemente ganz oder halb herausgebrochen sind. Diese Muster werden Methylierungsmuster genannt. Und jetzt kommt das Entscheidende: Diese Muster sind inzwischen an über 10 000 Menschen validiert worden, sodass man also anhand des Musters erkennen kann, wie alt ein Mensch tatsächlich ist, ohne das Geburtsdatum zu kennen. Aber nun gibt es Menschen, die sind 60 Jahre alt und zeigen ein Muster wie sonst nur 50-Jährige. Diese Menschen sind also biologisch jünger. Umgekehrt können Menschen mit 60 Jahren auch ein Muster aufweisen, das sonst eher 70-Jährige Menschen zeigen. Diese Menschen sind also biologisch älter. Und tatsächlich korrespondieren diese Abweichungen zum höheren biologischen Alter sehr gut mit Risikofaktoren für unsere Gesundheit, wie Rauchen, hohem Blutdruck oder Diabetes.

Zusammenfassend haben sich die epigenetischen Uhren fest als repräsentative Biomarker für die Bestimmung des tatsächlichen biologischen Alters etabliert. In den letzten 12 Jahren wurden sie immer weiter verfeinert, sodass die Angaben inzwischen sehr genau sind. Die Kombination von Methylierungsmustern mit klinischen Parametern in manchen dieser Uhren wie PhenoAge, GrimAge oder DunedinPACE erlauben auch weitergehende Aussagen, wie die noch zu erwartende Lebenszeit (time to death) und andere. Der Vollständigkeit halber sei an dieser Stelle nochmals erwähnt, dass es neben den epigenetischen Uhren inzwischen auch andere Techniken wie Proteomics oder Transcriptomics gibt, die die Bestimmung des biologischen Alters des Organismus oder auch einzelner Organe zulassen.

Der wichtigste Aspekt ist allerdings, dass uns diese Uhren nicht nur ermöglichen, unser biologisches Alter zu bestimmen, sondern wir dadurch erstmals die Möglichkeit haben, Interventionen, Medikation und Strategien gegen die Alterung zu überprüfen. Die ersten Studien sind in den letzten 5 Jahren bereits erfolgt und haben sehr ermutigende Ergebnisse erbracht, die klar belegen, dass unsere biologische Uhr beeinflussbar ist – und zwar in beide Richtungen, nach vorn, wenn wir ungesund leben, aber auch rückwärts, wenn wir verantwortungsvoll mit unserem Körper umgehen.

III. Ein langes Leben: Schicksal oder Eigenverantwortung?

1. Bestimmen unsere Gene, wie alt wir werden?

»Ich bin ein bisschen pummelig. Das liegt an meinen Genen. Meine Eltern waren immer etwas übergewichtig. Das muss ich wohl so akzeptieren.« Diesen Spruch haben Sie vermutlich schon das eine oder andere Mal gehört – so oder so ähnlich. Er klingt fast so, als würden wir unsere schlechten Gewohnheiten einfach auf die Gene schieben, oder?

Die Fessel der Gene: Da gibt es Menschen, die können Kette rauchen, beruflichen Dauerstress ertragen, Sportmuffel sein und trotzdem 96 Jahre alt werden, so wie Ex-Bundeskanzler Helmut Schmidt. Das muss doch an der guten Veranlagung liegen! Viele Menschen meinen, wer schlechte Gene hat, der kann trotz Fastenkuren, Sport, Meditation und perfekter Ernährung keine Gnade erwarten.

Auch ich, Gerd Wirtz, habe »schlechte« Gene in Bezug auf mein Körpergewicht. Meine Eltern waren beide recht übergewichtig, und auch ich brauche nur einen Blick auf einen Kuchen zu werfen, und schon scheint der Zeiger auf der Waage nach oben zu gehen. Doch im Laufe der Zeit habe ich gelernt, dass Gene nicht über alles entscheiden. Ja, sie legen vielleicht den Grundstein, aber was wir darauf bauen, liegt ganz bei uns. Mit diesem Wissen gelingt es mir nun schon einige Jahrzehnte, mein Gewicht konstant zu halten. Wenn mich der Kuchen anlächelt, dann lächle ich nicht immer zurück. Und wenn doch, dann werden anschließend die Sportschuhe geschnürt.

Bin ich ein Einzelfall, oder können wir unseren Genen tatsächlich ein Schnippchen schlagen? Dazu helfen uns Fakten aus den vorherigen Kapiteln. Da haben wir gesehen, dass in den letzten 170 Jahren unsere Lebenserwartung drastisch gestiegen ist, und ein Ende ist nicht abzusehen.

Der stetige Anstieg der Lebenserwartung in der Vergangenheit ist auf einen höheren Lebensstandard zurückzuführen, eine gesündere Ernährung, Fortschritte in der Medizin und in der Gesundheitsversorgung sowie soziale Errungenschaften, wie etwa der verbesserte Zugang der Menschen zu Bildung. Das sind klare Indizien dafür, dass die Genetik bei der Verlängerung unserer Lebensspanne in den vergangenen 100 Jahren eine untergeordnete Rolle gespielt hat.

Der Forscher Graham Ruby wollte es ganz genau wissen. Er arbeitet für das von Google gegründete Biotech-Unternehmen Calico Life Sciences und kann auf anonymisierte Familienstammbäume des Ahnenforschungsportals *Ancestry* zurückgreifen. Dort sind die Stammbäume von 54 Millionen Menschen und deren sechs Milliarden Vorfahren gespeichert. Gemeinsam mit seinem Team wählte er aus diesem Datenpool Menschen aus, die im 19. und 20. Jahrhundert gelebt hatten.

Seine Arbeitsgruppe kam zu dem erstaunlichen Ergebnis, dass die Erblichkeit der Lebensdauer, über Generationen betrachtet, bei maximal nur 7 Prozent liegt. Aber das war nicht die einzige Überraschung seiner Auswertung. Die Stammbaumanalysen lieferten interessante Daten darüber, dass Ehepartner oft ähnlich lang lebten. Der gleiche Effekt war selbst bei Schwiegereltern, Schwager und Schwägerin zu beobachten. Wie ist das möglich?

Dazu reisen wir – rein wissenschaftlich betrachtet – nach Australien, genauer gesagt, an die University of Queensland in Brisbane. Dort wurde von Loic Yengo und seinen Forscherkollegen 2018 eine Studie in der wissenschaftlichen Fachzeitschrift *Nature Human Behaviour* veröffentlicht, die zeigt, dass sich Menschen meist einen Partner suchen, der ihnen besonders ähnlich ist – etwa hinsichtlich des Bildungsgrades, äußerlicher Attraktivität, Größe, Gewicht und anderer Kriterien. Den Forschern zufolge heiraten gebildete Menschen nicht nur deshalb andere gebildete Menschen, weil sie häufiger mit diesen interagieren, sondern weil sie bei der Partnerwahl aktiv nach ihnen suchen.

Bei diesem Phänomen, das als *assortative Paarung* bezeichnet wird, handelt es sich um eine Form der Auswahl von Sexualpartnern, bei der sich Individuen mit ähnlichen Merkmalen häufiger untereinander fortpflanzen, als dies bei einer zufälligen Auswahl der Fall wäre. Ein vergleichbarer Lebensstil und die gleichen Umwelteinflüsse führen dazu, dass sich das erreichte Alter angleicht. Ehepaare erzielen dadurch sogar eine ähnlichere Lebensdauer als etwa Geschwister verschiedenen Geschlechts. Dazu erklären Ruby und sein Team: »Soziokulturelle Faktoren, die die Lebensdauer beeinflussen, können genauso innerhalb von Familien weitergegeben und geteilt werden wie genetische Faktoren.«[3]

Daraus können wir also den Schluss ziehen, dass die Partnerwahl bei Menschen, im Hinblick auf die Langlebigkeit, klar die Genetik schlägt. Da heißt es: Augen auf bei der Partnerwahl!

Die schlechte Nachricht ist: Wir können uns nicht auf die Gene für Langlebigkeit der hundertjährigen Uroma verlassen. Andererseits haben wir es zum Großteil selbst in der Hand, so zu leben, dass wir ein hohes Alter erreichen können.

Dennoch hat die Forschung einige Gene entdeckt, die unsere Lebensspanne maßgeblich beeinflussen können, und um die kümmern wir uns jetzt.

---

3 Graham Ruby (Calico Life Sciences LLC, South San Francisco) et al., Genetics, doi: 10.1534/genetics.118.301613, www.wissenschaft.de/gesundheit-medizin/liegt-unsere-lebensdauer-in-den-genen

Nun ist es gar nicht so einfach, die Genetik am Menschen zukunftsgerichtet zu erforschen. Die »Generationsdauer« ist ein Begriff aus der Genetik und bezieht sich auf die durchschnittliche Zeit, die benötigt wird, damit eine Generation sich fortpflanzt und eine neue Generation hervorbringt. Dies dauert bei uns Menschen etwa 25 bis 30 Jahre. Man kann also in einem Forscherleben kaum mehrere Generationen und damit genetische Veränderungen überblicken. Außerdem ist es ethisch nicht vertretbar, das menschliche Erbgut zu Forschungszwecken zu manipulieren. Deshalb sucht man sogenannte Modellorganismen, die sich schnell vermehren und eine kurze Lebensdauer haben. Auch wenn das sehr verwunderlich klingt, haben bestimmte Wurmarten und die kleine Fruchtfliege *Drosophila melanogaster* ein Erbgut, das in bestimmten Grenzen Ähnlichkeiten mit dem menschlichen Erbgut hat. Verschiedene Forschergruppen konnten beweisen, dass sowohl beim Fadenwurm *Caenorhabditis elegans* als auch bei der Fruchtfliege das Ausschalten bestimmter Gene sogar zu einer Verdoppelung der Lebenserwartung führt[4].

Ein besonders interessantes Gen in Bezug auf Langlebigkeit ist SIRT1. Dieses Gen ist verantwortlich für die Herstellung eines Proteins namens Sirtuin-1. Sirtuine sind eine Familie von Proteinen, die in Organismen von Bakterien bis hin zu Menschen vorkommen. Forscher haben herausgefunden, dass Sirtuine verschiedene positive Effekte haben können, die dazu beitragen können, unser Leben zu verlängern und unsere Gesundheit zu verbessern. Dazu gehören die Regulation des Stoffwechsels, die Reparatur von DNA, die Hemmung von Entzündungen und die Erhöhung der Stressresistenz.

SIRT1 hilft dabei, dass unser Körper Fette und Zucker besser verarbeiten kann, was dazu führt, dass unsere Zellen effizienter Energie

4 Piper & Partridge 2018, Tissenbaum 2015

produzieren können. Zusätzlich erhöhen Sirtuine die Produktion von Antioxidantien, die unsere Zellen vor schädlichen freien Radikalen schützen können, wodurch der Alterungsprozess verlangsamt wird.

Mit zunehmendem Alter treten an unserer Erbsubstanz (DNA) immer häufiger Schäden auf. Werden sie nicht rechtzeitig erkannt und repariert, können daraus gefährliche Erkrankungen wie Krebs entstehen. Die Sirtuine sind ein körpereigener Reparaturdienst, der ständig auf der Suche nach Fehlentwicklungen in der DNA ist und diese Schäden repariert. Zudem haben Sirtuine entzündungshemmende Eigenschaften. Chronische Entzündungen werden oft mit altersbedingten Krankheiten in Verbindung gebracht, aber Sirtuine können dabei helfen, diese zu reduzieren. Die Aktivierung von Sirtuinen könnte daher Grundlage für die Entwicklung von Therapien zur Förderung der Langlebigkeit und zur Prävention altersbedingter Krankheiten sein.

Darüber hinaus wurden bestimmte Genvarianten identifiziert, die mit einer erhöhten Lebenserwartung beim Menschen verbunden sind. Diese Erkenntnisse deuten darauf hin, dass die genetische Veranlagung einen bedeutenden Einfluss auf die Langlebigkeit haben kann.

Neben SIRT1 gibt es unter den Genen noch einen weiteren »Star« in der Altersforschung. Er wird deshalb auch das Methusalem-Gen genannt. Wissenschaftlich exakt spricht man vom FOXO3-Gen. Dieses Gen steuert die Aktivität bestimmter DNA-Bereiche und wird zum Beispiel bei Nahrungsmangel besonders aktiv. Menschen, die 100 Jahre oder älter sind, haben häufig Varianten dieses Gens, die andere Menschen nicht haben, und scheinen damit ein geringeres Risiko für altersbedingte Gebrechen wie Herz-Kreislauf-Erkrankungen, Krebs und Diabetes zu haben.

Wenn man diese bestimmte Gensequenz mitbringt, ist die Wahrscheinlichkeit, 100 zu werden, deutlich erhöht, aber natürlich kann man auch ohne dieses Gen 100 werden. Nur ist die statistische Wahrscheinlichkeit eben nicht so hoch.

Das führt uns zu der Frage: Warum bieten bestimmte Gene zwar die Möglichkeit, aber nicht die Garantie, dass Lebensverläufe in eine bestimmte Richtung gehen?

Dazu hilft eine kleine Analogie aus der Elektrotechnik: Stellen Sie sich Ihren Körper als ein großes Gebäude vor, und Ihre Gene sind die gesamten Elektrokabel, die in diesem Gebäude verlegt worden sind. Ob in irgendeinem Zimmer das Licht angeht, entscheidet der Lichtschalter, den sie umlegen. Wenn Sie diesen Lichtschalter nicht betätigen, geht in diesem Zimmer nie das Licht an.

So kann es also durchaus sein, dass wir Gene für bestimmte Entwicklungen, zum Beispiel bösartige Erkrankungen, in uns tragen, die aber niemals eingeschaltet werden. Durch unsere Lebensumstände können wir aktiv oder inaktiv mitgestalten, ob der Schalter für das Wirksamwerden dieser Gene umgelegt wird. Auf unsere Gene wird also ein Regulationsprozess aufgeschaltet, der bestimmt, welche Gene eingeschaltet und damit aktiv werden und welche dauerhaft oder zeitweise ruhen. Der Forschungszweig, der sich mit diesen aufgeschalteten Regulationsprozessen beschäftigt, ist die Epigenetik. Aber wie funktionieren nun diese genetischen »Lichtschalter«?

Auf verschiedenen Genen werden kleine Markierungen angebracht. Chemisch betrachtet, bestehen sie aus einem Kohlenstoffatom und drei Wasserstoffatomen und werden Methylgruppen genannt. Diese einfachen Atomgruppen sind quasi der »Unterbrecher« in den langen Genketten. Wo sie angeheftet sind, können die nachfolgenden Gensequenzen nicht abgelesen werden, und damit ruht die Arbeit der entsprechenden Gene. In einfachen Worten sind Methylgruppen also wie kleine Etiketten, die bestimmen, ob ein Gen »an« oder »aus« ist, und damit beeinflussen, wie unser Körper arbeitet.

Dies ist wichtig für viele Prozesse in unserem Körper, einschließlich der Entwicklung, des Wachstums, der Reparatur von Zellen und der Reaktion auf Umweltfaktoren. Bestimmte Nahrungsmittel wirken sich positiv auf die Methylierungsmuster aus. Stress, Traumata, Übergewicht und Rauchen wirken sich dagegen nachweislich negativ, nämlich alt machend aus. Das Epigenom ist somit eine Art Umweltgedächtnis für unsere Zellfunktion.

Unsere Lebensdauer wird von einer Vielzahl von Faktoren beeinflusst, darunter Lebensstil, Umweltbedingungen und soziale Determinanten der Gesundheit. Die Wechselwirkung zwischen Genen und Umweltfaktoren spielt eine entscheidende Rolle bei der Bestimmung der Lebensspanne eines Individuums. So hat man bei eineiigen Zwillingen im Alter von drei Jahren fast identische epigenetische Muster gefunden. Wichen die Lebensverhältnisse der Zwillinge stark voneinander ab, hatten sie im Alter von 50 Jahren deutlich unterschiedliche Muster.

Viele weitere Studien haben gezeigt, dass selbst Personen mit einer genetischen Veranlagung für Langlebigkeit durch einen gesunden Lebensstil ihre Lebenserwartung weiter steigern können. Eine ausgewogene Ernährung, regelmäßige körperliche Aktivität, der Verzicht auf Tabak und übermäßigen Alkoholkonsum sowie der positive Umgang mit Stress können dazu beitragen, die Gesundheit zu erhalten und die Lebensdauer zu verlängern.

Die Methylierungen nehmen insgesamt mit dem Alter ab, was bedeutet, dass dann viele Gene aktiv sind, die wir gar nicht aktiv haben wollen. Somit gibt es für jedes Alter ein ganz typisches Methylierungsmuster. Diese typischen Muster können als Messmethode für verschiedene Zwecke sehr sinnvoll sein, aber dazu später mehr.

Wir sehen, unsere Genetik ist ein komplexes Kapitel. Wir wissen schon eine ganze Menge, aber die Vorgänge sind so komplex, dass wir noch lange nicht alle Mechanismen bis ins Detail verstanden haben. Eines allerdings ist klar ersichtlich: Unsere Genetik ist nicht gerecht. Die einen tragen Langlebigkeitsgene in sich und können sich damit einen »ungesunden« Lebensstil leisten und dennoch ein recht hohes Lebensalter erreichen, wie eben der bereits erwähnte Alt-Bundeskanzler und Kettenraucher Helmut Schmidt. Andere wiederum leben gesund, wie etwa Steve Jobs, und werden dennoch von einer bösen Krebserkrankung erwischt.

Es ist also die Aufgabe der Medizin, die Genetik ein Stückchen gerechter zu machen und einen gesunden Lebensstil zu belohnen. Diejenigen mit einer ungünstigen genetischen Ausstattung müssen viel mehr Anstrengungen unternehmen, um die negativen Voraussetzungen auszugleichen, aber mithilfe der »Schalter« der Epigenetik ist das möglich, und wir geben Ihnen in diesem Workbook die dafür notwendigen Werkzeuge an die Hand.

2. Dem langen Leben auf der Spur: Die Blauen Zonen der Erde

Wenn man ergründen will, ob eine theoretische Überlegung realistisch ist, dann sucht man am besten nach Beispielen. Also liegt es nahe, nach den Orten auf der Welt zu forschen, wo Menschen eine besonders hohe Lebenserwartung haben.

Diesem Grundgedanken folgte Dan Buettner. Er war als Journalist für das Magazin *National Geographic* unterwegs. Bei einer seiner Reisen traf er Gianni Pes, einen demografischen Wissenschaftler aus Italien. Pes zeigte Buettner Daten über die hohe Lebenserwartung und die außergewöhnliche Gesundheit der Bewohner von Sardinien, insbesondere in der Region Ogliastra.

Da fing Buettner Feuer für das Thema und begann, tiefer in das Phänomen der Langlebigkeit einzutauchen und nach weiteren Orten auf der Welt zu suchen, an denen ähnliche Muster zu finden waren. Das war im Jahr 2000. Zunächst recherchierte er in der Literatur nach Orten, wo Menschen statistisch ein hohes Lebensalter erreichen, und markierte sie mit einem blauen Textmarker. Das war die Geburtsstunde der sogenannten *Blue Zones*. Er suchte nicht nur nach Gebieten mit überdurchschnittlich vielen Hundertjährigen (Centenarians), sondern auch nach Gruppen von Menschen, die ohne gesundheitliche Probleme wie Herzkrankheiten, Fettleibigkeit, Krebs oder Diabetes alt geworden waren. Fündig wurde er an folgenden fünf Plätzen: Ikaria in Griechenland, Okinawa in Japan, Ogliastra auf Sardinien, Loma Linda in Kalifornien, Nicoya in Costa Rica.

Buettner wollte es genau wissen. War es bloß Glück, eine bestimmte Lebensweise, oder steckte eine genetische Veranlagung hinter der Langlebigkeit? So stellte er ein Forscherteam zusammen und rief das *Blue Zones Project* ins Leben. Gemeinsam mit den Wissenschaftlern bereiste er diese Regionen, um die Geheimnisse dieser Gemeinschaften zu erforschen und zu analysieren, ob diese grundverschiedenen Gebiete Gemeinsamkeiten aufweisen.

Zuerst fiel dem Team auf, dass die Menschen in den *Blue Zones* auf ihre eigene Art recht abgeschottet leben – sei es auf entlegenen Inseln, in versteckten Bergdörfern oder in kleinen Küstenstädten. Doch trotz ihrer Abgeschiedenheit haben sie Zugang zu moderner medizinischer Versorgung und genießen ein gemeinsames Privileg: Sie liegen alle in sonnigen, subtropischen bis tropischen Gebieten, was einer Unterversorgung mit Vitamin D entgegenwirkt. Das ist eine wichtige Entdeckung, denn Vitamin-D-Mangel ist in unseren Breitengraden häufig und scheint einen ungünstigen Einfluss auf unsere Lebensspanne zu haben. Darüber hinaus leben die Einwohner einen Lebensstil, der von Tradition und dem Gefühl der Gemeinschaft geprägt ist. Sie sind Bauern, Hirten und Fischer, gehen also Berufen nach, die viel Bewegung und Zeit im Freien erfordern. Ihre Ernährung ist einfach, aber reich an lokalen, unverarbeiteten Lebensmitteln. Verarbeitete Produkte hingegen finden selten oder nie den Weg auf ihren Speiseplan.

Es ist ein Geflecht aus kulturellen Gemeinsamkeiten, das diese Gemeinschaften verbindet: eine vorwiegend pflanzliche Ernährung, mäßiger Alkohol- und Tabakkonsum, eine starke Betonung familiärer Bindungen und sozialer Verbundenheit sowie regelmäßige körperliche Aktivität. Es scheint, als ob sozialer Zusammenhalt, Gemeinschaft und gegenseitige Fürsorge neben einer ausgewogenen Ernährung und einem aktiven Lebensstil die Schlüssel zu einem gesunden Altern sind. Aber dennoch gibt es zwischen diesen Regionen auch viele Unterschiede. Deshalb wollen wir einen genaueren Blick auf diese 5 Leuchttürme der Longevity werfen.

Ikaria in Griechenland – Die Überlebenskünstler

Ikaria ist eine bergige Insel in der östlichen Ägäis nahe der türkischen Küste und hat etwa 8000 Einwohner. Die Menschen dort leben im Durchschnitt 8 Jahre länger als Amerikaner. Sie haben 20 Prozent weniger Krebs, halb so viele Herzkrankheiten und fast keine Demenz. Ikarianer essen eine Variation der Mittelmeerdiät mit vielen Früchten und Gemüsen, Vollkornprodukten, Bohnen, Kartoffeln und Olivenöl. Dieser Ernährungsweise wird auch in Präventionskreisen ein hoher Stellenwert zugeschrieben. Die Bewohner Ikarias legen meist auch eine Pause am frühen Nachmittag ein. Menschen, die regelmäßig ein Nickerchen machen, haben ein bis zu 35 Prozent geringeres Risiko, an Herzkrankheiten zu sterben. Es könnte daran liegen, dass so ein kurzes Schläfchen Stresshormone senkt oder das Herz ausruht.

Andererseits meinen einige Bewohner, dass neben viel Biogemüse und sauberem Wasser vor allem der ständige Wind vom Meer sehr gesund ist, das wurde jedoch nie wissenschaftlich untersucht. Die Menschen sind offen, warmherzig und unterhalten sich stets sehr gerne. Sie sind lebensfroh und leben in ihrem eigenen Tempo. Seit dem Mittelalter sind die Bewohner der Insel wahre Überlebenskünstler. Damals versteckten sie sich in den Bergen, tarnten sich hinter riesigen Felsen und entgingen dadurch der Piraterie. Diese Kunst der Ruhe und Gelassenheit haben sich die Inselbewohner bis heute bewahrt.

Ein Ikarianer ist besonders berühmt geworden. Stamatis Moraitis zog im Alter von 22 Jahren in die USA, um den amerikanischen Traum zu verfolgen. Er war Maler und hatte sofort Erfolg, kaufte ein Haus, heiratete und hatte 3 Kinder. Im Alter von 66 Jahren entwickelte er terminalen Lungenkrebs. Anstatt in Amerika zu sterben, beschloss er, zurück nach Ikaria zu gehen, und zog zu seinen Eltern. Er begann, die Luft der alten Heimat zu atmen, trank den lokalen Wein und aß eine mediterrane Diät. Nach ein paar Monaten pflanzte er einen Garten, ohne jemals zu planen, das Gemüse noch ernten zu können. 37 Jahre später hat er einen Weinberg, der 200 Liter Wein pro Jahr produziert.

Okinawa in Japan – Die ältesten Frauen im Land

Okinawa ist eine Insel im Süden Japans. In der subtropischen Region werden Süßkartoffeln, Sojabohnen und verschiedene Gemüsesorten angebaut. Laut *National Geographic* ist Okinawa vor allem deshalb zu einer Blauen Zone geworden, weil hier die weltweit ältesten Frauen wohnen. Auch die Männer haben auf dieser Insel eine höhere Lebenserwartung als auf dem Kontinent. Das Magazin *Spektrum* führte dies nicht nur auf eine pflanzliche und maßvolle Ernährung zurück, sondern auch auf das Prinzip des *Ikigai*. Dieses Wort bedeutet so viel wie Sinn des Lebens, und die dahinterstehende Philosophie ist für viele Japaner prägend, und besonders auf Okinawa folgen die Menschen ihren Grundprinzipien. Für die Bewohner und Bewohnerinnen sind Tätigkeiten, die körperliche Aktivität oder Bewegung erfordern, wesentlicher Bestandteil des Alltags. Dazu gehört auch der jährliche Zehnkampf, für den Menschen aller Altersklassen trainieren. Dieser Zehnkampf ist ein Großereignis für Jung und Alt und spiegelt die Lebensphilosophie auf der Insel sehr gut wider. Er hat nämlich mit dem Zehnkampf, den wir aus der Leichtathletik kennen, wenig zu tun. Vielmehr handelt es sich um eine Veranstaltung, die verschiedene Aktivitäten und Herausforderungen kombiniert, um die ganzheitliche Gesundheit und das Wohlbefinden zu unterstützen.

Typischerweise beinhaltet das jährliche Event auf Okinawa eine Vielzahl von Aktivitäten, die sowohl körperliche als auch geistige Fitness fördern. Dazu gehören traditionelle Tänze, Tai-Chi-Übungen, Yoga-Sessions, Wanderausflüge, Kochwettbewerbe mit Rezepten für gesunde Gerichte, gemeinsame Mahlzeiten mit lokalen Spezialitäten, Vorträge über Ernährung und Gesundheit sowie Workshops zu Stressbewältigung und Meditation.

Das Ziel dieses Zehnkampfs ist es, die Gemeinschaft zusammenzubringen und die Menschen zu ermutigen, einen aktiven und gesunden Lebensstil zu führen. Durch die Vielfalt der Aktivitäten können Teilnehmerinnen und Teilnehmer verschiedene Aspekte ihrer Gesundheit ansprechen und neue Wege entdecken, um ihr Wohlbefinden zu verbessern.

Die Okinawaner sind außerdem bekannt für ihren Optimismus und machen sich das Leben nicht unnötig schwer, weshalb sie zu den glücklichsten Menschen auf der Welt zählen. Ihr höchstes Ziel ist es, einen Platz im Leben zu finden, der für sie Sinn macht und Erfüllung bringt. Materielle Güter sind ihnen nicht besonders wichtig.

Eine ganz besondere Tradition ist die Bildung von *Moais*. Das sind sichere, nahezu lebenslange Netzwerke. Diese Sicherheitsnetze bieten finanzielle und emotionale Unterstützung in Notzeiten und geben ihren Mitgliedern die Stress abbauende Gewissheit, dass immer jemand für sie da ist. In Okinawa werden Kinder im Alter von 5 Jahren in diese sozialen Geflechte eingebunden. Ein bestimmtes *Moai*, das Buettner entdeckte, ist seit 97 Jahren zusammen; das durchschnittliche Alter der Gruppe beträgt 102 Jahre. Sie treffen sich jeden Tag, um Sake zu trinken und zu plaudern. Wenn einer von ihnen nicht auftaucht, ziehen die anderen 4 ihre Kimonos an und gehen durch das Dorf, um zu schauen, ob es ihrer Freundin gut geht.

Okinawaner führen ihre Langlebigkeit auch auf das alte konfuzianische Mantra vor den Mahlzeiten zurück. *Hara hachi bu* erinnert sie daran, aufzuhören zu essen, wenn sie zu 80 Prozent satt sind, damit sie nicht zu viel zu sich nehmen. Sie haben auch einen starken Sinn für den Zweck in ihrer Familie.

Ogliastra auf Sardinien – Die ältesten Männer der Welt

Von den ältesten Frauen der Welt zu den ältesten Männern der Welt. Die leben nämlich in der Provinz Ogliastra auf Sardinien, die ebenfalls Teil der Blauen Zonen ist. Viele der Männer arbeiten noch im hohen Alter als Hirten. Sie legen dabei täglich 8 bis 10 Kilometer durch bergige Gegenden zurück. Diese natürliche Bewegung bietet alle positiven kardiovaskulären Vorteile, die man erwarten würde, und hat auch eine positive Wirkung auf den Muskel- und Knochenstoffwechsel ohne die übermäßige Belastung, wie zum Beispiel beim Laufen eines Marathons. Dieses Bewegungsverhalten führt offensichtlich gerade bei den Männern zu einer höheren Lebenserwartung.

Die klassische sardische Ernährung basiert auf Pflanzen und besteht aus Vollkornbrot, Bohnen, Kartoffeln, Getreide, Gartengemüse und Früchten. Fleisch ist hauptsächlich für Sonntage und besondere Anlässe vorbehalten. Sarden trinken Wein in Maßen. Nahezu täglich wird ein Gläschen *Cannonau di Sardegna* getrunken. Dieser Rotwein hat zwei- bis dreimal so viele Flavonoide wie andere Weine. Diese Pflanzenstoffe beeinflussen die Blutgerinnung positiv und können den LDL-Cholesterinwert senken. Der mäßige Weinkonsum kann auch die niedrigen Stressniveaus bei den Männern erklären. Zudem leben die Bewohner des Gebiets in kultureller Isolation, was es ihnen ermöglicht, ihren traditionellen, gesunden Lebensstil beizubehalten. Sie jagen, fischen und bewirtschaften ihre Felder noch immer, um ihren Lebensunterhalt zu verdienen. Und auch hier finden wir intensive soziale Bindungen zu Familie und Freunden. Der Familienverbund in den Großfamilien hält hier lebenslang.

Die Menschen dort haben besonderen Respekt vor den Ältesten in der Gesellschaft. In ihrer Kultur steigt das Prestige mit dem Alter. Auch gemeinsames Lachen gehört zum Alltag. Es ist die bevölkerungsärmste und zugleich langlebigste Region des Landes mit der größten Zahl an Menschen über 100 Jahren in ganz Italien. Vor allem Männer scheinen hier einen Jungbrunnen gefunden zu haben.

Loma Linda in Kalifornien – Glaubensgemeinschaft und Pflanzenkost

Loma Linda ist so ganz anders als die anderen *Blue Zones.* Es liegt mitten in Kalifornien, nicht weit von Los Angeles, und ist eine Kleinstadt mit 25 000 Einwohnern. Was also ist hier das Geheimnis des langen Lebens?

Dort leben besonders viele Mitglieder der Siebenten-Tags-Adventisten – einer Freikirche. Diese protestantische Gemeinschaft überlebt den durchschnittlichen Amerikaner um ein Jahrzehnt. Die Mitglieder übernehmen ihr Ernährungskonzept direkt aus der Bibel und konsumieren eine vorwiegend vegane Ernährung aus Blattgemüse, Nüssen und Hülsenfrüchten. Auf Schweinefleisch wird ganz verzichtet. Sie erkennen den Sabbat an und schalten 24 Stunden lang pro Woche ab. Sie konsumieren keinen Alkohol, Tabak und andere Rauschmittel.

Deshalb ist diese christliche Religionsgemeinschaft schon länger Gegenstand der Forschung: Die *Adventist Health Study* (AHS) ist eine langfristige Studie, die von Forschern der Loma Linda University durchgeführt wird und die Gesundheit und Lebensweise von Mitgliedern der Siebenten-Tags-Adventisten untersucht. An der Studie nehmen mehr als 70 000 Menschen teil. Hier sind einige der wichtigsten Ergebnisse daraus:

Längeres Leben: Die Studie hat gezeigt, dass Adventisten im Allgemeinen eine längere Lebenserwartung haben als der Durchschnitt der Bevölkerung. Insbesondere jene, die einen gesunden Lebensstil praktizieren, einschließlich einer pflanzenbasierten Ernährung, regelmäßiger körperlicher Aktivität und Nichtrauchens, haben eine deutlich höhere Lebenserwartung.

Herz-Kreislauf-Gesundheit: Adventisten, die eine vegetarische Ernährung praktizieren, haben ein geringeres Risiko für Herz-Kreislauf-Erkrankungen. Der Verzehr von Vollkornprodukten, Nüssen, Obst und Gemüse sowie der Verzicht auf Fleischprodukte hat sich als besonders vorteilhaft für die Herzgesundheit erwiesen.

Krebsprävention: Die Studienteilnehmer haben ein niedrigeres Risiko für verschiedene Krebsarten.

Gewichtsmanagement: Durch ihre Ernährungsweise haben die

Adventisten tendenziell ein gesünderes Körpergewicht und sind seltener übergewichtig oder fettleibig.

Psychische Gesundheit: Einige Studien im Rahmen der AHS haben auch die Auswirkungen des Glaubens und der religiösen Praktiken auf die psychische Gesundheit untersucht. Es wurde festgestellt, dass religiöse Aktivitäten wie Gebet oder Meditation mit einem verringerten Risiko für Depressionen und Angstzustände verbunden sein können.

Die Verknüpfung von Glaube und Langlebigkeit gibt es aber nicht nur unter Adventisten. Eine Studie der Vanderbilt University von 2017 an über 40 000 Personen zeigte, dass regelmäßige Besucher von Gottesdiensten eine bessere körperliche Gesundheit und eine höhere Lebenserwartung haben als die übrige Bevölkerung. Die Forscher fanden heraus, dass regelmäßige Kirchgänger weniger unter den körperlichen Auswirkungen von Stress leiden und ein geringeres Sterberisiko haben. Dies wird teilweise auf einen gesünderen Lebensstil und einen stärkeren sozialen Zusammenhalt zurückgeführt, den regelmäßige Kirchgänger oft pflegen.

In Loma Linda sind aber noch einige andere Aspekte ungewöhnlich. Besonders viele Menschen engagieren sich ehrenamtlich für die Gemeinschaft. Für andere Mitmenschen da zu sein, ist ein wichtiger Bestandteil ihrer Lebensphilosophie. Hier sieht man sehr schön, dass dies nicht nur in sehr kleinen und familiären Regionen funktionieren kann, sondern auch in größeren Gemeinden. Das Loma Linda Community Center bietet Programme für alle Altersgruppen – von Kinderbetreuung über Bildungsprogramme bis zu Senioren Services an. Loma Lindas Meals on Wheels liefert warme Mahlzeiten an Ältere und Menschen mit Behinderungen in der Gemeinde, die Schwierigkeiten haben, sich selbst zu versorgen. Beide Organisationen werden hauptsächlich von ehrenamtlichen Mitarbeitern geführt.

Und dann gibt es noch … Pickleball! Dieser Sport ist eine Kombination verschiedener Spiele wie Tennis, Badminton und Tischtennis und lässt sich in nahezu jeder Altersklasse ausüben. Die Sportart ist in Loma Linda zum Nationalsport geworden. Sie verbindet (übrigens ähnlich wie das Tanzen) angemessene körperliche Betätigung mit einem hohen Spaß- und Gemeinschaftsfaktor. Die Stadtverwaltung, Gemeindezentren und lokale Organisationen tragen dazu bei, den Sport zu fördern, indem sie Pickleball-Veranstaltungen, Turniere und Kurse organisieren. So kommen Jung und Alt zusammen, um gemeinsam zu spielen und sich zu bewegen, was nicht nur die körperliche Gesundheit fördert, sondern auch die sozialen Bindungen stärkt.

All diese Faktoren führen dazu, dass hier die Menschen noch in sehr hohem Lebensalter aktiv sind. So hörten wir von der 84-jährigen Ärztin, der ihr Ruhestand zu langweilig war und die wieder anfing, in einer Arztpraxis zu arbeiten, oder dem Chirurgen, der mit 95 Jahren noch regelmäßig Herzoperationen durchführt.

Herausragend ist das Beispiel von Marge Jetton, die 106 Jahre alt wurde. Jeden Morgen stand sie um fünf Uhr dreißig auf und las zunächst in ihrer Bibel. Dann nahm sie ein Frühstück aus langsam gekochtem Haferbrei, Nüssen und Datteln mit Sojamilch und einem Pflaumensaft-Shooter zu sich. Anschließend fuhr sie 30 Minuten lang auf ihrem Hometrainer und stieg in ihren Cadillac, um zu ihren Freiwilligenarbeiten für 7 verschiedene Organisationen zu fahren.

Die Halbinsel Nicoya in Costa Rica – Gesunde Ernährung und soziale Kontakte

Auf dem amerikanischen Kontinent haben Dan Buettner und sein Team eine weitere *Blue Zone* identifiziert, die Nicoya-Halbinsel in Costa Rica. Nicoyaner geben nur 15 Prozent von dem aus, was ein

US-Amerikaner im Durchschnitt für Gesundheitsversorgung investiert. Die Wahrscheinlichkeit, dass sie ein gesundes Alter von neunzig Jahren erreichen, ist allerdings für sie doppelt so hoch wie für Amerikaner. Glaube und Familie spielen in der Nicoyaner-Kultur eine starke Rolle. Das gilt auch für den *Plan de Vida*, den Lebenssinn, der nicoyanischen Ältesten hilft, eine positive Einstellung und einen aktiven Lebensstil aufrechtzuerhalten. Nicoyaner essen kaum bis gar keine verarbeiteten Lebensmittel, sondern viele antioxidantienreiche tropische Früchte. Ganz weit oben stehen bei ihnen Hülsenfrüchte auf dem Speiseplan. Bei vielen Gerichten sind Schwarze Bohnen in den verschiedensten Varianten enthalten. Aber sie haben auch ein einzigartiges Geheimnis: calcium- und magnesiumreiches Wasser, das Herzkrankheiten abwehrt und starke Knochen fördert. Costa Rica ist außerdem bekannt für seinen hochwertigen Kaffee, und in Nicoya wird er oft frisch zubereitet und genossen.

Gemeinsame Merkmale der *Blue Zones*

Beim Lesen unserer Beschreibungen haben Sie vermutlich längst festgestellt, dass diese fünf Regionen einige charakteristische Gemeinsamkeiten haben, die sie besonders machen, obwohl sie geografisch weit auseinanderliegen.

Zunächst fällt auf, dass die Menschen in Blauen Zonen in gewisser Weise isoliert leben – auf Inseln, Halbinseln, in Berggebieten oder Kleinstädten. Dennoch verfügen sie über eine moderne medizinische Versorgung. Die *Blue Zones* befinden sich ebenfalls in subtropischen bis tropischen Regionen, und die Bewohner sind im Durchschnitt sehr viel Sonnenlicht ausgesetzt, sodass ein Vitamin-D-Mangel kaum vorkommt.

Darüber hinaus pflegen die Einwohner durchgehend einen Lebensstil, der von Tradition und der Verpflichtung gegenüber der Gemeinschaft geprägt ist. Sie leben vorwiegend auf ihren eigenen Farmen und arbeiten als Hirten und Fischer. Damit ist gesichert, dass sie ständige Bewegung haben und viel Zeit an der frischen Luft verbringen. Sie essen, was in unmittelbarer Nähe wächst oder gefangen wird. Verarbeitete Lebensmittel stehen hingegen selten bis nie auf dem Speiseplan. Abgesehen davon, ist die Ernährung interessanterweise in den verschiedenen *Blue Zones* durchaus unterschiedlich. Beispielsweise essen die Menschen in Nicoya im Durchschnitt mehr Fleisch als in den anderen *Blue Zones.*

Die sozialen Verbindungen in den *Blue Zones* sind sehr stark: Die Menschen bleiben bis ins hohe Alter in den Familien- und Freundeskreis eingebunden und gestalten aktiv das Leben mit. Loma Linda ist auf den ersten Blick eine Ausnahme. Auf diesen Ort in Kalifornien kam Buettner erst, als er immer wieder gefragt wurde, ob es nicht auch in den USA eine *Blue Zone* gäbe. Er fand sie bei den Adventisten. Die Frauen werden bis zu neun Jahre, die Männer bis zu elf Jahre älter als der durchschnittliche Amerikaner (79,4 Jahre). Obwohl diese Glaubensgemeinde sehr heterogen ist, schafft sie es, Menschen unterschiedlichster Herkunft durch ihre gemeinsame Lebensweise miteinander zu verbinden. Gemeinsames Wandern, viel in der Natur sein und ein freier Tag für alle in der Woche sind Entspannungspausen, die sich positiv auf das gesamte Leben auswirken.

Sind die *Blue Zones* auf den Rest der Welt übertragbar? Ist damit das Geheimnis eines langen Lebens entschlüsselt? So einfach ist das leider nicht. Denn eine systematische Untersuchung und ein Vergleich mit anderen Bevölkerungsgruppen fehlt. Beispielsweise wäre es interessant zu wissen, ob es andere Gegenden gibt, auf die die oben genannten Punkte ebenfalls zutreffen und wo die Menschen dennoch nicht so alt werden. Wenn man die Ergebnisse mit der Brille der Statistik betrachtet, dann könnte man mit der sogenannten *Gaußschen Normalverteilung* argumentieren.

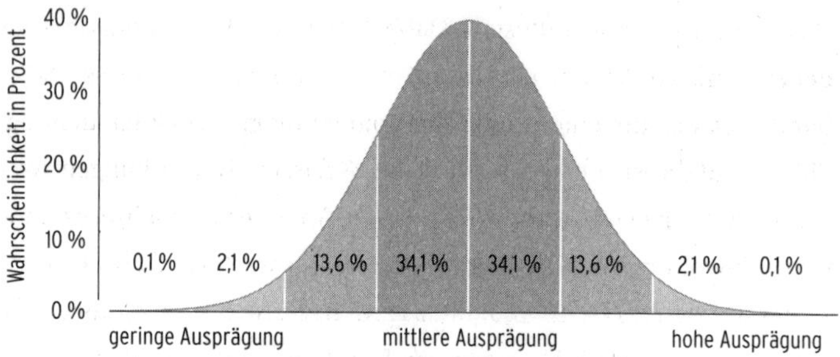

Abb. III.1: Die Gaußsche Normalverteilung

Für jedes menschliche Merkmal auf der Welt kann man Gegenden finden, die sich ganz rechts auf dieser Kurve finden und wo ein Charakteristikum, welches insgesamt selten ist, häufig ausgeprägt ist. Um den schlüssigen Beweis zu führen, müsste man Menschen in den *Blue Zones* beobachten, die sich *nicht* an die Verhaltensweisen der restlichen Bevölkerung halten, und schauen, welches Lebensalter sie erreichen. Das wird allerdings ein Gedankenexperiment bleiben, denn eine solche Versuchsanordnung ist ethisch nicht zu vertreten und wird nie durchgeführt werden können. Insgesamt ist es deshalb schwer zu sagen, wie stark die vier Aspekte jeweils wirklich dazu beitragen, dass die Menschen überdurchschnittlich alt werden und lange gesund bleiben.

Wir haben schon über den Einfluss der Genetik auf die Lebensdauer gesprochen. Dort haben wir Ihnen eine Reihe von Studien gezeigt, die belegen, dass die Gene den Todeszeitpunkt nur zu einem geringen Teil beeinflussen. Eine Untersuchung der Menschen von

Nicoya kommt zu einem ähnlichen Schluss. Dort stellte man fest, dass Bewohner Nicoyas, die aus der *Blue Zone* fortziehen, nicht mehr überdurchschnittlich alt werden.

Die Bewohner der *Blue Zones* könnten sich aber auf eine andere Weise gegenseitig beeinflussen. Dabei helfen uns die Ergebnisse einer der eindrucksvollsten Langzeitstudien, der *Framingham-Studie*. Dabei handelt es sich um eine langfristige epidemiologische Untersuchung, die sich auf die Risikofaktoren für Herz-Kreislauf-Erkrankungen konzentriert. Sie begann schon 1948 mit der Analyse von mehreren Tausend Einwohnern der Stadt Framingham, Massachusetts, und wurde später auf deren Nachkommen ausgeweitet. Die Studie hat wichtige Erkenntnisse über die Ursachen von Herzkrankheiten, Schlaganfällen und anderen Gesundheitsproblemen geliefert. Eine Subgruppenanalyse hat ergeben, dass Menschen eher übergewichtig werden, wenn sie von übergewichtigen Menschen umgeben sind. Möglicherweise funktionieren *Blue Zones* ähnlich. Es gibt also bisher keine wissenschaftliche Untersuchung, die zweifelsfrei beweist, warum die Menschen in den *Blue Zones* so alt werden. Klar ist jedoch, dass sich der Lebensstil in den *Blue Zones* weitestgehend mit dem deckt, was wir im Allgemeinen für gesund halten. Studien an über 100-Jährigen in Deutschland zeigen außerdem, dass diese überwiegend zufrieden mit ihrem Leben sind, sich nach wie vor in die Gesellschaft einbringen und einen Sinn in ihrem Dasein sehen. Das deckt sich mit den Beobachtungen aus den *Blue Zones*. Es gibt also noch viel zu tun, um die Geheimnisse des langen Lebens wissenschaftlich aufzuklären.

»Power 9« – Die Lehren aus den Forschungen von Dan Buettner

Dan Buettner und sein Team haben die Gemeinsamkeiten der 5 Regionen nicht nur ausgewertet, sondern Prinzipien entwickelt, die die

Wahrscheinlichkeit für ein langes und gesundes Leben zumindest erhöhen können. Diese Prinzipien hat er die »Power 9« genannt, und die dürfen in einem Buch über Langlebigkeit natürlich nicht fehlen.

1. **Natürliche Bewegung:** Die am längsten lebenden Menschen der Welt stemmen keine Gewichte, laufen keine Marathons und treten keinem Fitnessstudio bei. Stattdessen leben sie in Umgebungen, die sie ständig dazu drängen, sich zu bewegen, ohne darüber nachzudenken. Sie pflegen Gärten und haben keine mechanischen Annehmlichkeiten für Haus- und Gartenarbeit.

2. **Lebenszweck:** Die Okinawaner nennen es *Ikigai*, und die Nicoyaner nennen es *Plan de Vida;* für beide bedeutet es »warum ich morgens aufwache«. Die Kenntnis Ihres Lebenszwecks ist bis zu 7 Jahre extra Lebenserwartung wert.

3. **Entspannung:** Auch die Menschen in den *Blue Zones* erleben Stress. Der führt zu chronischen Entzündungen, die mit jeder großen altersbedingten Krankheit verbunden sind. Was die am längsten lebenden Menschen der Welt haben und anderen fehlt, sind Routinen, um diesen Stress abzubauen. Die Okinawaner nehmen sich jeden Tag ein paar Momente Zeit, um an ihre Vorfahren zu denken. Adventisten beten, Ikarianer machen ein Nickerchen und Sarden Happy Hour, also ein Gläschen Wein vor der Mahlzeit.

4. ***Hara hachi bu:*** Das 2500 Jahre alte konfuzianische Mantra der Okinawaner vor den Mahlzeiten erinnert sie daran, aufzuhören zu essen, wenn ihr Magen zu 80 Prozent gefüllt ist. Die zwanzigprozentige Lücke zwischen nicht hungrig sein und sich satt fühlen könnte den Unterschied zwischen Gewichtsverlust oder Gewichtszunahme ausmachen. Menschen in den *Blue Zones* essen ihre kleinste Mahlzeit am späten Nachmittag oder frühen Abend, und dann nehmen sie den Rest des Tages nichts mehr zu sich.

5. **Pflanzliche Basiskost:** Bohnen, einschließlich Favas, Schwarze Bohnen, Sojabohnen und Linsen sind das Grundgerüst der meisten Hundertjährigen-Diäten. Fleisch wird im Durchschnitt nur 5-mal im Monat gegessen. Die Portionen entsprechen 3 bis 4 Unzen, etwa der Größe eines Kartenspiels.

6. **Mäßiger Alkoholgenuss:** Menschen in allen *Blue Zones* (außer Adventisten) trinken mäßig und regelmäßig Alkohol. Mäßige Trinker leben länger als Nichttrinker. Der Trick besteht darin, 1 bis 2 Gläser pro Tag zu trinken, gemeinsam mit Freunden und/oder zum Essen. Und, nein, die ganze Woche zu verzichten, um sich dann am Samstag 14 Getränke genehmigen zu können, funktioniert nicht!

7. **Spiritualität:** Von den 263 befragten Hundertjährigen gehörten 258 einer Glaubensgemeinschaft an. Die Konfession scheint keine Rolle zu spielen. Forschungen zeigen jedoch, dass der Besuch von Gottesdiensten 4-mal im Monat 4 bis 14 Jahre Lebenserwartung extra bringt.

8. **Familiäre Bindung:** Hundertjährige in den *Blue Zones* setzen ihre Familien an die erste Stelle. Das bedeutet, alternde Eltern und Großeltern in der Nähe oder im Haus zu behalten. Sie verpflichten sich zu einem Lebenspartner (was bis zu 3 Jahre Lebenserwartung hinzufügen kann) und investieren Zeit und Liebe in ihre Kinder.

9. **Reges Sozialleben:** Die am längsten lebenden Menschen der Welt wählten bewusst soziale Kreise oder wurden in solche hineingeboren, die gesunde Verhaltensweisen unterstützen. Die Okinawaner schufen *Moais* - Gruppen von 5 Freunden, die sich einander ein Leben lang verpflichten. Forschungen aus den Framingham-Studien zeigen, dass Rauchen, Fettleibigkeit und sogar Einsamkeit ansteckend sind. Aber auch Glück und Zufriedenheit. Die sozialen Netzwerke von lang lebenden Menschen haben ihre Gesundheitsverhaltensweisen positiv beeinflusst.

Basierend auf den Lehren der »Power 9« hat Dan Buettner ein Online-Messinstrument entwickelt, den *Vitality Compass*[5]. Diese App berechnet Ihr biologisches Alter, Ihre Gesamtlebenserwartung, Ihre gesunde Lebenserwartung und die Jahre, die Sie aufgrund Ihrer Gewohnheiten gewinnen oder verlieren, wenn Sie einige Fragen zu sich und Ihrem aktuellen Lebensstil beantworten. Zum Abschluss erhalten Sie individuelle Empfehlungen, die Ihnen helfen, länger und besser zu leben.

---

5 https://apps.bluezones.com/en/vitality

Man kann diese Befragung zunächst als Ausgangstest nehmen, dann einige der spezifischen Lebensstil-Empfehlungen ausprobieren, um 3 bis 6 Monate später den Test erneut zu machen. Der Test ist kostenlos. Probieren Sie es aus!

Die Frage, wie man nun den Nachweis führen kann, dass die Erkenntnisse der *Blue Zones* sich auf andere Regionen übertragen lassen und die Lebenserwartung der Menschen erhöhen können, blieb bisher unbeantwortet. Deshalb brachte Buettner seine Arbeiten auf ein neues Level. Er entwickelte Modelle für amerikanische Städte, um dort lebensverlängernde Rahmenbedingungen zu schaffen und diese dann messbar zu machen. Im Jahr 2009 fand er mit Albert Lea im Süden des Bundesstaates Minnesota die erste Partnerstadt für sein *Blue Zones Project*. Seine Grundannahme für dieses Projekt war, dass es nicht reicht, die Menschen zu Verhaltensänderungen zu motivieren. Die guten Vorsätze sind meist von kurzer Dauer. Das erkennt man jedes Jahr nach Silvester. Von den Menschen, die sich in einem Fitnessstudio anmelden, werden im Laufe des Jahres 70 Prozent die Mitgliedschaft wieder kündigen oder nicht nutzen. Ähnliche Statistiken gibt es bei den meisten anderen Lebensstilveränderungen. Langfristig muss man nach der Meinung von Buettner das gesamte Umfeld ändern. Wie also könnte man aktivere und gesündere Lebensumgebungen schaffen, die auf die Bedürfnisse der Menschen zugeschnitten sind und die von der Bevölkerung akzeptiert werden?

Die Antwort auf diese Herausforderung war vielschichtig. Zusammen mit den Stadtplanern von Albert Lea entwickelte Buettner zunächst einen Fahrradfahrer- und Fußgänger-Masterplan. Dieser Plan identifizierte Bereiche, die Verbesserungen benötigten. Die Bürgersteige in der gesamten Gemeinde wurden daraufhin verbunden, sodass die Menschen von ihren Häusern in die Innenstadt gehen konnten, ohne über Felder oder viel befahrene Kreuzungen gehen zu müssen. Die Stadt baute 20 Kilometer Bürgersteige und Fahrradwege für ihre Einwohner aus, außerdem entstand ein 10 Kilometer langer Gehweg um einen See, der Viertel, Parks und die Innenstadt miteinander verband.

Aber das war erst der Anfang. Die Initiatoren des *Blue Zones Project* machten sich daran, die Arbeitsplätze gesünder zu gestalten. Durch einfache Veränderungen konnten Unternehmen langfristige Vorteile für die Gesundheit und das Wohlbefinden ihrer Mitarbeiter und Mitarbeiterinnen bieten. Dafür gab es von der Stadt Vergünstigungen für die Unternehmen. Gesunde Ernährung spielte selbstverständlich ebenfalls eine große Rolle. Es wurden Vereinbarungen mit Lebensmittelgeschäften und Restaurants getroffen, um den Menschen zu helfen, ihre Essgewohnheiten zu ändern. Restaurants wurden verpflichtet, mindestens drei vegetarische Hauptgerichte anzubieten. Wenn ein Sandwich bestellt wurde, erhielten die Kunden automatisch Obst anstelle von Pommes. Öffentliche Schulen implementierten nährstoffreiche »Grab-and-Go«-Frühstücks- und Snackwagen-Programme, die den Kindern gesunde Mahlzeiten anboten, um die Entwicklung ausgewogener Ernährungsgewohnheiten zu fördern, beispielsweise Vollkornmüsli mit frischen Beeren, einem kleinen Naturjoghurt und einem Stück saisonalem Obst, um die Schülerinnen mit essenziellen Vitaminen, Ballaststoffen und Proteinen zu versorgen.

Außerdem ließ die Stadtverwaltung den Gemeinschaftsgarten um 150 Prozent erweitern und bot den Bewohnern die Möglichkeit, natürliche Lebensmittel selbst anzubauen.

Durch politische und umweltbezogene Veränderungen wurde Tabakkonsum reduziert. Dies umfasste Maßnahmen in öffentlichen Bereichen und die Zusammenarbeit mit Unternehmen. Diese Veränderungen zeigten schon innerhalb kurzer Zeit beeindruckende Wirkung: Seit 2009 stieg die Anzahl der Fahrradfahrer und Fußgänger in der Gemeinde im Durchschnitt um 38 Prozent. Dies beweist, dass die Menschen aktivere Lebensweisen angenommen haben. Die Zahl der Raucher ging von 23 Prozent der erwachsenen Bewohner im Jahr 2009 auf 14,7 Prozent im Jahr 2016 zurück. Dies deutet darauf hin, dass die Maßnahmen zur Tabakentwöhnung erfolgreich waren.

Nach etwa anderthalb Jahren stieg die Lebenserwartung der Einwohner um durchschnittlich 3,2 Jahre. Gleichzeitig verloren die Einwohner insgesamt 7280 Pfund an Gewicht. Darüber hinaus sanken die Gesundheitskosten der Gemeinde um 40 Prozent. Die jährlichen Gesundheitskosten für Arbeitgeber sanken um 7,5 Millionen Dollar. Diese Zahlen belegen den deutlichen Gesundheitsgewinn, den die Gemeinschaft durch die Maßnahmen erzielte. Die Verbesserungen lösten eine Kettenreaktion der wirtschaftlichen Entwicklung aus. Neue Unternehmen siedelten sich in der Innenstadt von Albert Lea an, und die Stadt initiierte ein Projekt, das gleichzeitig Platz für bezahlbaren Wohnraum und Gewerbeflächen im historischen Innenstadtgebiet schaffte. Dieser neue Erlebniswert durch das Zusammenspiel aller Maßnahmen und die damit einhergehende Publicity sorgten für einen Anstieg des Tourismus und eine Erhöhung der Steuerbasis. Der Immobilienwert im Innenstadtgebiet stieg um 25 Prozent. Dies verdeutlicht, dass die Investitionen in die Gesundheit und das Wohlbefinden der Gemeinschaft auch wirtschaftliche Vorteile mit sich brachten.

Mittlerweile hat Buettner mehr als 70 Städte in den USA beraten, die seinen »Ökosystem-Ansatz« für Gesundheit und Langlebigkeit umsetzen und dabei große Summen an Krankenversicherungskosten einsparen. Dazu zählt etwa die Stadt Fort Worth in Texas, die ihre Raucherquote durch die vorgeschlagenen Maßnahmen seit 2013 um über 30 Prozent senken konnte. Einzig dadurch spart die Stadt jedes Jahr schätzungsweise 268 Millionen Dollar. Dabei berücksichtigt diese Summe noch nicht einmal die zweistelligen Millionenbeträge an anderen Gesundheitskosten, die durch die vom *Blue Zone Project* inspirierten Programme eingespart wurden.

Blue Zones begann als Forschungsprojekt, um die gesündesten Lebensstile zu entdecken. Die Ergebnisse wurden dann verwendet, um Modellregionen zu gestalten, die schon jetzt zeigen, dass ein politisches und planerisches Umfeld geschaffen werden kann, um unsere Gesellschaft gesünder und langlebiger werden zu lassen. Nun kann man darüber diskutieren, ob es sinnvoll und wünschenswert ist, politisch so tief in den Lebensstil von Menschen einzugreifen.

Bei unserem *Longevity-Kompass* haben Sie es komplett in der eigenen Hand, mit unseren Anregungen Ihr Potenzial für ein langes und gesundes Leben auszuschöpfen, und keine Sorge, Sie werden sich in Zukunft nicht ausschließlich von Bohnen ernähren müssen!

Im vorherigen Abschnitt haben wir gesehen, wie die Menschen in den *Blue Zones* ihr Leben gestalten und damit ihre Lebensspanne verlängern. Allerdings können wir viele Rahmenbedingungen um uns herum gar nicht oder nur bedingt beeinflussen. Unsere Umwelt spielt in ihrer Gesamtheit – von der städtischen Infrastruktur über den Klimawandel bis hin zur medizinischen Versorgung und sozioökonomischen Situation – eine entscheidende Rolle für unsere Gesundheit und Langlebigkeit. Deshalb nehmen wir in diesem Kapitel eine ganzheitliche Perspektive ein. Wir erkunden, wie unterschiedliche Umweltfaktoren nicht nur Risiken darstellen, sondern auch Potenziale bieten, die unsere Lebensspanne verlängern können. Von der Luftqualität in unseren Städten bis zu den Traditionen ländlicher Gemeinschaften – die Umwelt ist ein prägender Faktor in unserem Streben nach einem langen und gesunden Leben. Dieser Faktor ist besonders wichtig, jedoch können wir ihn nur bedingt beeinflussen, etwa durch die Wahl unseres Wohnortes.

3. Umweltbelastungen und ihre Auswirkungen auf die Lebensdauer

Luftverschmutzung beeinflusst unsere Lebenserwartung erheblich, und der Feinstaub ist einer der größten Übeltäter. Feinstaub beschreibt verschiedene winzige Partikel in der Luft. Diese Partikel sind so klein, dass sie mit bloßem Auge nicht sichtbar sind. Sie entstehen aus verschiedenen Quellen wie Autoabgasen, Industrieemissionen, Verbrennung von Holz und Kohle sowie Staub aus Baustellen oder Landwirtschaft.

Die Gefahr von Feinstaub liegt darin, dass diese winzigen Partikel tief in unsere Atemwege eindringen können, wenn wir sie einatmen. Dadurch können sie verschiedene gesundheitliche Probleme verursachen, insbesondere bei Menschen mit Atemwegserkrankungen wie Asthma oder chronischer Bronchitis. Aber auch für gesunde Menschen können hohe Feinstaubkonzentrationen gesundheitsschädlich sein, da sie Entzündungen in den Atemwegen auslösen können und mit Herz-Kreislauf-Erkrankungen in Verbindung gebracht werden. Besonders gefährlich sind dabei die PM2,5. Das ist eine spezifische Kategorie von Feinstaubpartikeln, die besonders klein sind und einen Durchmesser von weniger als 2,5 Mikrometern haben. Um sich das vorzustellen: Ein menschliches Haar ist etwa 50 bis 70 Mikrometer dick, also sind PM2,5-Partikel im Vergleich dazu winzig.

Diese Partikel sind deshalb besonders besorgniserregend, weil sie so klein sind, dass sie tief in unsere Atemwege gelangen können, sogar bis in die Lungenbläschen. Dort können sie gesundheitliche Probleme verursachen, einschließlich Atemwegsreizungen, Asthmaanfälle, Herz-Kreislauf-Erkrankungen und sogar Lungenkrebs.

PM2,5-Partikel stammen oft aus ähnlichen Quellen wie größerer Feinstaub, Verbrennungsmotoren von Autos, Industrieanlagen, Verbrennung von Holz und Kohle sowie aus natürlichen Quellen wie Waldbränden und Vulkanen.

Die Überwachung und Reduzierung von PM2,5 ist besonders wichtig, da die Partikel eine ernsthafte Bedrohung für die öffentliche Gesundheit darstellen können. Maßnahmen zur Verringerung von PM2,5 können die Luftqualität verbessern und das Risiko von damit verbundenen Gesundheitsproblemen reduzieren. Deshalb hat die Weltgesundheitsorganisation (WHO) einen Höchstwert an Feinstaub festgesetzt. Würde dieser eingehalten, könnte das jedem von uns durchschnittlich 2,3 Lebensjahre mehr schenken. Davon sind wir allerdings noch weit entfernt, da derzeit dieser Höchstwert weltweit an 70 Prozent aller Tage überschritten wird[6].

Feinstaub entsteht hauptsächlich durch Straßenverkehr, Industrie, Landwirtschaft sowie Öfen und Heizungen. Die Belastung ist in Städten höher als auf dem Land und weltweit sehr ungleich verteilt. Die stärksten negativen Auswirkungen erleiden Länder wie Bangladesch, Indien, Pakistan, China, Nigeria und Indonesien. Leben Sie beispielsweise in Bangladesch, ist Ihre Lebenserwartung um etwa sechs Jahre geringer als der Durchschnitt.

Dabei belastet Feinstaub nicht nur die Lunge, sondern die kleinen Partikel gehen ins Blut über und können so auch Schaden an anderen Organen anrichten. Die langfristigen Auswirkungen von Feinstaubbelastungen wirken sich auf das Herz-Kreislauf-System, den Stoffwechsel und das Nervensystem aus. Krankheiten wie Bluthochdruck, Diabetes und Demenz können somit auch auf Feinstaubbelastung zurückgeführt werden.

Obwohl Europa seine Werte in den letzten Jahren verbessert hat,

---

6 www.spektrum.de/news/weltweit-nur-wenige-tage-im-jahr-ohne-erhoehte-feinstaubbelastung/2119872

liegen die in der EU festgelegten Grenzwerte immer noch deutlich über den Empfehlungen der WHO. Bei Feinstaub sollte die Langzeitbelastung maximal 5 Mikrogramm pro Kubikmeter betragen – der EU-Grenzwert liegt jedoch bei 25 Mikrogramm pro Kubikmeter. Würde Europa die WHO-Grenzwerte einhalten, könnten Europäer ihre Lebenserwartung um 8,4 Monate verlängern.

Neben Feinstaub entstehen in der Industrie auch weitere schädliche Abgase. Sie resultieren vor allem aus Verbrennungsprozessen in Fabriken und Kraftwerken oder werden durch Schwertransporte freigesetzt. Besonders problematisch sind neben Feinstaub Schadstoffe wie Schwefeldioxid und Stickoxide. Die unsachgemäße Entsorgung von Industrieabfällen führt zudem oft zur Freisetzung von Schwermetallen wie Blei und Quecksilber sowie organischen Schadstoffen wie PCBs und Dioxinen. PCB und Dioxine sind langlebige, giftige Chemikalien, die sich in der Umwelt und im Körper anreichern. Die Exposition gegenüber diesen Substanzen kann eine Vielzahl von Gesundheitsproblemen verursachen, darunter Atemwegserkrankungen, Herz-Kreislauf-Probleme und sogar Krebs.

Wasserqualität und Gesundheit

Der letzte Abschnitt zeigt bereits, dass die Qualität des Wassers, das wir trinken und täglich verwenden, eine große Rolle für unsere Gesundheit und Lebenserwartung spielt. In Deutschland hat die stetige Verbesserung der Wasserqualität dazu beigetragen, dass die Lebenserwartung in den letzten Jahrzehnten kontinuierlich gestiegen ist. Moderne Technologien zur Wasseraufbereitung und strenge Regulierungen sorgen dafür, dass Trinkwasser nahezu frei von schädlichen Kontaminanten ist.

Im Gegensatz dazu stehen viele Entwicklungsländer vor erheblichen Herausforderungen in Bezug auf die Wasserversorgung. Die WHO schätzt, dass Defizite bei der Wasserversorgung, der Abwasserentsorgung und der Hygiene für etwa 8 Prozent der Todesfälle in diesen Regionen verantwortlich sind. Sauberem Trinkwasser kommt eine fundamentale Rolle in der Prävention von Krankheiten zu. Kontaminiertes Wasser kann eine Vielzahl von gesundheitlichen Problemen verursachen, darunter Durchfallerkrankungen, Cholera, Hepatitis A und Typhus. Solche Krankheiten sind in Regionen mit schlechter Wasserqualität häufig und können zu hohen Krankheits- und Todesraten führen, besonders bei Kindern.

Auch Schwermetalle und andere Giftstoffe in Wasserquellen stellen signifikante Gesundheitsrisiken dar. Blei, Quecksilber, Arsen und Cadmium sind einige der Schwermetalle, die bei langfristiger Exposition zu chronischen Gesundheitsproblemen führen können, einschließlich Nierenschäden, neurologischen Störungen und bei Kindern zu Entwicklungsverzögerungen. Chemische Verunreinigungen wie Pestizide und industrielle Abfälle können ebenfalls gravierende Auswirkungen auf die Gesundheit haben, einschließlich hormoneller Störungen und erhöhter Krebsrisiken.

Eine besondere Rolle spielt auch Mikroplastik. Sicher haben Sie schon von dem umweltbelastenden Plastikmüll gehört, der in den Ozeanen lagert. Bisher sind geschätzt mehr als 100 Millionen Tonnen Plastikmüll ins Meer gelangt. Täglich sind auch wir Mikroplastik-Partikeln ausgesetzt, die inzwischen überall in unserer Umwelt zu finden sind. Jährlich gelangen allein in Deutschland schätzungsweise bis zu 300 000 Tonnen Mikroplastik in die Umwelt, das letztendlich auch in unseren Körpern landet. Die Forschung zu den Auswirkungen dieser Partikel ist noch im Gange, die Ergebnisse deuten jedoch darauf hin, dass Mikroplastik unsere Zellen schädigen und die Entstehung und Verbreitung von Krebs fördern könnte.

Die australische University of Newcastle hat berechnet, dass jeder Mensch im weltweiten Durchschnitt pro Woche rund 1972 Mikroplastikpartikel über die Nahrung aufnimmt, am meisten über das Trinkwasser. Tatsächlich wurde bisher in Deutschland wenig Mikroplastik im Leitungswasser gefunden. Ein höherer Anteil wurde in Wasser aus Mehrwegflaschen (Plastik und Glas) festgestellt, was mit dem Wiederverwenden, der Reinigung und dem Wiederauffüllen zusammenhängen könnte.

Der Zugang zu sauberem und sicherem Trinkwasser ist nicht nur entscheidend für die unmittelbare Krankheitsprävention, sondern trägt auch langfristig zur Verbesserung der allgemeinen Gesundheit und Hygiene bei. Sauberes Wasser fördert bessere sanitäre Bedingungen und ermöglicht hygienische Praktiken, die die Verbreitung von Infektionskrankheiten verhindern. Darüber hinaus spielt es eine Schlüsselrolle in der Lebensmittelsicherheit und bei der allgemeinen Lebensqualität. Die Sicherstellung der Wasserqualität bleibt eine globale Herausforderung, die kontinuierliche Anstrengungen erfordert. Investitionen in Wasseraufbereitungsanlagen, die Forschung zu neuen Reinigungstechnologien und die Durchsetzung von Umweltstandards sind entscheidend, um die Gesundheit der Bevölkerung weltweit zu schützen und zu verbessern.

Klimawandel und gesundheitliche Folgen

Der Klimawandel stellt eine weitere ernsthafte Bedrohung für unsere Lebenserwartung dar, indem er sie im Durchschnitt um sechs Monate verkürzt. Dies ergibt sich aus Untersuchungen von Amit Roy von der Shahjalal University of Science and Technology in Sylhet, Bangladesch.

Dabei sind die Auswirkungen des Klimawandels sehr vielschichtig und haben sowohl kurzfristige, direkte Auswirkungen durch Umweltkatastrophen und Hitzewellen als auch langfristige Effekte durch Dürre oder negative Auswirkungen auf Atemwegs- und Herz-Kreislauf-Erkrankungen. Direkte Folgen sehen wir bei Hitze. Die Übersterblichkeit, also die Anzahl von Todesfällen über dem statistischen Durchschnitt, betrug in den Monaten Juni, Juli und August des Hitzesommers 2022 allein in Europa 107 000 Menschen.

Indirekte Folgen des Klimawandels umfassen eine Zunahme von UV-Belastung, veränderten Pollenflugzeiten, die Allergien verschärfen, sowie eine Ausbreitung von Krankheitserregern, die durch Insekten wie Stechmücken und Zecken übertragen werden. Diese Veränderungen könnten dazu führen, dass Krankheiten wie Dengue, Leishmaniose, Zika, Chikungunya oder Frühsommer-Meningoenzephalitis (FSME) zunehmend auch in gemäßigten Klimazonen wie Deutschland auftreten.

Um die Auswirkungen des Klimawandels auf unsere Lebenserwartung zu begrenzen, sind sowohl politische Maßnahmen im Klimaschutz als auch in der Anpassung des Gesundheitssystems erforderlich. Gleichzeitig müssen wir uns auch individuell an geänderte Umweltbedingungen anpassen, indem wir beispielsweise unsere Aktivitäten in kühlere Tageszeiten verlagern und auf erhöhten UV-Schutz achten.

Gesundheitsversorgung und Lebenserwartung

Die Verfügbarkeit und Qualität medizinischer Versorgung haben einen direkten Einfluss auf unsere Gesundheit und Lebenserwartung. In vielen Teilen der Welt besteht ein unmittelbarer Zusammenhang zwischen der Anzahl der Ärzte pro Einwohner und der durchschnittlichen Lebensdauer der Bevölkerung. Studien zeigen, dass zehn Hausärzte mehr pro 100 000 Einwohner zu einer Steigerung der durchschnittlichen Lebenserwartung der Bevölkerung um über 50 Tage pro Person führen können. Zehn Fachärzte mehr bringen schon ganze 19,2 Tage an Lebenserwartung dazu.

Trotz der offensichtlichen Vorteile einer dichten ärztlichen Versorgung kämpfen viele Regionen weltweit mit einem gravierenden Mangel an medizinischem Personal. In vielen Entwicklungsländern ist das Gesundheitsbudget stark begrenzt, was eine flächendeckende medizinische Grundversorgung unmöglich macht. Dies führt zu erheblichen gesundheitlichen Disparitäten und einer niedrigeren durchschnittlichen Lebenserwartung. Und selbst in Deutschland besteht ein beträchtlicher regionaler Unterschied in der Anzahl der »vermeidbaren Sterbefälle«. Gemeint sind damit alle Todesfälle, die durch Vorbeugung, Früherkennung beziehungsweise eine optimale Behandlung vermeidbar wären. Besonders hoch ist die Anzahl dieser Fälle in Ostdeutschland und dem Ruhrgebiet, Regionen, in denen auch der Hausärztemangel besonders ausgeprägt ist.

Neben der Anzahl medizinischer Fachkräfte spielt auch die Qualität der Arzt-Patient-Beziehung eine wesentliche Rolle. Patienten, die regelmäßig denselben Arzt aufsuchen, haben gemäß einer Studie eine verlängerte Lebenserwartung. Dies unterstreicht die Bedeutung des menschlichen Aspekts in der medizinischen Versorgung, der durch Kontinuität und Vertrauen zwischen Arzt und Patient gekennzeichnet ist. Dafür ist es auch notwendig, dass der Arzt genügend Zeit für die Gespräche hat und diese variiert weltweit sehr stark. Während ein Allgemeinmediziner in Bangladesch gerade einmal 48 Sekunden pro Patient zur Verfügung hat, sind es in Schweden im Schnitt 22,5 Minuten. Deutschland liegt mit 7,6 Minuten im Mittelfeld. Zu kurze Arzt-Patienten-Gespräche können die Krankheitserkennung und Therapie negativ beeinflussen. Mögliche Folgen sind Fehldiagnosen und auch die Verschreibung von zu vielen und falschen Medikamenten.

Regionen mit einer umfassenden und zugänglichen medizinischen Infrastruktur haben nicht nur eine höhere Lebenserwartung, sondern auch eine verbesserte allgemeine Gesundheit ihrer Bevölkerung. Der Zugang zu präventiven Maßnahmen und frühen Behandlungen für eine Vielzahl von Krankheiten ist ein Schlüsselfaktor, der die Belastung durch chronische Krankheiten verringern und die öffentliche Gesundheit stärken kann.

Wohnort und sozioökonomische Faktoren

Wie wir bereits gesehen haben, spielt die geografische Lage eine entscheidende Rolle für die Lebenserwartung, wie das Beispiel der *Blue Zones* zeigt, die oft in sonnigen, subtropischen bis tropischen Gebieten und in abgeschiedenen Lagen liegen. Im Gegensatz dazu sind Bewohner städtischer Umgebungen zahlreichen Umweltfaktoren ausgesetzt, die ihre Lebenserwartung beeinflussen können, darunter auch positive Aspekte wie der verbesserte Zugang zu medizinischen Einrichtungen in Großstädten.

In Ländern mit niedrigem Einkommen sind die Möglichkeiten der Gesundheitsvorsorge oft stark eingeschränkt. In diesen Regionen trifft häufig eine Kombination aus Armut, niedriger Umweltqualität und schlechter Gesundheit zusammen. Viele Studien zeigen, dass Menschen mit einem niedrigen sozioökonomischen Status auch eine niedrigere Lebenserwartung haben – Frauen bis zu 8,4 Jahre und Männer ganze 10,1 Jahre weniger. Die Gründe sind vielfältig, aber zusammengefasst kann man sagen, dass man sich mit mehr Geld einfach auch mehr Gesundheit leisten kann. Dies beginnt bei den Lebensmitteln und dem Wohnort und geht bis zur medizinischen

Versorgung und der Bezahlung präventiver Untersuchungen. Auch die Gesundheitskompetenz, also das eigene Wissen über Gesundheit und gesundes Leben, ist in Bevölkerungsgruppen mit niedrigem sozioökonomischem Status gering ausgeprägt. Der Zugang zu medizinischem Wissen ist ungleich verteilt. Ebenso wie die Möglichkeit, medizinische Zusatzleistungen in Anspruch zu nehmen. Und auch gesundes Essen und Erholung sollte in der Gesellschaft gleichmäßig möglich sein.

Auch wenn Stadtbewohner meist einen besseren Zugang zu medizinischer Versorgung und Bildung haben, so sind sie ebenfalls einer Reihe von Umweltrisiken ausgesetzt. Neben der erhöhten Luftverschmutzung ist Lärm eine bedeutende Belastung. Die WHO schätzt, dass im westlichen Teil Europas jährlich eine Million gesunde Lebensjahre durch Verkehrslärm verloren gehen. Folgen der Lärmbelastung sind: Herzkrankheiten, Schlafstörungen, Tinnitus, kognitive Beeinträchtigungen von Kindern und Gehörschäden. Dazu kommen negative Auswirkungen auf die Lebensqualität, das allgemeine Wohlbefinden und die mentale Gesundheit. Wer in der Stadt aufwächst, hat außerdem ein höheres Risiko für Angststörungen, Schizophrenie und psychische Störungen, die mit der Stimmung zusammenhängen. Städter gewöhnen sich gemäß dieser Studien nicht einfach an den höheren Stresspegel der Großstadt. Sie können sogar Stresssituationen weniger gut bewältigen als Landmenschen, da der Dauerlärm und die fehlende Möglichkeit, sich in der Natur zu bewegen, sie weniger belastbar machen.

Bildung, Einkommen und Wohnverhältnisse sind entscheidende sozioökonomische Faktoren, die die Lebenserwartung beeinflussen. Höhere Bildungsstandards und bessere Einkommensmöglichkeiten ermöglichen oft Zugang zu gesünderen Lebensbedingungen und medizinischer Versorgung. Die Wohnsituation hat direkten Einfluss auf die Gesundheit, indem sie entweder Zugang zu sauberer Luft und ruhigen Wohngegenden bietet oder Menschen gezwungen sind, in belasteten und lauten Umgebungen zu leben.

Die städtische Planung spielt eine entscheidende Rolle bei der Schaffung gesunder Lebensbedingungen. Durch die Implementierung schalldämpfender Infrastrukturen und die Schaffung grüner Pufferzonen kann die Lärmbelastung effektiv reduziert werden. Soziale Unterstützungsnetzwerke tragen zusätzlich zur Verbesserung des Wohlbefindens bei. Städte, die aktiv in die Gesundheit ihrer Bewohner investieren, indem sie nicht nur die medizinische Infrastruktur verbessern, sondern auch lebenswerte und gesunde Umgebungen schaffen, können die Lebenserwartung ihrer Einwohner signifikant steigern. Wie das städteplanerisch vergleichsweise schnell umzusetzen ist, hat Dan Buettner mit seinem *Blue Zones Project* in Albert Lea bewiesen.

Ernährung und Lebenserwartung

Die Qualität der Nahrung, die wir zu uns nehmen, und die Verfügbarkeit nährstoffreicher Lebensmittel sind entscheidend für das Erreichen einer hohen Lebenserwartung. Doch die Fehlernährung nimmt weltweit zu. Auf der einen Seite steigt der Anteil der hungernden und unterernährten Menschen. Gleichzeitig nimmt aber auch die Zahl der Übergewichtigen zu.

Schätzungen zufolge sind weltweit 45,4 Millionen Kinder unter fünf Jahren wegen chronischer Mangelernährung untergewichtig, und 149,2 Millionen Kinder sind zu klein für ihr Alter. Etwa 45 Prozent der Todesfälle bei Kindern unter fünf Jahren sind auf Unterernährung zurückzuführen. Auch in den Industrieländern besteht Nahrungsunsicherheit; in den USA beispielsweise lebten 2019

35,2 Millionen Menschen in Haushalten, die sich zeitweilig keine ausreichende Ernährung leisten konnten.

Der Begriff »Ernährungsarmut« verbindet sozioökonomische Faktoren mit Ernährung und Gesundheit. Personen in niedrigeren sozioökonomischen Schichten haben oft keinen Zugang zu qualitativ hochwertigen Lebensmitteln, was zu gesundheitlichen Problemen führt. Eine gesunde und abwechslungsreiche Ernährung, die Mangelerscheinungen vorbeugt und langfristig ernährungsbezogene Krankheiten verhindert, kostet nach UN-Schätzungen mindestens 3,75 US-Dollar pro Tag und Person – ein Betrag, der für fast die Hälfte aller Menschen weltweit unerschwinglich ist. Gleichzeitig nimmt die Zahl der Übergewichtigen zu, ebenso wie Krankheiten, die durch falsche Ernährung und Bewegungsmangel verursacht werden, wie Diabetes, Herzkrankheiten und Schlaganfälle. Im Jahr 2000 starben weltweit 900 000 Menschen an Diabetes; bis 2019 stieg diese Zahl auf 1,4 Millionen. Herzkrankheiten und Schlaganfälle waren 2019 die häufigsten Todesursachen weltweit mit 15 Millionen Todesfällen. Doch auch wenn wir uns bewusst ernähren – auf die Qualität unserer Lebensmittel haben wir nicht immer vollen Einfluss.

Bereits erwähnt haben wir das Problem von Mikroplastik-Partikeln in der Nahrungskette. Diese winzigen Kunststoffpartikel finden sich inzwischen in Meeresfrüchten, Honig, Salz und im Trinkwasser. Zudem können Chemikalien aus Lebensmittelverpackungen, wie BPA (Bisphenol A) und Phthalate, besser bekannt als Weichmacher, in Lebensmittel übergehen. Diese Chemikalien sind für ihre endokrinen Disruptoren bekannt, die das Hormonsystem beeinflussen können.

Die industrielle Verarbeitung von Lebensmitteln kann dazu führen, dass wichtige Nährstoffe wie Vitamine, Mineralien und Ballaststoffe verloren gehen. Der hohe Gehalt an Zucker, Salz und gesättigten Fetten in verarbeiteten Lebensmitteln kann zudem zu verschiedenen Gesundheitsproblemen beitragen, darunter Herzkrankheiten, Diabetes und Übergewicht. Auch der Einsatz von Pestiziden schädigt sowohl die Gesundheit der Bauern als auch der Konsumenten. Chinesische Farmer leiden laut Studien häufiger an Hirn- und Organschäden. Die positive Nachricht: Studien zeigen, dass eine Umstellung auf eine gesunde Ernährung auch noch im mittleren Lebensalter die Lebenserwartung erheblich verlängern kann – für Frauen um bis zu 10,8 Jahre und für Männer um 10,4 Jahre.

In diesem Kapitel haben wir gezeigt, dass sowohl globale als auch lokale Umweltfaktoren wesentlich unsere Lebensqualität beeinflussen. Trotz der Herausforderungen, die durch Umweltverschmutzung und Klimawandel entstehen, gibt es viele positive Schritte, die wir individuell und gemeinschaftlich unternehmen können, um unsere Gesundheit und Langlebigkeit zu fördern.

Wenn es uns möglich ist, sollten wir proaktive Maßnahmen zur Gesundheitsförderung ergreifen. Dies kann durch bewusste Entscheidungen in Bezug auf die Ernährung, den Wohnort und die tägliche Routine erfolgen. Eine ausgewogene Ernährung, reich an nährstoffdichten Lebensmitteln, kann die Lebenserwartung signifikant erhöhen und das Risiko für chronische Krankheiten verringern. Darüber hinaus können Maßnahmen zur Verbesserung der Luft- und Wasserqualität in Ihrer Umgebung erheblich zu einem längeren und gesünderen Leben beitragen. Die Investition in Luftreiniger, die Verwendung von Wasserfiltern und die Wahl eines Wohnortes mit hoher Umweltqualität sind praktische Schritte, die Sie ergreifen können.

IV. Die Säulen der Langlebigkeit

1. Bewegung für ein langes Leben

Ein wertvoller Schlüssel für ein langes und gesundes Leben ist für jeden von uns zugänglich und vollständig von uns selbst beeinflussbar. Allerdings ist dieser Schlüssel in einer Ära, die von Technologie und Komfort geprägt ist, ein wenig in Vergessenheit geraten, obwohl wir genetisch darauf programmiert sind. Richtig, wir sprechen von Bewegung und körperlicher Betätigung. Dabei handelt es sich um eine der kraftvollsten Möglichkeiten, unsere Lebensqualität drastisch zu verbessern und unsere Lebensspanne zu verlängern, denn sie ist weit mehr als nur ein Werkzeug zur Gewichtskontrolle oder zum Muskelaufbau. Sie ist ein lebenswichtiger Faktor, der die Gesundheit unseres gesamten Körpers unterstützt. Bewegung senkt den Blutzuckerspiegel, da unsere Körperzellen während der Aktivität Energie benötigen und dafür Glukose verbrennen. Sobald die Glukosespeicher in den Zellen aufgebraucht sind, wird Nachschub aus dem Blutkreislauf geholt, was den Blutzuckerspiegel senkt. Ein dauerhaft hoher Blutzuckerspiegel kann zu vielen gesundheitlichen Problemen wie Bluthochdruck, Gefäß- und Nierenschäden führen. Durch regelmäßige Bewegung wird er konstant gehalten und die Entstehung von Krankheiten wie Diabetes und Alzheimer verhindert.

Das Lymphsystem, das parallel zu den Blutgefäßen verläuft, transportiert Nährstoffe, Abfallstoffe und Fremdkörper. Bewegung hält das Lymphsystem im Fluss, da die Muskelkontraktionen die Lymphflüssigkeit durch den Körper pumpen. In den Lymphknoten wird die

Flüssigkeit gereinigt, wobei Viren und Bakterien unschädlich gemacht werden. Bewegung stärkt das Immunsystem aber auch noch auf eine andere Weise, indem sie die Körpertemperatur erhöht und somit eine Art künstliches Fieber erzeugt. Dies kann die Vermehrung von Viren und Bakterien hemmen. Zusätzlich sorgt das Schwitzen für eine erhöhte Durchblutung und hilft, überschüssige Wärme abzugeben. Regelmäßiges Schwitzen durch Bewegung bringt das Immunsystem in Schwung und schützt vor Krankheiten.

Die *Global Burden of Disease Study* (GBD) ist eine umfassende Forschungsinitiative, die es sich zur Aufgabe gemacht hat, die weltweite Gesundheit zu messen und zu verstehen. Sie wird vom Institute for Health Metrics and Evaluation (IHME) an der University of Washington koordiniert und beinhaltet die Zusammenarbeit von Forschern aus der ganzen Welt. Ein wichtiger Aspekt dieser Studie ist die körperliche Inaktivität, also der Bewegungsmangel, und wie dieser unsere Gesundheit beeinträchtigt.

Die Forscherinnen fanden heraus, dass jedes Jahr etwa 5,3 Millionen Menschen weltweit an den Folgen von Bewegungsmangel sterben, denn er erhöht das Risiko für ernsthafte Krankheiten wie Herzprobleme, Diabetes und bestimmte Krebsarten. Menschen, die sich regelmäßig körperlich betätigen, haben ein deutlich geringeres Risiko, an diesen Krankheiten zu erkranken.

Die Studie zeigt auch, dass schon kleine Steigerungen der körperlichen Aktivität große positive Auswirkungen auf die Gesundheit haben können. Wenn mehr Menschen regelmäßig aktiv wären, könnte das die Anzahl der Krankheiten und Todesfälle deutlich reduzieren. Grund genug, dass wir uns in diesem Kapitel ausführlich diesem Thema widmen.

Aufgaben der Muskeln

Sprechen wir von Bewegung, dann fallen uns zunächst unsere Muskeln ein. Wenn wir medizinisch etwas genauer hinschauen, stellen wir jedoch fest: Muskeln sind weit mehr als nur Gewebestränge, die uns helfen, uns zu bewegen. Sie sind komplexe und vielseitige Strukturen, die eine zentrale Rolle in vielen Aspekten unseres täglichen Lebens und für unsere Gesundheit spielen. Hier kommt eine kleine Übersicht:

Bewegung und Mobilität

Die offensichtlichste Funktion der Muskeln ist die Bewegung. Durch das Zusammenziehen und Entspannen unserer Skelettmuskeln können wir laufen, springen, greifen und eine Vielzahl anderer Bewegungen ausführen. Ohne unsere Muskeln wären wir unfähig, uns aktiv fortzubewegen oder selbst die einfachsten alltäglichen Aufgaben zu erledigen.

Haltung und Stabilität

Muskeln sind entscheidend für die Aufrechterhaltung unserer Körperhaltung. Sie helfen uns, aufrecht zu stehen, zu sitzen und unser Gleichgewicht zu halten. Durch die Zusammenarbeit von großen Muskelgruppen wie den Bauchmuskeln, den Rückenmuskeln und den Beinmuskeln wird unsere Wirbelsäule gestützt, und unsere Gelenke werden stabilisiert. Eine starke Muskulatur trägt somit zur Vermeidung von Fehlhaltungen und Verletzungen bei.

Schutz und Unterstützung

Unsere Muskeln spielen auch eine wichtige Rolle beim Schutz unserer inneren Organe. Die Bauchmuskeln schützen zum Beispiel die Organe im Bauchraum, die Rückenmuskeln hingegen die Wirbelsäule und das Rückenmark. Muskeln fungieren als natürliche Polsterung und beugen so zusätzlich Verletzungen vor.

Stoffwechsel und Energieverbrauch

Muskeln sind aktive Gewebe, die ständig Energie verbrauchen. In Ruhe verbrauchen wir pro Tag 1200 bis 1500 Kilokalorien, auch wenn wir uns nicht bewegen. Für die täglichen Grundfunktionen benötigen wir noch einmal 600 Kilokalorien, sodass wir insgesamt 2000 Kilokalorien pro Tag umsetzen. Wenn wir aktiv Sport treiben, kommen wir auf 2500 bis 3000 Kilokalorien Gesamtumsatz pro Tag (bei Leistungssport noch mal viel mehr). Damit wir keine Probleme mit dem Gewicht bekommen, müssen sich Grundumsatz und Kalorienaufnahme durch Nahrung immer die Waage halten. Wenn wir mehr Kalorien aufnehmen, als wir verbrauchen, wachsen unsere Fettvorräte.

Je mehr wir allerdings unsere Muskulatur trainieren, desto mehr Energie verbraucht sie auch in Ruhe. Damit steigt der Grundumsatz, und wir können mehr Kalorien zu uns nehmen, ohne dass sich gleich Fettpölsterchen bilden.

Kreislaufsystem und Blutfluss

Muskeln unterstützen auch das Kreislaufsystem. Durch ihre Kontraktionen helfen sie, das Blut durch die Venen zurück zum Herzen zu pumpen, besonders in den Beinen. Diese sogenannte Muskelpumpe ist besonders wichtig, um eine gute Durchblutung und die Versorgung der Gewebe mit Sauerstoff und Nährstoffen sicherzustellen. Unser wichtigster Muskel ist das Herz selbst. Hätten Sie gedacht, dass durch unser Herz jeden Tag über 7000 Liter Blut fließen, die von dort durch Muskelkraft in den ganzen Körper verteilt werden?

Atemunterstützung

Die Atemmuskulatur, zu der das Zwerchfell und die Interkostalmuskulatur zwischen den Rippen gehören, ist unerlässlich für die Atmung. Das Zwerchfell kontrahiert und entspannt sich rhythmisch, um die Lungen zu dehnen und die Luftzirkulation zu ermöglichen. Ohne diese Muskeln wäre ein aktiver Atemvorgang nicht möglich.

Wärmeproduktion

Muskeln spielen eine wichtige Rolle bei der Temperaturregulation unseres Organismus. Bei Muskelkontraktionen wird Wärme produziert, was hilft, unsere Körpertemperatur auf einem konstanten Niveau zu halten. Dies ist besonders wichtig in kalten Umgebungen, wo Muskelzittern eine Schutzreaktion darstellt, um Wärme zu erzeugen.

Unterstützung des Lymphsystems

Muskeln unterstützen auch das Lymphsystem, das für die Immunfunktion und den Abtransport von Abfallstoffen aus dem Gewebe verantwortlich ist. Muskelkontraktionen helfen, die Lymphe durch die Lymphgefäße zu pumpen, was für eine effektive Funktion des Immunsystems wichtig ist.

Die Botenstoffe der Muskeln

Myokine sind hormonähnliche Botenstoffe, die von den Muskeln während der Kontraktion produziert und freigesetzt werden. Diese Moleküle spielen eine wichtige Rolle bei der Kommunikation zwischen den Muskeln und anderen Organen des Körpers. Es gibt insgesamt über 600 verschiedene Myokine, die an vielen Stellen im Körper wirken.

- Einige Myokine können chronische Entzündungen reduzieren, die mit verschiedenen Krankheiten wie Herz-Kreislauf-Erkrankungen und Diabetes verbunden sind.

- Myokine können den Fettstoffwechsel beeinflussen und helfen, Körperfett zu reduzieren, was das Risiko für Übergewicht und damit verbundene Krankheiten senkt.
- Durch die Verbesserung der Insulinempfindlichkeit tragen Myokine zur Regulierung des Blutzuckerspiegels bei und können das Risiko für Typ-2-Diabetes verringern.
- Einige Myokine fördern die Knochengesundheit, indem sie die Knochenbildung stimulieren und so das Risiko für Osteoporose senken.
- Myokine werden hauptsächlich durch körperliche Aktivität und Muskelkontraktion gebildet. Regelmäßige Bewegung ist daher nicht nur für die Muskelgesundheit selbst, sondern auch für die allgemeine Gesundheit von entscheidender Bedeutung.

Die verschiedenen Arten von Muskeln

In der Gesamtheit sind die Muskeln unser größtes Organ. Der Körper besitzt ungefähr 654 verschiedene Muskeln, die im Durchschnitt 30 Kilogramm wiegen.

Wir brauchen also viel Bewegung im Leben, um unsere Muskeln zu trainieren, damit sie fit für die vielfältigen Aufgaben sind. Um das richtig anzugehen, müssen wir allerdings wissen, dass Muskel nicht gleich Muskel ist. Unser Körper besteht aus verschiedenen Arten von Muskeln, die jeweils spezifische Aufgaben haben und sich in Struktur sowie Funktion unterscheiden. Für einen ersten Überblick können wir drei Arten unterscheiden:

Die Skelettmuskulatur ist diejenige, die wir bewusst steuern können. Sie ist mit unseren Knochen über Sehnen verbunden und ermöglicht uns, uns zu bewegen und unsere Körperhaltung aufrechtzuerhalten. Einen Skelettmuskel kann man sich wie ein Kabel vorstellen, das aus Hunderten feiner Fasern besteht. Diese Fasern sind zu Bündeln zusammengefasst, die wiederum von einer Bindegewebshülle, den Faszien, umgeben sind. Die kleinste funktionelle Einheit des Muskels wird Sarkomer genannt. Sarkomere bestehen aus fadenförmigen Proteinen namens Aktin und Myosin. Beim Anspannen des Muskels verhaken sich diese Proteine miteinander, wodurch der Muskel aktiv verkürzt wird und sichtbare Bewegung entsteht. Damit diese Kontraktion und Bewegung möglich wird, sendet das Gehirn zunächst einen Bewegungsbefehl über die Nerven an den Muskel. Diese Nervensignale werden meistens so schnell übertragen, dass die Muskelkontraktion zum großen Teil unterbewusst abläuft. Die reibungslose und koordinierte Übertragung dieser Signale ist entscheidend für unsere Fähigkeit, uns zu bewegen. Muskeln können sich also aktiv nur zusammenziehen. Damit sie wieder entspannt werden, brauchen sie einen anderen Muskel, der exakt gegenläufig arbeitet und sie passiv auseinanderzieht, indem er sich selbst kontrahiert. Das augenscheinlichste Beispiel hierfür sind Bizeps und Trizeps. Wenn wir unseren Oberarmmuskel, den Bizeps, anspannen, dann dehnen wir automatisch den Trizeps auf der Rückseite des Oberarms. Beim anschließenden Strecken des Arms zieht sich wiederum der Trizeps zusammen, damit das reibungslos funktioniert und der Bizeps gedehnt wird.

Glatte Muskulatur ist in den Wänden unserer inneren Organe, wie zum Beispiel des Magen-Darm-Trakts und der Blutgefäße, zu finden. Im Gegensatz zur Skelettmuskulatur können wir diese nicht bewusst kontrollieren. Das ist auch gut so, denn sie regelt unsere grundlegenden Körperfunktionen wie Verdauung, Atmung und Blutkreislauf. Sie hilft, Substanzen, wie etwa unsere Nahrung, durch die Organe zu transportieren oder den Blutdruck durch Veränderung der Gefäßweite zu regulieren. Damit das auch immer gelingt, egal, ob wir schlafen, ohnmächtig oder krank sind, arbeitet glatte Muskulatur komplett eigenständig.

Die Herzmuskulatur ist eine spezielle Art von Muskulatur, die das Herz bildet. Diese Muskeln arbeiten unwillkürlich und sind für die rhythmische Kontraktion verantwortlich, die das Blut durch den Körper pumpt. Anders als die glatte Muskulatur, haben Herzmuskelzellen eine gestreifte Struktur, ähnlich der Skelettmuskulatur. Sie sind jedoch speziell angepasst, um kontinuierlich und lebenslang zu arbeiten, da diese zentrale Pumpe ununterbrochen unseren Blutkreislauf antreibt. Das Blut wird zunächst vom Herzen wegtransportiert und anschließend wieder zurück. Je weiter die Blutgefäße vom Herzen entfernt sind, desto feiner verzweigen sie sich. Über diese Transportwege werden alle Körperzellen mit Sauerstoffnährstoffen, Kohlenhydraten, Fetten, Proteinen, Mineralstoffen, Vitaminen und Wasser versorgt. Ohne diesen Blutfluss kann keine Körperzelle leben und damit auch unser gesamter Organismus nicht.

Unsere Muskulatur spielt also eine ganz entscheidende Rolle für unsere Gesundheit. Wir sollten sorgsam damit umgehen und sie erhalten oder möglichst verbessern. Das ist gar nicht so einfach, denn wie wir schon aus Kapitel V wissen, beginnt ab dem 30. Lebensjahr die Muskelmasse langsam abzunehmen.

Der Prozess beschleunigt sich, da viele Menschen im Alter dazu neigen, weniger aktiv zu sein. Dazu kommen Veränderungen im Hormonhaushalt und eine unausgewogene Ernährung, die dazu führen, dass unser Körper Proteine nicht mehr so effizient synthetisieren kann wie in jungen Jahren.

Durch die unglückliche Verkettung dieser Veränderungen nimmt bei der altersbedingten Sarkopenie nicht nur die Muskelmasse ab. Zusätzlich werden die gesamten motorischen Einheiten, die für die Reizweiterleitung verantwortlich sind, um- und abgebaut. Dadurch lassen sich unsere Muskeln immer schwerer ansteuern. Um diese Entwicklung zu stoppen beziehungsweise umzukehren, brauchen wir andere, intensivere Krafttrainingseinheiten als bei einer Muskelatrophie.

Gute Verbindungen für mehr Beweglichkeit

Muskeln erzeugen die Kraft, um unseren Körper in Bewegung zu setzen. Die Kraft muss aber auf unsere »Körperkarosserie« übertragen werden. Da kommen weitere unerlässliche Bestandteile unseres Bewegungsapparates ins Spiel. Sehnen, Gelenke und Knochen spielen eine zentrale Rolle für unsere Beweglichkeit, und auch diese Strukturen bleiben nicht von Alterungsprozessen verschont.

Sehnen sind robuste, faserige Bänder aus Kollagen, die Muskeln an Knochen befestigen. Ihre Hauptfunktion besteht darin, die Kraft vom Muskel auf den Knochen zu übertragen, wodurch Bewegungen ermöglicht werden. Mit zunehmendem Alter verlieren Sehnen an Elastizität und Flexibilität, was sie anfälliger für Verletzungen wie Risse oder Zerrungen macht. Die Kollagenfasern in den Sehnen degenerieren allmählich, wodurch die Sehnen an Stärke verlieren. Zudem nimmt die Regenerationsfähigkeit der Sehnen ab, sodass Verletzungen länger brauchen, um zu heilen. Diese Veränderungen können die Fähigkeit, sich zu bewegen und alltägliche Aufgaben zu erledigen, erheblich beeinträchtigen.

Gelenke, die Verbindungen zwischen den Knochen, ermöglichen Bewegungen und bestehen aus verschiedenen Strukturen wie Knorpel, Gelenkkapsel, Bändern und der dicken Synovialflüssigkeit, die in den Gelenken des Körpers vorkommt. Ihre Aufgabe ist es, Gelenke zu schmieren, damit die Knochenenden glatt und ohne Reibung aneinander vorbeigleiten können. Diese Flüssigkeit hilft auch, Stöße zu dämpfen und die Gelenke gesund zu halten. Im höheren Lebensalter nehmen Menge und Qualität der Synovialflüssigkeit ab, was zu steiferen und schmerzhaften Gelenken führen kann.

Der Gelenkknorpel, der die Knochenenden schützt und reibungsfreie Bewegungen ermöglicht, wird mit zunehmendem Alter dünner und kann sich abbauen. Dies führt zu schmerzhaften Zuständen wie Osteoarthritis, die die Beweglichkeit einschränken. Gleichzeitig können die Bänder, die die Gelenke stabilisieren, weniger elastisch und steifer werden, was ebenfalls die Beweglichkeit limitiert und das Verletzungsrisiko erhöht.

Knochen sind das harte, dichte Gewebe, das das Skelett bildet und dem Körper Struktur und Schutz bietet. Sie sind auch für die Produktion von Blutkörperchen und die Speicherung von Mineralien wie Kalzium wichtig. Mit steigendem Alter nimmt die Knochendichte allmählich ab, ein Prozess, der durch hormonelle Veränderungen wie die Menopause bei Frauen beschleunigt wird. Dies kann zu Osteoporose führen, einer Erkrankung, die die Knochen schwächer und brüchiger macht. Auch die Knochenmasse reduziert sich im Laufe der Zeit, wodurch das Risiko von Brüchen und Frakturen steigt. Die Fähigkeit des Körpers, neue Knochenmasse zu bilden, nimmt ab, während der Abbau bestehender Knochenmasse zunimmt, was die Struktur und Festigkeit der Knochen beeinträchtigt.

Die Gesundheit von Sehnen, Gelenken und Knochen ist eng mit der Gesundheit der Muskeln verbunden. Muskeln, die durch Sehnen mit den Knochen verbunden sind, spielen eine entscheidende Rolle bei der Stabilisierung der Gelenke und der Erhaltung der Knochenstärke.

Nun wissen wir, welche vielfältigen Aufgaben unser Bewegungsapparat übernimmt. Die Mobilität ist dabei nur ein ganz kleiner Teil. Wir haben Ihnen auch gezeigt, dass dieser Apparat ständig trainiert werden muss, um den Alterungsmechanismen ein Schnippchen zu schlagen, die Frage ist nur, wie und mit welchen Maßnahmen man das schaffen kann. Sie ahnen es bereits: Das funktioniert nicht von

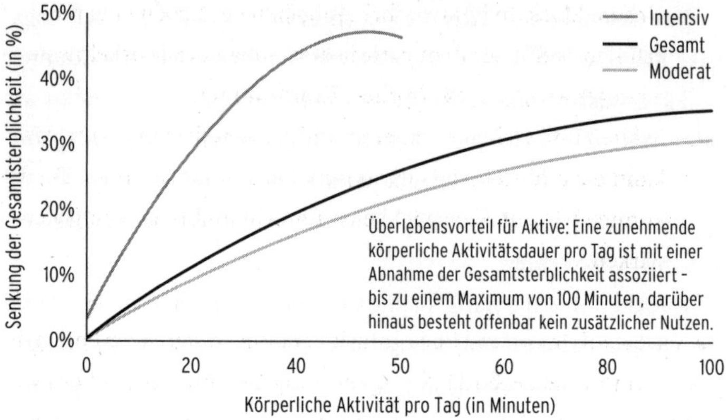

Abb. IV.1: Überlebensvorteil für Aktive

allein, hier müssen Sie schon Zeit und Anstrengung investieren, aber wir versprechen Ihnen, es wird sich lohnen.

Damit die wertvolle Zeit auch richtig genutzt wird, gilt es, einige Dinge zu beachten.

Das richtige Training für ein starkes Herz und einen gesunden Körper

Christian Morgenstern schrieb schon im 19. Jahrhundert: »Wer vom Ziel nicht weiß, kann den Weg nicht haben (…)«

Bevor wir also über die richtigen Trainingsmethoden sprechen, sollten wir uns darüber klar werden, welche Ziele wir erreichen wollen.

- Damit unser Herzmuskel gut trainiert ist und unseren Körper ausreichend mit Blut versorgt, müssen wir uns besonders intensiv um diesen Muskel kümmern. Dazu brauchen wir Ausdauertraining.

- Unsere Muskeln können ihre Aufgaben ein Leben lang nur erfüllen, wenn wir dem natürlichen Abbau der Muskelmasse entgegenwirken. Das erfordert Krafttraining.
- Sehnen und Gelenke verlieren mit der Zeit ihre Elastizität. Das kann dazu führen, dass wir unsere Flexibilität verlieren. Dem können wir mit Beweglichkeits- und Dehnübungen entgegenwirken.

Lassen Sie uns Sport und Bewegung hier einmal differenziert betrachten. Wenn Sie die Lebensläufe von ehemaligen Leistungssportlern verfolgen, werden Sie feststellen, dass nach Beendigung der Karriere häufig gesundheitliche Probleme auftauchen. Sie sind also nicht unbedingt unsere Vorbilder, wenn es darum geht, uns so zu bewegen, dass wir lange und möglichst ohne Verletzungen gesund bleiben, denn monotone oder übermäßig belastende Bewegungsabläufe münden häufig in Verschleißerscheinungen. Deshalb müssen wir definieren, welche Art von körperlicher Betätigung gemeint ist, wenn wir von einem aktiven, gesunden Lebensstil sprechen. Unsere Bewegung sollte von Vielfalt geprägt sein, die auch ausreichende Erholungsphasen einschließt. Sollten Sie also bereits eine Sportart aktiv betreiben, dann schauen Sie sich genau an, welche körperlichen Herausforderungen sie verlangt, und besprechen mit einer Fitnesstrainerin, welches Bewegungsprogramm sinnvoll ist, um die einseitigen Belastungen auszugleichen.

Im Vorherigen haben wir unsere drei großen Trainingsziele bereits definiert: Ausdauer, Beweglichkeit, Kraft. Lassen Sie uns diese hier genauer betrachten:

Ausdauer

Was ist eigentlich wissenschaftlich gemeint, wenn wir von »Ausdauer« sprechen? Medizinisch beschreibt der Begriff die Fähigkeit des

Herzens, der Lungen und der Blutgefäße, Sauerstoff an die Muskeln zu liefern und gleichzeitig von dort Abfallprodukte zu entfernen. Wenn wir diese regelmäßig trainieren, sorgen wir dafür, dass die Blutversorgung dauerhaft im ganzen Organismus verbessert wird. Auch unsere Lunge profitiert davon, denn durch ihre Kapazität gelangt der Sauerstoff, den wir dringend zur Energiegewinnung brauchen, in den Körper. Erhöhen wir durch Training die Fähigkeit der Lunge, Sauerstoff aufzunehmen, dann steht dem Körper mehr Grundstoff zur Verfügung, um schnell Energie bereitzustellen. Die Kraft des Herzens nimmt, wie bei allen Muskeln, mit dem Alter ab. Nun können wir diesen Muskel nicht direkt und bewusst ansteuern. Das Ausdauertraining ist also ein kleiner Umweg, um die Kraft des Herzens zu erhalten beziehungsweise zu stärken. Es gibt unzählige Studien, die diese theoretische Forderung bestätigen. Menschen, die sich um ihre Ausdauer kümmern, leben länger als Inaktive. Übrigens nicht wissenschaftlich belegt ist die oft zitierte 10 000-Schritte-Regel. Sie ist schlichtweg ein Marketing-Gag, entstanden im Umfeld der Olympischen Spiele in Tokio 1964. Damals entwickelte ein japanisches Unternehmen einen Schrittzähler namens *Manpo-kei,* was übersetzt »10 000-Schritte-Zähler« bedeutet. Die Zahl 10 000 wurde nicht aus einer wissenschaftlichen Studie abgeleitet, sondern eher als ein einfach zu merkendes und erreichbares Ziel gewählt, das die Menschen motivieren sollte, mehr zu gehen. 2011 erschien in dem renommierten Fachmagazin *The Lancet* eine viel beachtete Studie mit über 400 000 Teilnehmenden, die zeigte, dass schon 15 Minuten Bewegung am Tag das Mortalitätsrisiko um 14 Prozent senken. Jede weitere Viertelstunde reduziert das Risiko um weitere 4 Prozent. Die Superaktiven, die rund 50 Minuten intensiven Sport pro Tag machen, können ihr Sterberisiko sogar um knapp die Hälfte reduzieren. Eine Erklärung für die lebensverlängernde Wirkung von Sport entdeckte 2019 ein deutsches Forscherteam: Regelmäßiger Ausdauersport (3-mal 45 Minuten pro Woche) erhöht die Aktivität des Enzyms Telomerase, das die Schutzkappen der Chromosomen, die Telomere, verlängert und die Körperzellen dadurch wieder »verjüngt«.

Methoden des Ausdauertrainings

Um die Ausdauer gut zu entwickeln, ist eine Kombination aus verschiedenen Ausdauerformen sinnvoll. Wenn wir uns anstrengen und Energie verbrauchen, kann das grundsätzlich in zwei verschiedenen Formen geschehen. Wenn die Anstrengung nur so hoch ist, dass der Sauerstoff, den wir über die Atmung zu uns nehmen, dazu ausreicht, die notwendige Energie bereitzustellen, arbeiten wir im aeroben Bereich. Dabei werden Kohlenhydrate und Fette in unseren Zellkraftwerken, den Mitochondrien, abgebaut, und es entsteht unser Kraftstoff ATP. In diesem Bereich können wir Aktivitäten in gleichbleibender Intensität über einen längeren Zeitraum aufrechterhalten. Aerobe Trainingsarten sind also Wandern, Dauerläufe in mittlerer Intensität, Schwimmen, Radfahren. Bei regelmäßigem Training wird der Herzmuskel stärker und kann trotz niedrigerem Puls mehr Blut pro Minute in den Körper pumpen. Zudem sinkt der Ruhepuls. Ein erhöhter und verbesserter Blutfluss befreit die Gefäße von Ablagerungen und sorgt gleichzeitig dafür, dass sie geschmeidig bleiben. Das Blut wird aufgrund der Zunahme des Blutplasmas nicht nur mehr, es hat auch eine höhere Qualität, denn Ausdauertraining führt zu einer vermehrten Bildung von roten Blutkörperchen – den Sauerstofftransportern. Dadurch erhöht sich die maximale Sauerstoffaufnahme im Körper. Außerdem werden in und um das Herz und die Muskeln neue Kapillaren gebildet, wodurch die Sauerstoffaufnahme ebenfalls verbessert wird. Wenn wir die Lunge häufiger auslasten, erhöhen wir die Lungenkapazität und können dadurch dauerhaft Sauerstoff besser aufnehmen und verwerten. Besonders wichtig ist bei dieser Trainingsform die Fettverbrennung. Die wird ordentlich angeregt und sorgt dafür, dass wir überschüssiges Fett im Körper abbauen können. Ich, Gerd Wirtz, bemerke das besonders bei meiner jährlichen Wanderwoche in den Dolomiten. Da bin ich den ganzen Tag 5 bis 6 Stunden an der frischen Luft in Bewegung und bemerke am Ende der Woche, trotz deftiger Hüttenkost, dass die Pfunde bei mir purzeln.

Wenn wir die Trainingsintensität erhöhen, dann reicht der eingeatmete Sauerstoff nicht mehr aus, um die Anstrengung zu bewältigen, wir sprechen hier von einem anaeroben Zustand. Der Körper schaltet dabei um auf schnelle Energiegewinnung durch Kohlenhydrate aus dem Körper. Dabei entsteht übrigens ein Nebenprodukt: Laktat. Dieses Laktat kann zu Muskelermüdung führen, es lässt sich aber ganz schnell durch einen Tropfen Blut nachweisen. Je weniger Laktat unser Körper produziert, desto besser der Trainingszustand. Deshalb wird Laktat bei Leistungssportlern gemessen, um deren Fitnesszustand festzustellen.

Den anaeroben Zustand können wir nur kurzzeitig aufrechterhalten. Wir erreichen ihn durch kurze Sprints oder sehr anstrengende Kraftübungen wie Gewichtheben. Anaerobes Training führt zu mehreren wichtigen Anpassungen im Körper, die vor allem die Muskelkraft und die Fähigkeit zur schnellen Energieproduktion verbessern. Durch intensive Übungen vergrößern sich die schnell zuckenden Muskelfasern, was zu stärkeren und explosiveren Muskeln führt. Der Energiestoffwechsel passt sich an, indem er die Effizienz der schnellen Energiegewinnung aus Kohlenhydraten erhöht und die Speichermenge von Kreatinphosphat in den Muskeln vergrößert. Anaerobes Training stimuliert zudem die Produktion von Hormonen, die das Muskelwachstum und die Regeneration fördern. Insgesamt verbessert sich durch diese Anpassungen die Fähigkeit des Körpers, kurze, intensive Belastungen zu bewältigen und die Muskelkraft und Explosivkraft zu erhöhen.

Sie merken schon, wir brauchen beide Trainingsformen. Die Grundlagenausdauer erwerben wir im aeroben Bereich, und zusätzlich sollten wir Reize setzen, die uns an unsere Grenzen führen.

Die Herzfrequenz

Damit wir immer im richtigen Bereich trainieren, wäre die Anschaffung eines Pulsmessers (Brustgurt oder Smartwatch) äußerst sinnvoll, denn mit Ihrer Herzfrequenz können Sie Ihr Training optimal steuern. Zu den idealen Trainingsbereichen finden sich in der Literatur zahlreiche Quellen. In der folgenden Abbildung haben wir Ihnen eine praktikable Einteilung zur Verfügung gestellt. Um Sie zu nutzen, sollten Sie Ihren Maximalpuls kennen. Der ändert sich im Laufe Ihres Lebens und lässt sich mit einer einfachen Formel bestimmen.

Maximalpuls = 220 – Lebensalter

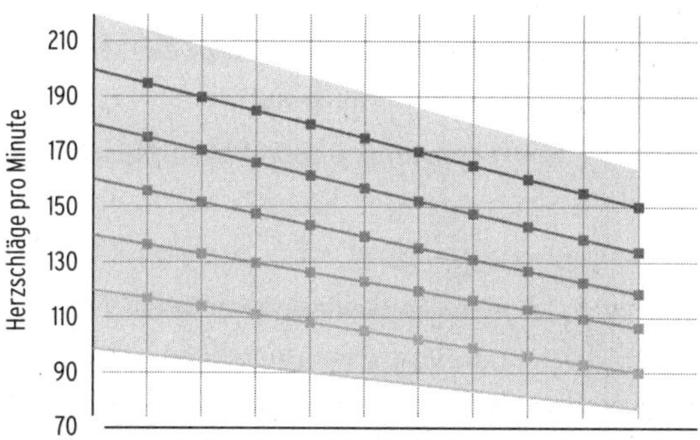

Alter	20	25	30	35	40	45	50	55	60	65	70
■ Maximale Herzfrequenz	200	195	190	185	180	175	170	165	160	155	150
■ 95 % - Warnzone	190	185	181	176	171	166	162	157	152	147	143
■ 85 % - Anaerobe Zone	170	166	162	157	153	149	145	140	136	132	128
■ 75 % - Aerobe Zone	150	146	143	139	135	131	128	124	120	116	113
■ 65 % - Fettverbrennung	130	127	124	120	117	114	111	107	104	101	98

Abb. IV.2: Altersabhängige Herzfrequenzzonen

1. **Erholungszone** (50 bis 60 Prozent der Maximalen Herzfrequenz, im Folgenden: MHF)
Intensität: Sehr leicht
Nutzung: Regeneration, Verbesserung der allgemeinen Gesundheit, Aktivität für Anfänger
2. **Fettverbrennungszone** (60 bis 70 Prozent der MHF)
Intensität: Leicht bis moderat
Nutzung: Gewichtsmanagement, Ausdauertraining für Anfänger
3. **Aerobe Zone** (70 bis 80 Prozent der MHF)
Intensität: Moderat bis intensiv
Nutzung: Ausdauertraining, Verbesserung der kardiovaskulären Fitness
4. **Anaerobe Zone** (80 bis 90 Prozent der MHF)
Intensität: Hoch
Nutzung: Verbesserung der Laktattoleranz, Steigerung der Leistungsfähigkeit
5. **Maximale Zone** (90 bis 100 Prozent der MHF)
Intensität: Sehr hoch bis maximal
Nutzung: Spitzenleistung, Intervalltraining, hochintensive Belastungen

Ausdauer können Sie vielfältig trainieren. Für Outdoor-Liebhaber bieten sich Laufen, Radfahren, Schwimmen, Inline-Skating, Wandern oder Nordic Walking an. Die Klassiker Laufen und Radfahren lassen sich aber auch gut an Geräten im Fitnessstudio trainieren. Dabei brauchen Sie sich nicht auf eine Sportart zu konzentrieren. Vielfalt hilft, einseitige Belastungen zu vermeiden. Nun können Sie sich Ihr Ausdauertraining für ein langes Leben selbst zusammenstellen.

Grundlagenausdauer durch aerobes Training

Bei 65 bis 75 Prozent der maximalen Herzfrequenz werden hauptsächlich große Umfänge trainiert, man hält also lange durch. Der Körper lernt bei der niedrigen Intensität, seine Energie primär aus Fetten zu beziehen, wodurch die Kohlenhydratspeicher geschont werden.

Stressausdauer durch anaerobes Training

Oberhalb der anaeroben Schwelle befindet sich der Entwicklungsbereich. Für die hohen Intensitäten bei 85 bis 95 Prozent der maximalen Herzfrequenz braucht der Körper schnell und viel Energie.

Machen Sie sich einen Wochenplan und merken sich die 80 Prozent Grundlagenausdauer zu 20 Prozent Stressausdauer-Regel. Hier werden die größten Effekte auf die Verbesserung der Ausdauerleistung erzielt. Wenn Sie also 3-mal pro Woche je 30 Minuten joggen möchten, dann wären jeweils 24 Minuten im aeroben Bereich und 6 Minuten im anaeroben Bereich perfekt. Genauso gut können Sie 3-mal pro Woche locker Grundlagenausdauer machen und 1-mal ein richtig intensives Training. Ihrer Kreativität sind da keine Grenzen gesetzt. Für eine optimale Ausdauer wären 150 Minuten körperliche Aktivität pro Woche ein gutes Ziel.

Für die intensiven Trainingseinheiten hat sich in den letzten Jahren das High-Intensity Interval Training (HIIT) als effektive Methode etabliert. Dabei werden kurze, sehr intensive Belastungseinheiten von Erholungsphasen unterbrochen. Diese Trainingsform fordert das Herz-Kreislauf-System besonders stark heraus, da der Körper während der intensiven Phasen an seine Belastungsgrenzen gebracht wird. Hier kommt ein Beispiel aus der persönlichen Trainingspraxis von mir, Gerd Wirtz: Einmal pro Woche nutze ich im Fitnessstudio einen Ellipsentrainer, weil er besonders schonend für die Gelenke ist. Nach einer kurzen Aufwärmphase von 3 Minuten stelle ich die Wattzahl so ein, dass ich binnen kürzester Zeit einen Puls von 160 erreiche und für 4 Minuten halte. Danach drehe ich die Wattzahl auf einen ganz niedrigen Bereich und erhole mich für 4 Minuten bei einem Puls von circa 120. Diesen Zyklus wiederhole ich 3 bis 4 Mal. Damit ist mein wöchentliches Training im hochintensiven Bereich innerhalb von 35 bis 45 Minuten erledigt, weil ich in den 4 bis 5 Zyklen insgesamt 16 bis 20 Minuten nah an meinem Maximalpuls war.

Das ist einer der weiteren großen Vorteile von HIIT: Bereits kurze Trainingseinheiten von 20 bis 30 Minuten können erhebliche gesundheitliche Vorteile bringen, was HIIT zu einer idealen Trainingsform für Menschen mit einem vollen Terminkalender macht. Grundsätzlich hat Ausdauertraining viele gesundheitliche Vorteile. Anfänger und Wiedereinsteiger sollten sich aber unbedingt vorab von einem Sportmediziner oder Kardiologen durchchecken lassen, um bestehende Herzkrankheiten auszuschließen. Von regelmäßigem Ausdauertraining werden Sie aber nicht nur körperlich profitieren. Sie spüren auch positive Auswirkungen auf die geistige Gesundheit. Das Training reduziert Stress, verbessert die Stimmung und kann das Risiko von Depressionen und Angstzuständen verringern. Zudem fördert es die kognitive Funktion und kann das Risiko von altersbedingten Beeinträchtigungen in diesem Bereich senken.

Kräftig bis ins hohe Alter

Da sich der natürliche Muskelabbau mit den Jahren beschleunigt, müssen wir ständig ein bisschen gegensteuern, und ja, Sie haben richtig gelesen, auch noch oder gerade in höherem Alter. Zum Glück sind unsere Muskeln auch im hohen Alter trainierbar, und wir können selbst mit 90 Jahren noch Muskelmasse aufbauen. Wie wir Menschen allgemein verändern sich Muskeln nur ungern. Damit sie wachsen, müssen sie den Impuls erhalten, dass ihre aktuelle Leistungsfähigkeit unzureichend ist. Diesen Anstoß bekommen sie durch Muskeltraining. Das muss so intensiv sein, dass die angesprochenen Muskelgruppen an ihre Grenzen kommen. Ein bisschen Gewichte stemmen im »Wohlfühlbereich« reicht also nicht aus. Außerdem müssen die Impulse regelmäßig gesetzt werden. Richtiges Muskeltraining sollte also zwei- bis dreimal pro Woche auf dem Programm stehen. Es gibt zahlreiche Formen des Krafttrainings, die – je nach den individuellen Zielen des Trainierenden – zum Einsatz kommen. Diese Trainingsarten vollständig darzustellen, würde an dieser Stelle den Rahmen des Buches sprengen. Deshalb beschränken wir uns auf diejenigen, die wir für eine allgemeine Fitness für sinnvoll halten und die geeignet sind, einem altersbedingten Muskelschwund beziehungsweise einer Sarkopenie entgegenzuwirken. Fangen wir gleich mit der härtesten Form an.

Maximalkrafttraining

Diese Trainingsmethode hat zum Ziel, die maximale Kraft zu steigern, die ein Muskel erzeugen kann. Sie stimuliert die Muskeln intensiv, was zu Hypertrophie (= Muskelwachstum) führen kann. Man arbeitet mit niedrigen Wiederholungszahlen und hohen Gewichten. Diese hohe Intensität aktiviert insbesondere die schnell zuckenden Typ-II-Muskelfasern, die für Kraft und Schnelligkeit verantwortlich sind und bei älteren Erwachsenen stärker abnehmen als die langsam zuckenden Typ-I-Muskelfasern. Der besondere Vorteil dieses Trainings ist, dass es die neuromuskuläre Effizienz, das heißt die Fähigkeit des Nervensystems, Muskelfasern zu aktivieren und zu koordinieren, steigert. Wir erinnern uns: Die altersbedingte Sarkopenie baut nicht nur Muskelmasse, sondern die gesamten neuromuskulären Steuerungssysteme ab. Mit dieser Trainingsmethode wirken wir dem ganz gezielt entgegen. Dies führt wieder zu einer besseren Muskelkontrolle und -funktion, was besonders wichtig ist, um die täglichen Aktivitäten sicher auszuführen. Die hohe Belastung beim Maximalkrafttraining kann auch die Knochendichte erhöhen, was das Risiko von Osteoporose und Knochenbrüchen, die oft mit Sarkopenie einhergehen, reduziert. Dann wären da noch die Hormone. Anabole Hormone wie Testosteron und Wachstumshormone neigen mit dem Alter dazu, abzunehmen. Da sie eine wichtige Rolle beim Muskelwachstum und bei der Regeneration spielen, wird ihre Produktion durch diese Trainingsform angeregt.

Hier bekommen Sie ein Beispiel für ein typisches Training, das Sie auch zu Hause durchführen können. Dazu brauchen Sie lediglich eine Kurzhantel mit variablen Gewichten, eine Klimmzugstange für den Türrahmen und eine Gymnastikmatte.

Trainingsvorschlag Maximalkraft steigern

Aufwärmen (10 bis 15 Minuten)
Leichtes Cardiotraining (5 Minuten) - zum Beispiel Joggen an Ort und Stelle, Hampelmänner (Jumping Jacks)
Dynamisches Dehnen - zum Beispiel Armkreisen, Beinpendeln
Mobilitätsübungen - zum Beispiel Hüftkreisen, Schulterkreisen
Trainingseinheit

Brust
Liegestütze mit Zusatzgewicht (zum Beispiel Rucksack mit Gewichten)
3 Sätze à 3 bis 5 Wiederholungen
3 bis 5 Minuten Pause zwischen den Sätzen

Rücken
Einarmiges Kurzhantelrudern
3 Sätze à 3 bis 5 Wiederholungen pro Seite
3 bis 5 Minuten Pause zwischen den Sätzen

Klimmzüge

3 Sätze à 3 bis 5 Wiederholungen

3 bis 5 Minuten Pause zwischen den Sätzen

Beine

Kniebeugen mit Kurzhanteln oder Rucksack

3 Sätze à 3 bis 5 Wiederholungen

3 bis 5 Minuten Pause zwischen den Sätzen

Ausfallschritte mit Kurzhanteln oder Rucksack

3 Sätze à 3 bis 5 Wiederholungen pro Bein

3 bis 5 Minuten Pause zwischen den Sätzen

Arme

Bizeps-Curls mit Kurzhanteln oder Widerstandsbändern

3 Sätze à 3 bis 5 Wiederholungen

3 bis 5 Minuten Pause zwischen den Sätzen

Trizeps-Dips (an einer stabilen Oberfläche, zum Beispiel einem Stuhl)

3 Sätze à 3 bis 5 Wiederholungen

3 bis 5 Minuten Pause zwischen den Sätzen

Schultern

Schulterdrücken mit Kurzhanteln

3 Sätze à 3 bis 5 Wiederholungen

3 bis 5 Minuten Pause zwischen den Sätzen

Bauch

Hängendes Beinheben (an einer Klimmzugstange oder durch einen stabilen Türrahmen)

3 Sätze à 3 bis 5 Wiederholungen

3 bis 5 Minuten Pause zwischen den Sätzen

Diese Übungen lassen sich vielfältig variieren. Denken Sie immer an das Grundprinzip: niedrige Wiederholungszahlen (1 bis 5 Wiederholungen), sehr hohe Gewichte, lange Pausen (2 bis 5 Minuten) zwischen den Sätzen. Steigern Sie das Gewicht oder den Widerstand allmählich, sobald Sie die vorgegebene Wiederholungszahl mit guter Technik bewältigen können.

Hypertrophietraining:

Mit dieser Trainingsform erreichen wir das Wachstum oder die Vergrößerung von Zellen und Geweben im Muskel. Dadurch vergrößern wir den Querschnitt der Muskelfasern. Diese Anstrengungen erhöhen nicht nur unsere Muskelkraft, sondern lassen sie, wenn wir besonders fleißig sind, wohlgeformt erscheinen. Hier wird mit moderaten Gewichten und einer höheren Anzahl von Wiederholungen gearbeitet. Normalerweise 10 bis 20 Wiederholungen pro Satz, die bis zum technischen Muskelversagen absolviert werden. Das klingt schrecklich, heißt aber lediglich, dass wir so viele Wiederholungen machen, bis (technisch einwandfrei) keine weitere möglich ist. Die Pause zwischen den Sätzen ist viel kürzer als beim Maximalkrafttraining. Sie liegt bei 30 bis 90 Sekunden.

Trainingsvorschlag Muskelwachstum

Aufwärmen (10 bis 15 Minuten)

Leichtes Cardiotraining (5 Minuten) - zum Beispiel Joggen an Ort und Stelle, Hampelmänner

Dynamisches Dehnen - zum Beispiel Armkreisen, Beinpendeln

Mobilitätsübungen - zum Beispiel Hüftkreisen, Schulterkreisen

Trainingseinheit

Brust

Liegestütze (verschiedene Varianten)

Klassische Liegestütze, enge Liegestütze (für Trizeps und Brust), breite Liegestütze (für die äußere Brust)

3 Sätze à 8 bis 12 Wiederholungen

1 bis 2 Minuten Pause zwischen den Sätzen

Brustpressen mit Kurzhanteln auf dem Boden

3 Sätze à 8 bis 12 Wiederholungen

1 bis 2 Minuten Pause zwischen den Sätzen

Rücken

Einarmiges Kurzhantelrudern

3 Sätze à 8 bis 12 Wiederholungen pro Seite

1 bis 2 Minuten Pause zwischen den Sätzen

Beine

Kniebeugen mit Kurzhanteln oder Rucksack

3 Sätze à 8 bis 12 Wiederholungen

1 bis 2 Minuten Pause zwischen den Sätzen

Ausfallschritte mit Kurzhanteln oder Rucksack

3 Sätze à 8 bis 12 Wiederholungen pro Bein

1 bis 2 Minuten Pause zwischen den Sätzen

Arme

Bizeps-Curls mit Kurzhanteln oder Widerstandsbändern

3 Sätze à 8 bis 12 Wiederholungen

1 bis 2 Minuten Pause zwischen den Sätzen

Trizeps-Dips (an einer stabilen Oberfläche, zum Beispiel einem Stuhl)

3 Sätze à 8 bis 12 Wiederholungen

1 bis 2 Minuten Pause zwischen den Sätzen

Schultern

Schulterdrücken mit Kurzhanteln

3 Sätze à 8 bis 12 Wiederholungen

1 bis 2 Minuten Pause zwischen den Sätzen

Seitheben mit Kurzhanteln

3 Sätze à 8 bis 12 Wiederholungen

1 bis 2 Minuten Pause zwischen den Sätzen

Bauch

Crunches

3 Sätze à 8 bis 12 Wiederholungen

1-2 Minuten Pause zwischen den Sätzen

Planks (verschiedene Varianten)
Klassische Planks, Side Planks
3 Sätze à 30 bis 60 Sekunden
1 bis 2 Minuten Pause zwischen den Sätzen

Wie Sie an unserem Beispiel erkennen, können für Muskelhypertrophie ähnliche Übungen verwendet werden wie beim Maximalkrafttraining. Der einzige Unterschied ist, dass Sie niedrigere Gewichte verwenden, um mehr Wiederholungen zu erreichen. Die Pause zwischen den Sätzen wird auf etwa eine Minute verkürzt. Allerdings können wir Ihnen nicht ersparen, auch hier immer wieder an Ihre Grenzen zu gehen. Die Muskeln reagieren nur mit Wachstum, wenn sie spüren, dass sie mit ihrer derzeitigen Leistungsfähigkeit nicht auskommen. Trainieren Sie an Ihrem Limit, aber nicht darüber hinaus. Die Grenze ist erreicht, wenn Sie die Übung nicht ein weiteres Mal technisch sauber ausführen können. Manchmal neigt man dazu, eine weitere Wiederholung zu schaffen, indem man weitere Hilfsmuskeln hinzunimmt. Das sollten Sie unbedingt vermeiden, denn das bringt Sie im Training nicht weiter.

Kraftausdauertraining

Die dritte Form des Krafttrainings, die wir Ihnen vorstellen möchten, ist das Kraftausdauertraining. Hier wird die Verbesserung der muskulären Ausdauerfähigkeit trainiert. Wir erhöhen die Muskelermüdungsresistenz, was bedeutet, dass die Muskeln länger arbeiten können, bevor sie ermüden. Da wir die Muskulatur über einen längeren Zeitraum beanspruchen, fördern wir zudem den Fettabbau. Nebenbei stärkt dieses Training das Herz-Kreislauf-System, was die Effizienz des Herzens und der Lunge verbessert und die Sauerstoffversorgung der Muskeln erhöht. Hier wird mit mittelschweren Gewichten und einer hohen Anzahl von Wiederholungen pro Satz, normalerweise mehr als 20, gearbeitet. Die Pausen zwischen den Sätzen sind in der Regel kürzer, um die Ausdauerfähigkeit zu verbessern und die Muskeln an eine kontinuierliche Belastung anzupassen.

Suchen Sie sich 4 bis 5 der folgenden Übungen aus, und führen Sie sie jeweils für 30 Sekunden aus. Danach pausieren Sie für 30 Sekunden und gehen zur nächsten Übung. Da wir hier hauptsächlich mit Körpergewicht arbeiten, besteht die Steigerung darin, die Übungszeiträume langsam zu verlängern und die Pausen zu verkürzen. Dazu können Sie die Zahl der Übungen verändern und die Anzahl der Sätze erhöhen

- Liegestütze
- Kniebeugen
- Ausfallschritte
- Planks
- Mountain Climbers
- Ausdauerübungen
- Seilspringen
- Burpees
- Hampelmänner

Alle drei Arten von Krafttraining sind fließend. Jede Form wird das gesamte Spektrum an Kraft trainieren und wirkt sich in gewissem Maße auch auf die gerade nicht trainierten Bereiche aus. Sie können also gerne variieren. Wichtig ist, dass Sie sich persönliche Trainingsziele setzen und die Regeneration nicht vergessen. Bei allen positiven Wirkungen von Muskeltraining gilt es, einige Regeln zu beachten, um Verletzungen oder Überbelastungen zu vermeiden.

- Suchen Sie gute detaillierte Anleitungen (oder vertrauen Sie sich einem Trainer an), damit die Übungen richtig durchgeführt werden. Schon kleine Abweichungen können dazu führen, dass falsche Muskeln trainiert werden oder das Training nicht effektiv ist.

- Fangen Sie mit kleinen Gewichten an und tasten sich langsam an Ihre individuellen Trainingsgewichte heran.
- Grundsätzlich sollten alle Kraftübungen langsam und konzentriert ausgeführt werden. Versuchen Sie nicht, durch schnelle Bewegungen Schwung für die nächste Bewegung zu nehmen. Dadurch schaffen Sie zwar möglicherweise mehr Wiederholungen und höhere Gewichte, aber Sie trainieren den Muskel nicht wirklich.
- Arbeiten Sie bis zur kompletten Muskelermüdung, aber nicht darüber hinaus. Bei jedem Übungssatz machen Sie so viele Wiederholungen strikt nach Anleitung, bis der Zielmuskel komplett erschöpft ist. Sobald Sie spüren, dass Sie andere »Hilfsmuskeln« dazunehmen, hören Sie lieber auf. Das weitere Training ist dann nicht mehr effektiv und birgt das Risiko von Überlastungen.
- Trainieren Sie nie dieselben Muskeln an zwei aufeinanderfolgenden Tagen. Auf einen harten Trainingstag darf ruhig ein Tag folgen, an dem Sie nur einen Spaziergang oder eine gemütliche Radtour machen.

Geschmeidig bleiben – mit gesunden Faszien, Gelenken und Bändern

Im Zusammenhang mit gesunder Bewegung hören und lesen wir hauptsächlich von Muskelaufbau und Ausdauer. Das Training von Gelenken und Bändern wird seltener erwähnt. Dabei halten diese beiden Strukturen unseren gesamten Bewegungsapparat zusammen. Wenn es an diesen Stellen Störungen gibt, helfen uns auch starke

Muskeln nicht mehr weiter. Laut einer kontinuierlichen Erhebung der American Academy of Orthopaedic Surgeons (AAOS) sind die Hälfte aller Sportverletzungen Bänder- und Gelenksverletzungen. In diesem Zusammenhang dürfen wir die Faszien nicht vergessen. Diese weißliche, elastische und reißfeste Umhüllung gibt Muskeln und Organen Form und Stabilität, schützt die Muskeln vor Reibung und sorgt für die Kraftübertragung zwischen ihnen, was die Fortbewegung ermöglicht. Sie durchziehen den gesamten Körper wie ein Stützkorsett und enthalten viele Nervenenden, die Informationen wie Schmerz oder Bewegung an das Gehirn weiterleiten. Die Struktur der Faszien wird von Hormonen wie Östrogen und Progesteron beeinflusst und kann durch Vererbung, ungesunde Ernährung, Bewegungsmangel und monotone Belastungen beeinträchtigt werden. Wenn Faszien verkleben oder verhärten, beeinträchtigt das ihre Funktion und kann Schmerzen verursachen. Da Faszien den gesamten Körper durchziehen, wirkt sich jede Bewegung auf sie aus. Deshalb ist es wichtig, uns immer zusätzlich um diese drei Gewebe zu kümmern. Gerade im höheren Lebensalter ist für die Beweglichkeit und die Fähigkeit, alltägliche Tätigkeiten auszuüben, die Mobilität der alles entscheidende Faktor. Dehnen und Flexibilitätstraining sollten Sie unbedingt in Ihre tägliche Routine aufnehmen, um die Gelenke geschmeidig und die Bänder elastisch zu halten. Regelmäßiges Dehnen nach jedem Training hilft, die Muskulatur flexibel zu machen und die Gelenke mobil zu halten.

Übungen für einen guten Start in den Tag

Hier ein Vorschlag für ein 15-minütiges Programm, das Sie jeden Morgen nach dem Aufstehen zum Wachwerden machen können.

Beinrückseiten-Dehnungen. 5-mal je 30 Sekunden halten

- Stehen Sie aufrecht, strecken Sie die Arme nach oben und beugen Sie sich dann nach vorne, um die Zehen zu berühren, ohne die Knie zu beugen

Dynamische Wadendehnungen 5-mal je 20 Sekunden halten

- Lehnen Sie sich mit den Händen gegen eine Wand
- Strecken Sie abwechselnd ein Bein nach hinten und drücken Sie die Ferse Richtung Boden

Schulterkreisen 10-mal in jede Richtung

- Schultern langsam nach hinten und nach vorne kreisen lassen

Hüftkreisen 10-mal in jede Richtung

- Stellen Sie sich auf ein Bein und machen Sie mit dem anderen Bein große, langsame Kreise (Fortgeschrittene beschreiben eine 8 mit dem Schwungbein)

Sprunggelenke kreisen 10-mal in jede Richtung

- Setzen Sie sich auf einen Stuhl, heben ein Bein an und lassen den Unterschenkel im 90 Gradwinkel hängen. Kreisen Sie nun isoliert mit den Fußgelenken und halten die Unterschenkel ruhig

Rückendehnung 3-mal 30 Sekunden

- Setzen Sie sich auf die Fersen, und legen Sie den Po auf der Unterschenkelrückseite ab. Dann Oberkörper Richtung Boden bewegen und Hände über Kopf ausstrecken. Mit Fingerspitzen den Boden berühren und nach vorne ziehen.

Falls Sie sich an einer Stelle im Körper besonders verspannt fühlen, raten wir zur Nutzung der Faszienrolle. Damit rollt man langsam über die zu behandelnden Muskelgruppen, um Spannungspunkte zu identifizieren und zu lösen. Dadurch fördern Sie die Durchblutung, lösen Verklebungen und entspannen die Muskeln.

Train Your Brain – Erhöhung der Neuroplastizität durch Neuroathletik

Der berühmte Apple-Gründer Steve Jobs sagte bei seinen Präsentationen am Ende meist: »… one more thing«, und dann kam noch etwas ganz Bedeutsames. Genauso möchten wir es auch halten, denn zusätzlich zu allen beschriebenen Trainingsmethoden gibt es frische Erkenntnisse aus der Neurowissenschaft, die zeigen, wie man das wichtige Zusammenspiel von zentralem Nervensystem und Gehirn mit dem Bewegungsapparat gezielt trainieren kann. Wir sprechen von Neuroathletik.

Durch Neuroathletik verbessern Sie die Kommunikation zwischen Ihrem Gehirn und Ihren Muskeln, was zu präziseren Bewegungen, besserer Koordination und Balance führt. Dadurch sinkt das Verletzungsrisiko, und die körperliche Aktivität wird auch im Alter sicherer und effektiver. Auch Ihr Gehirn funktioniert im Prinzip wie ein Muskel, der durch regelmäßiges Training stärker und anpassungsfähiger wird. Neuroathletik fördert die Neuroplastizität – die Fähigkeit Ihres Gehirns, sich zu verändern und neue Verbindungen zu schaffen. Dadurch verbessern Sie Ihre kognitiven Funktionen und Ihre Lernfähigkeit. Dies ist besonders wichtig, um im Alter geistig fit zu bleiben. Ein aktives und flexibles Gehirn kann besser auf altersbedingte Veränderungen reagieren und neurodegenerativen Erkrankungen wie Demenz oder Alzheimer vorbeugen. Somit steigern Sie nicht nur Ihre körperliche Fitness, sondern auch Ihre mentale Gesundheit. Neuroathletik kann auch helfen, das autonome Nervensystem zu regulieren, was zu einer Reduktion von Stress und einer höheren emotionalen Stabilität führt. Chronischer Stress ist ein bekannter Risikofaktor für zahlreiche gesundheitliche Probleme, einschließlich Herz-Kreislauf-Erkrankungen und Immunschwäche.

Neuroathletik lässt sich leicht in Ihren Alltag integrieren. Schon kleine Veränderungen, wie gezielte Augenübungen oder koordinative Bewegungen, können große Auswirkungen haben. Der bewusste Umgang mit Bewegung und regelmäßige Neuroathletik-Übungen fördern die Gesundheit Ihres gesamten Körpers.

Hier sind fünf Übungen, die helfen können, die neuromuskuläre Kontrolle, die Sinneswahrnehmungen und die allgemeine körperliche und geistige Leistungsfähigkeit zu verbessern:

Neuroathletisches Training

Kopfbewegungen in verschiedenen Richtungen:

- Setzen Sie sich auf einen Stuhl und fixieren Sie einen Punkt vor Ihnen. Bewegen Sie dann Ihren Kopf langsam nach links und rechts, dann nach oben und unten, während Sie den Punkt im Blick behalten.

Verbessert das Gleichgewicht und die Koordination durch Stimulierung des vestibulären Systems im Innenohr.

Sakkaden-Training:

- Halten Sie beide Daumen in Ihrem Sichtfeld, einen links und einen rechts. Schauen Sie schnell von einem Daumen zum anderen, ohne den Kopf zu bewegen. Wiederholen Sie dies für 30 Sekunden.

Fördert die Augenbewegungskontrolle und die visuelle Verarbeitung, was die Reaktionsfähigkeit und Koordination verbessert.

Einbeinstand mit geschlossenen Augen:

- Stehen Sie auf einem Bein und schließen Sie die Augen. Versuchen Sie, das Gleichgewicht für 30 Sekunden zu halten. Wechseln Sie dann das Bein.

Diaphragmatische Atmung (Bauchatmung):

- Legen Sie sich auf den Rücken und platzieren Sie eine Hand auf Ihrem Bauch. Atmen Sie tief durch die Nase ein und spüren Sie, wie sich Ihr Bauch hebt. Atmen Sie dann langsam durch den Mund aus und spüren Sie, wie sich Ihr Bauch senkt. Wiederholen Sie dies für 5 Minuten.

Verbessert die Atmungseffizienz, reduziert Stress und erhöht die Sauerstoffversorgung des Gehirns und der Muskeln.

Kreuzkoordination:

- Gehen Sie auf der Stelle und berühren Sie abwechselnd mit der rechten Hand das linke Knie und mit der linken Hand das rechte Knie. Steigern Sie das Tempo nach Bedarf.

Fördert die interhemisphärische Kommunikation zwischen den Gehirnhälften, verbessert die Koordination und die kognitive Funktion.

Nun sind wir am Ende des Kapitels zur Bewegung angekommen, und Sie haben eine Fülle an Übungen und Trainingsprogrammen kennengelernt. Vermutlich werden Sie sich nun die bange Frage stellen: Wie integriere ich das alles in meinen Alltag? Da ist sicher viel zu tun für Menschen, die sich bisher der Bewegung nicht sehr intensiv gewidmet haben. Zur Ermutigung schildere ich, Gerd Wirtz, Ihnen hier, wie ich es geschafft habe, trotz Familie und Berufsleben Bewegung in meinen Alltag zu bringen.

Ich starte jeden Morgen nach dem Aufstehen mit einem kurzen Dehnprogramm von 15 Minuten. Danach bin ich richtig wach und habe Verspannungen durch das nächtliche Liegen gelöst. 3-mal pro Woche mache ich nach einem Trainingsplan, den ich mit einem Personal Trainer erarbeitet habe, ein Krafttraining von 45 Minuten. Dazu habe ich mir einige Gewichte und handliche Geräte angeschafft, sodass die zeitraubende Anfahrt in ein Fitnessstudio entfällt. Alle 3 Monate wird der Trainingsplan aktualisiert. Dann nutze ich 1-mal pro Woche meinen Ellipsentrainer. Das genaue Training habe ich schon beim Thema Ausdauer geschildert. Dazu habe ich mir als »Spaßsport« Tennis ausgesucht. Da trainiere ich bei Matches mit Freunden quasi im Vorübergehen meine Grundlagenausdauer und pflege gleichzeitig Sozialkontakte. So komme ich insgesamt auf circa 6 Stunden pro Woche. Als Tageszeit habe ich mir den frühen Morgen ausgesucht, sodass ich schon fit meinen Arbeitsalltag beginne.

Für Ihre individuelle Situation haben wir wieder Tipps zusammengestellt, die Sie nach Herzenslust miteinander kombinieren können, um Ihr persönliches Longevity-Wohlfühlprogramm zu finden.

Treppensteigen statt Aufzug nutzen
Steigen Sie so oft wie möglich Treppen, anstatt den Aufzug zu nehmen. Das trainiert Ihre Beinmuskulatur und stärkt Knochen und Gelenke. Wenn Sie die Intensität steigern möchten, nehmen Sie ab und zu zwei Stufen auf einmal.

Aktiver Transport
Legen Sie kurze Strecken zu Fuß oder mit dem Fahrrad zurück, anstatt das Auto zu nutzen. Das hält Sie nicht nur fit, sondern schont auch die Umwelt.

Haushaltsaktivitäten intensivieren
Nutzen Sie Hausarbeiten wie Staubsaugen, Fensterputzen oder Gartenarbeit als Gelegenheit für ein kleines Work-out. Führen Sie diese Tätigkeiten bewusst und mit Freude aus, um gleichzeitig Kalorien zu verbrennen und Ihren Haushalt in Schuss zu halten.

Balance-Übungen in den Alltag integrieren
Trainieren Sie Ihr Gleichgewicht, indem Sie beim Anziehen oder Zähneputzen auf einem Bein stehen. Diese einfachen Übungen sind besonders wichtig, um Stürze zu vermeiden und die kognitive Funktion zu unterstützen.

Aktive Pausen einlegen
Machen Sie alle 60 bis 90 Minuten kurze Pausen, um sich zu dehnen oder ein paar Schritte zu gehen. Regelmäßiges Aufstehen und Umhergehen fördert die Durchblutung und kann helfen, die Konzentration zu steigern. Integrieren Sie kleine Bewegungseinheiten wie Kniebeugen oder einbeiniges Stehen in Ihren Alltag.

Moderate aerobe Aktivitäten
Streben Sie mindestens 150 Minuten moderate Bewegung pro Woche an, wie zügige Spaziergänge, Radfahren oder Schwimmen. Viele

dieser Aktivitäten lassen sich leicht in den Alltag integrieren, sei es auf dem Weg zur Arbeit, in der Mittagspause oder nach dem Abendessen.

Dehnen und Mobilitätsübungen

Planen Sie täglich 10 bis 15 Minuten für Dehn- und Mobilitätsübungen ein. Diese Übungen erhöhen Ihre Flexibilität und lösen Verspannungen, was zu einem besseren Wohlbefinden beiträgt.

Freizeitaktivitäten

Integrieren Sie Spaß bringende Freizeitaktivitäten wie Tanzen, Wandern, Schwimmen oder Yoga/Pilates in Ihren Wochenplan. Diese Aktivitäten fördern nicht nur die körperliche Fitness, sondern auch die geistige Gesundheit.

Spielerische Aktivitäten

Verbringen Sie Zeit mit Kindern oder Haustieren und bleiben Sie dabei aktiv. Spiele wie Ballspiele, Fangen oder Spaziergänge machen nicht nur Spaß, sondern halten Sie auch beweglich.

Kurze Work-outs

Führen Sie mehrmals pro Woche kurze, intensive Work-outs von 10 bis 20 Minuten durch, wie zum Beispiel HIIT. Diese kurzen Trainingseinheiten sind sehr effektiv und lassen sich gut in einen vollen Terminkalender integrieren.

Bewegungsprogramm ADVANCED

Krafttraining mit Progression:

Trainieren Sie 3-mal pro Woche für jeweils 45 bis 60 Minuten.

Konzentrieren Sie sich auf Grundübungen wie Kniebeugen, Kreuzheben, Bankdrücken und Klimmzüge.

Erhöhen Sie das Gewicht alle 1 bis 2 Wochen, um kontinuierliche Fortschritte zu erzielen.

Ausdauertraining:

Betreiben Sie 2-mal pro Woche 60 bis 90 Minuten Ausdauertraining.

Wählen Sie Aktivitäten wie Laufen, Radfahren oder Schwimmen, und halten Sie Ihre Herzfrequenz bei 70 bis 80 Prozent des Maximums.

Hochintensives Intervalltraining (HIIT):

Führen Sie einmal pro Woche 20 bis 30 Minuten HIIT durch.

Beispiel: 30 Sekunden Sprints, gefolgt von 30 Sekunden Pause, insgesamt 10 Runden.

Variieren Sie die Übungen mit Burpees, Seilspringen oder Bergsteigen, um unterschiedliche Muskelgruppen zu beanspruchen.

Beweglichkeitstraining:

Integrieren Sie täglich 15 bis 20 Minuten Beweglichkeitstraining in Ihren Alltag.

Nutzen Sie dynamisches Stretching vor dem Training und statisches Dehnen oder Yoga zur Regeneration.

Balance- und Koordinationstraining:

Üben Sie 3-mal pro Woche für jeweils 15 Minuten Balance- und Koordinationsübungen.

Beispiele: Einbeinstand mit geschlossenen Augen, Übungen auf dem Bosu-Ball oder einem weichen Kissen.

Aktiver Lebensstil:

Streben Sie an, täglich mindestens 10 000 Schritte zu gehen.

Nutzen Sie einen Stehschreibtisch, und wechseln Sie alle 30 Minuten Ihre Sitzposition.

Outdoor-Aktivitäten:

Verbringen Sie einmal pro Woche mindestens zwei Stunden in der Natur.

Aktivitäten wie Wandern, Klettern oder Trailrunning bieten zusätzliche kognitive Stimulation und fördern das Wohlbefinden.

Regeneration und Erholung:
Planen Sie 1 bis 2 Ruhetage pro Woche ein, um Ihrem Körper die notwendige Erholung zu ermöglichen.
Nutzen Sie regelmäßige Massagen oder Foam Rolling, um die Regeneration zufördern.
Mentales Training:
Praktizieren Sie täglich 10 bis 20 Minuten Meditation oder Achtsamkeitsübungen.
Kombinieren Sie diese mit Atemübungen, um Stress abzubauen und die mentale Gesundheit zu fördern.
Leistungsverfolgung und Anpassung:
Führen Sie ein Trainingsprotokoll, um Ihre Fortschritte zu dokumentieren. Überprüfen und passen Sie Ihren Trainingsplan alle 4 bis 6 Wochen an, um kontinuierliche Verbesserungen sicherzustellen.

MONITORING

Die Effektivität Ihres Bewegungsprogramms können Sie mit folgenden Hilfen überprüfen:
Definieren Sie klare Ziele
Legen Sie konkrete, messbare Ziele für Ihr Bewegungsprogramm fest, wie zum Beispiel Verbesserung der Ausdauer, Kraftzuwachs oder Gewichtsreduktion.
Erstellen Sie einen Baseline-Test
Führen Sie zu Beginn eine umfassende Bestandsaufnahme Ihrer aktuellen Fitness durch. Dies kann Ausdauertests, Kraftmessungen und Körperkompositionsanalysen beinhalten.
Führen Sie regelmäßige Leistungstests durch
Wiederholen Sie diese Tests in regelmäßigen Abständen, idealerweise alle 4 bis 6 Wochen, um Fortschritte zu messen.

Nutzen Sie Tracking-Tools
Verwenden Sie Fitness-Apps oder Wearables, um tägliche Aktivitäten, Trainingseinheiten und wichtige Gesundheitsparameter wie Herzfrequenz und Schlafqualität zu erfassen.
Führen Sie ein Trainingsprotokoll
Dokumentieren Sie jede Trainingseinheit mit Details zu Dauer, Intensität und Art der Übungen.
Messen Sie Körperparameter
Nehmen Sie regelmäßig Körpermaße wie Gewicht, Körperfettanteil und Umfänge auf.
Bewerten Sie subjektive Faktoren
Notieren Sie Ihr allgemeines Wohlbefinden, Energielevel und wahrgenommene Anstrengung bei Übungen.
Analysieren Sie die Daten
Vergleichen Sie die gesammelten Daten mit Ihren Ausgangswerten und Zielen, um Fortschritte und Bereiche mit Verbesserungspotenzial zu identifizieren.
Passen Sie das Programm an
Basierend auf den Ergebnissen des Monitorings, nehmen Sie bei Bedarf Anpassungen an Ihrem Bewegungsprogramm vor.
Setzen Sie Meilensteine
Definieren Sie Zwischenziele, und feiern Sie erreichte Fortschritte, um die Motivation aufrechtzuerhalten.

Durch die konsequente Anwendung dieser Monitoring-Methoden können Sie die Effektivität Ihres Bewegungsprogramms kontinuierlich überprüfen und optimieren. Denken Sie daran, dass Konsistenz bei der Datenerfassung und -auswertung der Schlüssel zu aussagekräftigen Ergebnissen ist. Dieses systematische Monitoring ermöglicht es Ihnen, frühzeitig Probleme oder Abweichungen zu erkennen und entsprechende Anpassungen vorzunehmen, um Ihre Fitnessziele effektiv zu erreichen.

2. Ernährung: Kraftstoff für ein langes und gesundes Leben

Damit wir in Gesundheit ein möglichst hohes Alter erlangen, spielt die Ernährung eine entscheidende Rolle. Aber was bedeutet eigentlich »richtige« Ernährung? Darüber können Sie jeden Tag in unterschiedlichen Zeitschriften lesen, und je mehr Sie lesen, desto verwirrter werden Sie sein. In einer Welt voller Diät-Mythen und Ernährungstrends ist es kein Wunder, dass viele Menschen frustriert sind, wenn sie versuchen, sich in Magazinen über richtige Ernährung zu informieren. Der Grund dafür liegt in einer Kombination aus kommerziellen Interessen, Sensationsgier, widersprüchlichen Informationen, mangelhafter wissenschaftlicher Grundlage und der Vernachlässigung des Themas individueller Ernährung. Zeitschriften sind wie Verkaufsmaschinen auf Steroiden. Sie sind vollgestopft mit Werbung für Nahrungsergänzungsmittel, Diätprodukte und angebliche Wunderwaffen. Diese Werbung beeinflusst oft die Berichte, die Sie lesen. Sie könnten Ihnen erzählen, dass ein bestimmtes Superfood oder Diätprogramm das Nonplusultra ist – und zufälligerweise gibt es eine Anzeige für dieses Produkt auf der nächsten Seite. Eine Veröffentlichung schwärmt von den Vorteilen einer exotischen Beere, während die Werbung für teure Extrakte aus genau dieser Frucht direkt daneben prangt. Ziemlich verdächtig, oder?

Zeitschriften lieben es, auf der Welle der neuesten Ernährungshypes zu surfen. Schlagzeilen wie »Verlieren Sie fünf Kilo in einer Woche mit dieser magischen Diät!« sind vielversprechend, aber oft schlichtweg unrealistisch und wissenschaftlich fragwürdig. Diese Sensationslust führt dazu, dass komplexe Ernährungsfragen auf simple, reißerische Aussagen reduziert werden. Behauptungen wie »Diese Wunderfrucht lässt Ihre Pfunde schmelzen!« sind nicht nur übertrieben, sondern auch irreführend.

Ist Ihnen jemals aufgefallen, dass das, was in einer Ausgabe als gesund angepriesen wird, in der nächsten Ausgabe als gefährlich bezeichnet wird? Willkommen in der verwirrenden Welt der Ernährungspublikationen! Wissenschaftliche Erkenntnisse entwickeln sich ständig weiter, aber Zeitschriften springen oft von einer Trendstory zur nächsten, ohne den nötigen Kontext zu liefern. Eine Woche heißt es, kohlenhydratarme Diäten sind der Schlüssel, und in der nächsten Woche sollen wir alle Vollkorn essen. Was denn nun?

Viele Artikel basieren auf dürftigen wissenschaftlichen Beweisen oder auf Einzelstudien, die noch nicht ausreichend bestätigt wurden. Noch schlimmer: Einige Berichte stützen sich auf die Meinung von Prominenten oder selbst ernannten Expertinnen ohne fundierte Ausbildung in Ernährungswissenschaften. Ein Promi-Guru schwört auf eine Saftkur, aber wo sind die wissenschaftlichen Belege? Spoiler: Es gibt keine.

Einheitslösungen für Ernährung funktionieren ohnehin nicht, weil jeder Mensch einzigartig ist. Magazine liefern oft allgemeine Tipps, die für die breite Masse gedacht sind, aber individuelle Bedürfnisse und gesundheitliche Bedingungen komplett ignorieren. Eine Diät, die für eine junge, gesunde Person funktioniert, könnte für jemanden mit Diabetes oder Herzproblemen katastrophal sein. Unser Körper braucht Nahrung aus vielen wichtigen Gründen. Wenn wir diese verstehen, können wir bewusster essen und unsere Gesundheit nachhaltig fördern. Deshalb möchten wir Ihnen in diesem Kapitel vor allem Hilfe zur Selbsthilfe geben. Wir erklären Ihnen die Grundbegriffe der Ernährung und stellen den Zusammenhang zwischen Nährstoffen und den physiologischen Vorgängen im Körper her. Mit diesem Wissen können Sie die aktuelle Berichterstattung besser einordnen und merken schnell, welche Informationen brauchbar sind und welche nicht.

Noch ein Spoiler: DIE richtige Ernährung gibt es nicht. Das ist auch gut so, weil unsere Ernährungsweise nicht nur unsere Lebensvorgänge steuert, sondern auch Genuss bedeutet. Dieser Genuss ist sehr individuell und soll Ihnen nicht genommen werden. Es geht bei dem Zusammenhang von Ernährung und Longevity in der Hauptsache darum, einige wenige Gewohnheiten und Nahrungsmittel zu vermeiden. Das reicht völlig aus. Das häufig verwendete Pareto-Prinzip greift auch hier. Wenn Sie lediglich 20 Prozent Ihrer Ernährungsgewohnheiten ändern, werden Sie 80 Prozent der optimalen Ernährung erreichen, um ein langes und gesundes Leben zu führen.

Warum brauchen wir Nahrung? Unsere wichtigsten Nährstoffe und ihre Aufgaben

Unser Körper funktioniert prinzipiell ähnlich wie ein Auto. Ohne Treibstoff kommt es nicht weit. Unsere Nahrung liefert den Treibstoff, den unser Körper braucht, um zu funktionieren. Kohlenhydrate, Fette und Proteine aus unserer Nahrung werden in Energie umgewandelt. Diese Energie benötigen wir für alles, was wir tun – vom Atmen und Gehen bis zum Denken und Sport treiben.

Unser Organismus erneuert ständig seine Zellen und repariert Gewebe. Dafür braucht er Proteine, die in kleinere Bausteine, sogenannte Aminosäuren, zerlegt werden. Diese Aminosäuren sind wie die Ziegelsteine beim Hausbau – sie sind notwendig, um Muskeln, Haut, Haare und andere Körpergewebe zu erhalten und zu reparieren.

Vitamine und Mineralstoffe sind wie die Mechaniker, die dafür sorgen, dass alles reibungslos läuft. Sie helfen Enzymen und Hormonen, richtig zu arbeiten. Das ist wichtig für unser Immunsystem, die

Blutgerinnung, die Funktion von Muskeln und Nerven und viele andere essenzielle Prozesse.

Antioxidantien fangen radikale Moleküle

Viele Lebensmittel enthalten Antioxidantien, die helfen, freie Radikale im Körper zu neutralisieren. Freie Radikale sind instabile Moleküle, die Zellen schädigen und zur Alterung beitragen können. Antioxidantien wie Vitamin C, Vitamin E und Polyphenole, die in Obst, Gemüse, Nüssen und Tee vorkommen, können diese Schäden verringern und die Zellgesundheit fördern. Dadurch wird die Zellalterung verlangsamt und das Risiko für chronische Krankheiten reduziert. Ballaststoffe, die vor allem in Obst, Gemüse und Vollkornprodukten vorkommen, sind wichtig für eine gesunde Verdauung. Sie helfen, den Blutzuckerspiegel zu regulieren und fördern ein gesundes Darmmikrobiom – das ist die Gemeinschaft von nützlichen Bakterien in unserem Darm. Ein gesundes Darmmikrobiom ist wichtig für ein starkes Immunsystem und einen gut funktionierenden Stoffwechsel.

Entzündungshemmende Effekte

Chronische Entzündungen sind ein weiterer Faktor, der die Alterung sowie die Entstehung von Herz-Kreislauf-Erkrankungen, Diabetes und Krebs fördert. Bestimmte Nährstoffe und Lebensmittel haben entzündungshemmende Eigenschaften. Omega-3-Fettsäuren, die in Fisch, Leinsamen und Walnüssen vorkommen, sowie sekundäre Pflanzenstoffe in Gemüse und Früchten können Entzündungen im Körper reduzieren und somit die Gesundheit verbessern.

Einfluss auf die Genexpression und Epigenetik

Unsere Gene spielen eine wichtige Rolle bei der Bestimmung unserer Gesundheit und Lebensdauer. Die Ernährung kann die Genexpression beeinflussen – also welche Gene aktiv sind und welche nicht. Dies geschieht durch epigenetische Mechanismen, bei denen bestimmte Nährstoffe chemische Veränderungen an der DNA verursachen. Diese Mutationen können die Aktivität von Genen regulieren, die an der Alterung und an der Entstehung von Krankheiten beteiligt sind. Beispielsweise kann eine Ernährung, die reich an Folat, B-Vitaminen und anderen Mikronährstoffen ist, positive epigenetische Effekte haben.

Zellalterung und Telomere

Im Vorherigen haben wir bereits die Telomere kennengelernt. Es sind die Schutzkappen an den Enden unserer Chromosomen, die bei jeder Zellteilung kürzer werden. Bestimmte Nährstoffe und eine gesunde Ernährung können dazu beitragen, die Länge der Telomere zu erhalten. Studien haben gezeigt, dass eine Ernährung, reich an Antioxidantien, wie sie in Obst und Gemüse vorkommen, und arm an verarbeiteten Lebensmitteln, die Telomerlänge positiv beeinflussen kann.

DNA-Reparaturmechanismen

Unsere Zellen verfügen über Reparatursysteme, die DNA-Schäden erkennen und ausgleichen können. Eine effektive DNA-Reparatur ist entscheidend für die Aufrechterhaltung der Zellgesundheit und die Verhinderung von Krebs und anderen altersbedingten Krankheiten. Nährstoffe wie Zink, Magnesium und Vitamin D spielen eine wichtige Rolle in diesen Prozessen. Eine ausgewogene Ernährung, die reich an diesen Nährstoffen ist, unterstützt die Fähigkeit der Zellen, DNA-Schäden zu reparieren, und trägt somit zu einer längeren und gesünderen Lebensspanne bei.

Daraus entsteht eine ganz schön lange Liste der Funktionen von Nahrung:

- Bereitstellung von Energie für den Alltag
- Bausteine für Wachstum und Reparatur
- Aufrechterhaltung der Körperfunktionen
- Schutz vor Krankheiten
- Regulierung von Stoffwechselprozessen
- Flüssigkeitsbalance

Makronährstoffe

Makronährstoffe sind die Hauptbestandteile unserer Ernährung und liefern die Energie, die unser Körper für seine täglichen Funktionen benötigt. Diese wichtigen Nährstoffe lassen sich in drei Hauptkategorien einteilen: Kohlenhydrate, Proteine und Fette. Jede dieser Kategorien spielt eine einzigartige und wichtige Rolle für unsere Gesundheit und Langlebigkeit.

Die Energie, die wir aus Lebensmitteln gewinnen, wird als Nährwert bezeichnet. Dies ist die Menge an verwertbarer Energie, die unser Körper aus der Nahrung ziehen kann. Sie wird in Kilojoule (kJ) oder der geläufigeren Einheit Kilokalorien (kcal), oft einfach als Kalorien bezeichnet, gemessen. Ein Blick auf die Verpackung von Lebensmitteln zeigt uns, wie viele Kalorien pro 100 Gramm das jeweilige Produkt liefert.

Kohlenhydrate – Tückische Energielieferanten

Kohlenhydrate sind eine der Hauptenergiequellen unseres Körpers. Sie werden in einfache und komplexe Kohlenhydrate unterteilt. Ihre Qualität ist entscheidend für die Gesundheit. Deshalb lohnt es sich, die Unterschiede der verschiedenen Arten einmal detailliert anzuschauen.

Glukose

Als Traubenzucker bekannt, ist Glukose der einfachste Zucker und die wichtigste Energiequelle für unseren Körper. Wenn wir Kohlenhydrate essen, werden sie in Glukose umgewandelt, die direkt in unseren Blutkreislauf aufgenommen wird. Glukose wird von unseren Zellen verwendet, um Energie zu produzieren, die wir für alle Aktivitäten, vom Denken bis zur Bewegung, benötigen. Es ist der Zucker, den unser Körper am schnellsten nutzen kann.

Fruktose

Auch Fruchtzucker genannt, kommt Fruktose hauptsächlich in Früchten und Honig vor. Sie ist ebenfalls ein Einfachzucker, aber ihr Stoffwechselweg im Körper unterscheidet sich von dem der Glukose. Fruktose wird in der Leber verstoffwechselt und nicht direkt in den Blutkreislauf aufgenommen. Wenn wir zu viel Fruktose zu uns nehmen, dann sammelt sie sich ungenutzt in der Leber an. Das kann zu Leberproblemen und Insulinresistenz führen, daher sollte der Konsum von fruktosehaltigen Lebensmitteln, wie Softdrinks und verarbeitete Snacks, begrenzt werden.

Saccharose

Sie ist der Zucker, den wir als Haushaltszucker kennen. Es handelt sich um ein Disaccharid, das aus einem Molekül Glukose und einem Molekül Fruktose besteht. Wenn wir Saccharose zu uns nehmen, wird sie im Verdauungstrakt in diese beiden Bestandteile aufgespalten. Saccharose kommt in vielen Lebensmitteln vor, darunter Obst, Gemüse und verarbeitete Produkte, und ist für die Süße darin verantwortlich. Gerade in hochverarbeiteten Lebensmitteln, wie Limonade, Fruchtsäfte, Ketchup, Kuchen, aber auch Fruchtjoghurt, ist viel Saccharose enthalten, die wir auf den ersten Blick nicht erkennen. Daher stammt auch der Name »Versteckter Zucker«. Deshalb ist beim Verzehr dieser Lebensmittel Vorsicht geboten, denn dadurch bekommt man leicht eine »Überdosis« an Zucker.

Stärke

Stärke ist ein komplexes Kohlenhydrat, das aus vielen Glukosemolekülen besteht, die in langen Ketten verbunden sind. Sie kommt in Lebensmitteln wie Kartoffeln, Reis, Mais und Getreide vor. Da Stärke ein komplexer Zucker ist, wird sie langsamer verdaut als Einfachzucker. Unser Körper muss die langen Ketten in einzelne Glukosemoleküle zerlegen, bevor sie ins Blut aufgenommen werden können. Dadurch liefert Stärke eine gleichmäßige und lang anhaltende Energiequelle, die uns länger satt hält.

Ballaststoffe

Sie sind eine besondere Art von Kohlenhydraten, die in pflanzlichen Lebensmitteln wie Obst, Gemüse, Vollkornprodukten und Hülsenfrüchten vorkommen. Im Gegensatz zu anderen Kohlenhydraten können Ballaststoffe nicht vom Körper verdaut werden. Stattdessen passieren sie weitgehend unverdaut den Verdauungstrakt und erfüllen dabei wichtige Funktionen:

Förderung der Verdauung: Ballaststoffe erhöhen das Stuhlvolumen und erleichtern den Stuhlgang, was Verstopfung vorbeugt.

Blutzuckerkontrolle: Sie verlangsamen die Aufnahme von Zucker in den Blutkreislauf, was zu stabileren Blutzuckerwerten führt.

Herzgesundheit: Ballaststoffe können helfen, den Cholesterinspiegel zu senken und das Risiko von Herzerkrankungen zu verringern.

Sättigungsgefühl: Sie machen länger satt, was helfen kann, ein gesundes Gewicht zu halten.

Komplexe Kohlenhydrate, die in Vollkornprodukten, Gemüse und

Hülsenfrüchten vorkommen, sind reich an Ballaststoffen und Nährstoffen. Sie werden langsamer verdaut und führen zu einem gleichmäßigeren Blutzuckerspiegel. Einfache Kohlenhydrate, die in Zucker und raffinierten Lebensmitteln vorkommen, verursachen schnelle Blutzuckerspitzen und können zu Gewichtszunahme und Stoffwechselproblemen führen.

Name	Anzahl der Bausteine	Wichtige Vertreter
Monosaccharide (Einfachzucker)		Glucose (Traubenzucker) Fructose (Fruchtzucker) Galactose (Schleimzucker)
Disaccharide (Zweifachzucker)		Saccarose (Rohr-, Rübenzucker) Lactose (Milchzucker) Maltose (Malzzucker)
Oligosaccharide (Mehrfachzucker)	... bis 10	... Für die menschliche Ernährung von geringer Bedeutung
Polysaccharide (Vielfachzucker)	... mehr als 10 bis mehrere 100 000	Stärke (pflanzlich) Amylopektin Amylose Glykogen (tierisch)
komplexe Kohlenhydrate (Nahrungsfasern)	... mehr als 10 bis mehrere 100 000	Cellulose Hemicellulose Pectin

Abb. IV.3: Die verschiedenen Kohlenhydrate im Überblick

Kohlenhydrate und Zucker sind also wichtige Bestandteile unserer Ernährung, die uns die nötige Energie für den Alltag liefern, aber ein »Zuviel«, insbesondere der einfachen Zucker, ist schädlich für unsere Gesundheit.

Tatsächlich essen wir eine Menge Zucker, der in verarbeiteten Lebensmitteln steckt, ohne es zu merken. Laut dem Bundesministerium für Ernährung und Landwirtschaft (BMEL) lag der durchschnittliche Pro-Kopf-Verbrauch von Zucker in Deutschland im Jahr 2020 bei etwa 32,5 Kilogramm pro Jahr. Dieser Verbrauch umfasst den Zucker, der direkt aus Lebensmitteln und Getränken konsumiert wird. Das klingt nicht nur viel, das ist auch sehr viel und entspricht fast der Größe einer Tafel Schokolade aus purem Zucker täglich. Die Weltgesundheitsorganisation (WHO) empfiehlt die Tagesdosis von 25 Gramm Zucker pro Tag und Kopf. Besonders Kinder und Jugendliche konsumieren zu viel Zucker. Daten aus Verzehrstudien der Deutschen Gesellschaft für Ernährung (DGE) zeigen, dass ein großer Anteil an freiem Zucker in der täglichen Ernährung aus Süßwaren (36 Prozent) und zuckerhaltigen Getränken wie Fruchtsäften und Nektaren (26 Prozent) sowie Limonaden (12 Prozent) stammt. Und nicht nur das – und das ist das Tückische daran –, denn wir nehmen sogar noch mehr Zucker zu uns, ohne es zu wissen: Wenn wir uns zum Beispiel morgens ein Honigbrot schmieren, ein Knuspermüsli zubereiten oder unseren Burger mit Ketchup verfeinern. Da ist nämlich auch Zucker drin. Und das sind dann noch einmal zehn Kilo mehr im Jahr.

Leider steht unser Gehirn auf Zucker, obwohl es unserem Körper nicht guttut. Zucker wirkt wie eine Droge und macht körperlich und psychisch abhängig. Glukose und Fruktose sorgen für die Ausschüttung von Dopamin und steuern die gleichen Signalwege im Gehirn wie harte Drogen.

Warum ist denn eine Überdosis an Zucker überhaupt so gefährlich für unsere Gesundheit? Dazu schauen wir uns einmal an, was im Körper passiert, wenn wir Zucker zu uns nehmen. Saccharose, also Haushaltszucker, besteht zur Hälfte aus Glukose, geht ins Blut und wird von unserem Körper mithilfe des Hormons Insulin von den

Zellen aufgenommen. Dadurch bekommen wir einen schnellen Energieschub. Das klingt zwar erst mal gut, aber Achtung: Denn überschüssige Energie, die wir nicht sofort verbrauchen, lagern wir als Fett ein – und das ist schlecht. Außerdem lässt Glukose den Insulinspiegel sehr rasch ansteigen. Wenn wir also dauernd Zucker essen, erhöhen sich auch der Blutzuckerspiegel und die Insulinausschüttung ständig. Daraus entsteht irgendwann Insulinresistenz, das heißt, unsere Zellen werden unempfindlich gegenüber dem Hormon. Die Folge kann dann Diabetes Typ 2 sein, eine unserer gefährlichsten Volkskrankheiten, die eine typische Wohlstandserkrankung ist. Sie breitet sich bei einem permanenten Überangebot an Nahrung aus. Bereits jetzt haben etwa sieben bis acht Prozent aller Menschen in Deutschland einen Diabetes mellitus Typ 2. Die Erkrankung ist deshalb besonders tückisch, weil sie zunächst einmal keine großen Beschwerden verursacht und man sich fragt, warum man sie überhaupt behandeln soll. Die Langzeitschäden sind allerdings dramatisch, weil sie zu irreparablen Schäden am Herzen, den Gefäßen, den Nieren und den Nervenendigungen führt. Vorzeitiger Herzinfarkt und Arterienverkalkung sind die unweigerliche Folge. Nicht zuletzt wegen dieses Teufelskreises wird Insulin auch als »Masthormon« bezeichnet.

Glukose ist also »böse«. Und wie sieht es mit Fruktose, also Fruchtzucker, dem anderen Teil im Haushaltzucker, aus? Der steckt ja im Obst – kann also nur gut sein, oder? Auch das stimmt leider nur bedingt, denn ein Zuviel an Fruchtzucker kann die Leber schädigen, wo er verstoffwechselt wird. Kommt dort mehr Fruktose an, als das Organ überhaupt verwerten kann, wandelt es den Zucker in Fett um. Das wird in der Leber eingelagert und fördert Entzündungen und übrigens auch Gichtanfälle. Nach Informationen der Deutschen Leberstiftung ist jeder vierte Mensch über 40 Jahre hierzulande von einer solchen Fettleber betroffen. Und das hat dann nicht unbedingt etwas mit einem erhöhten Alkoholkonsum zu tun. Eine Fettleber ist zudem einer der Hauptgründe dafür, dass sich eine Insulinresistenz entwickelt und Typ-2-Diabetes entsteht. Denn die Leber versucht, das Fett wieder loszuwerden. Sie wandelt es in Glukose um und gibt diese ins Blut ab. Dadurch steigen dann wieder Blutzucker- und Insulinspiegel. Wenn schon ein Typ-2-Diabetes besteht, befeuern sich Fettleber und Stoffwechselerkrankung gegenseitig.

Und auch hier lauert die Gefahr oft im Geheimen, denn es gibt keine Kennzeichnungspflicht für Fruchtzucker. Fruktose ist billiger als Haushaltszucker und süßer. Deshalb werden immer mehr Produkte mit Fruchtzucker gesüßt – Ketchup, Fertiggerichte, Soßen oder Müslis. Das macht es nicht besser, denn Fruchtzucker ist nicht kalorienärmer oder gesünder als normaler Zucker. Zum Beispiel Smoothies: Sie können je nach enthaltener Fruchtart sogar mehr Zucker als Cola enthalten. Das heißt, Smoothies sind auch eine Art Süßigkeit. Wer auf Nummer sicher gehen will, sollte stattdessen Obst als Ganzes essen.

Einen beliebten Trick, Zucker zu verheimlichen, wendet die Industrie an, indem sie »zuckerfreie« Produkte anpreist, weil sie nicht mit Zucker, sondern Agavendicksaft, Honig, Ahornsirup oder Ähnlichem gesüßt werden. Das klingt wie eine gesunde Zutat, aber auch diese Stoffe enthalten Zucker und sind damit, in großer Menge genossen, ebenso gesundheitsschädlich wie Haushaltszucker.

Wer Blutzuckerspitzen vermeiden möchte, aber nicht auf Süßes verzichten mag, kann auf verschiedene Zuckerersatzstoffe zurückgreifen:

Stevia: Ein natürlicher Zuckerersatzstoff, der aus den Blättern der Stevia-Pflanze gewonnen wird. Er ist kalorienfrei und hat eine sehr hohe Süßkraft, wird oft als Pulver oder Flüssigkeit verkauft und kann zum Süßen von Getränken, Backwaren und anderen Lebensmitteln verwendet werden.

Erythrit: Der Zuckeralkohol, der natürlicherweise in bestimmten Früchten und fermentierten Lebensmitteln vorkommt, hat einen sehr geringen glykämischen Index (kurz: GI; dazu im Folgenden mehr) und liefert fast keine Kalorien. Erythrit schmeckt ähnlich wie Zucker und kann in fast allen Rezepten als 1 : 1-Ersatz verwendet werden.

Xylitol: Ein weiterer Zuckeralkohol, der aus Birkenholz oder Mais hergestellt wird. Es hat etwa die gleiche Süßkraft wie Zucker, aber mit einem niedrigeren glykämischen Index. Xylitol hat den zusätzlichen Vorteil, dass es karieshemmende Eigenschaften hat und oft in zuckerfreien Kaugummis und Zahnpflegeprodukten verwendet wird.

Erythritol/Steviolglycoside-Mischung: Die Kombination aus Erythritol und Steviolglycosiden (den aktiven Bestandteilen von Stevia) wird oft als Zuckerersatzstoff verwendet. Diese Mischung bietet die Vorteile von beiden Substanzen: die geringe Kalorienzahl und den natürlichen Ursprung von Stevia sowie die angenehme Textur.

Mönchsfrucht-Extrakt: Die Monk Fruit, auch bekannt als *Luo Han Guo*, ist eine Frucht, die in Südostasien heimisch ist. Ihr Extrakt wird als natürlicher Zuckerersatzstoff verwendet, der keine Kalorien hat und eine hohe Süßkraft aufweist. Mönchsfrucht-Extrakt kann in Pulver- oder Flüssigform gekauft werden und ist eine beliebte Wahl für Menschen, die nach einer natürlichen Alternative zu Zucker suchen.

Sicher stellen Sie sich jetzt die Frage: Was tun mit diesem Wissen? Wie kann ich die Energie der Kohlenhydrate nutzen, ohne dass sie mir schaden? Dazu gibt es ein sehr praktisches und alltagstaugliches Hilfsmittel.

Der glykämische Index ist ein Maß dafür, wie schnell und wie stark ein Nahrungsmittel den Blutzuckerspiegel ansteigen lässt. Lebensmittel mit einem hohen GI-Wert lassen den Blutzuckerspiegel rasch in die Höhe schießen, während solche mit einem niedrigen GI-Wert für eine langsamere und gleichmäßigere Freisetzung von Zucker ins Blut sorgen.

Die GI-Werte von Lebensmitteln kann man in speziellen Tabellen und Datenbanken nachschlagen, die oft online verfügbar sind. Diese Listen kategorisieren Nahrungsmittel je nach ihrem Einfluss auf den Blutzuckerspiegel. Zum Beispiel haben viele Vollkornprodukte, Gemüse und Hülsenfrüchte niedrige GI-Werte, während weißes Brot, Reis und Zucker einen hohen GI-Wert aufweisen. Keine Sorge, Sie müssen nicht in Zukunft bei jedem Einkauf und Restaurantbesuch diese Tabellen mit sich führen. Wenn Sie die Listen aber einige Male angeschaut haben, bekommen Sie sehr schnell ein gutes Gefühl dafür, welche Lebensmittel einen hohen beziehungsweise niedrigen GI haben. Die Kenntnis des glykämischen Index kann uns helfen, bessere Ernährungsentscheidungen zu treffen.

Hier einige einfache Tipps:

Bevorzugen Sie Vollkornprodukte: Vollkornbrot statt Weißbrot und Naturreis statt weißem Reis.

Setzen Sie auf Gemüse und Hülsenfrüchte: Diese haben in der Regel niedrige GI-Werte und sind zudem reich an Ballaststoffen und Nährstoffen.

Kombinieren Sie Lebensmittel: Indem Sie Produkte mit niedrigem GI mit solchen mit höherem GI zusammen essen, können Sie den Gesamt-GI einer Mahlzeit senken, zum Beispiel ein Stück Obst (niedriger GI) mit einem Stück Kuchen (hoher GI).

Zum Schluss dieses Abschnitts kommt noch ein gesunder Tipp für alle Pasta-Liebhaber. Nudeln, Reis und Kartoffeln enthalten das Polysaccharid Stärke als Kohlenhydrate. Beim Kochen platzen die Stärkekörner auf und können von unserer Verdauung verwertet werden.

Lässt man diese Lebensmittel abkühlen, dann kristallisieren die Stärketeilchen und bilden sogenannte resistente Stärke, die von Verdauungsenzymen nicht mehr aufgespalten werden können, sodass sie unverdaut den Dünndarm verlässt. So kann man sich auch aus diesen Lebensmitteln Ballaststoffe selber »basteln«. Der Effekt bleibt übrigens erhalten, wenn Sie die abgekühlten Nudeln, Kartoffeln oder den Reis wieder kurz erwärmen. So gesund kann Resteverwertung sein!

Unsere Hitliste gesunder Kohlenhydrate

Vollkornprodukte: Haferflocken, Quinoa, brauner Reis und Vollkornbrot bieten komplexe Kohlenhydrate und Ballaststoffe.

Hülsenfrüchte: Erbsen, Bohnen, Linsen und Kichererbsen sind reich an Kohlenhydraten und Proteinen.

Obst: Äpfel, Bananen, Beeren und Orangen liefern natürlichen Zucker und Vitamine.

Gemüse: Süßkartoffeln, Kürbis, Karotten, Mais und alle Kohlarten enthalten gesunde Kohlenhydrate und Nährstoffe.

Milchprodukte: Joghurt und Milch bieten Kohlenhydrate in Form von Laktose.

Nüsse und Samen: Chia-Samen und Leinsamen enthalten Ballaststoffe und Kohlenhydrate.

Proteine – Das Baumaterial unseres Körpers

Unser Körper ist wie eine Dauerbaustelle. Ständig müssen Strukturen repariert und erneuert werden. Die wichtigsten Materialien auf dieser Baustelle sind Proteine. Das sind große Moleküle, die aus Ketten von Aminosäuren bestehen. Es gibt 20 verschiedene Aminosäuren, die in nahezu unendlichen Kombinationen angeordnet werden können, um verschiedene Proteine zu bilden. Die meisten Aminosäuren kann unser Körper selber herstellen, aber acht von ihnen müssen wir mit der

Nahrung aufnehmen. Die Bausteine Valin, Methionin, Leucin, Isoleucin, Phenylalanin, Tryptophan, Threonin und Lysin werden deshalb auch »essenzielle Aminosäuren« genannt.

Diese Moleküle sind in jeder Zelle unseres Körpers vorhanden und wahre Multitalente. Proteine bilden das Grundgerüst für unsere Muskeln, Haut und Knochen, transportieren wichtige Moleküle wie Sauerstoff durch unseren Körper, beschleunigen als Enzyme chemische Reaktionen, die für das Leben notwendig sind, schützen uns als Antikörper vor Krankheiten und ermöglichen uns – durch Muskelproteine wie Aktin und Myosin –, uns zu bewegen.

Ständig werden Proteine im Körper auf- und abgebaut. Sind diese Prozesse im Gleichgewicht, dann ist unser Körper im »Steady State«.

Die Deutsche Gesellschaft für Ernährung (DGE) empfiehlt 0,8 bis 1 Gramm Protein pro Kilogramm Körpergewicht täglich. Damit hat Eiweiß einen Anteil von ungefähr 10 Prozent an der täglichen Gesamtenergiezufuhr. Das ist ein guter Anhaltspunkt, allerdings variiert der Proteinbedarf je nach Alter, Geschlecht, Körpergewicht und Aktivitätsniveau.

Bei anstrengender körperlicher Arbeit und im Leistungssport müssen mehr Zellen repariert werden, und entsprechend mehr »Baustoffe« braucht der Körper. So benötigen Sportlerinnen in Zeiten mit hohen Spitzenbelastungen 1,5 bis 2 Gramm pro Kilogramm Körpergewicht. Da diese Menge über eine normale Ernährung kaum zu bewältigen ist, sind an der Stelle Proteindrinks sehr berechtigt.

Aber auch das Altern ist für den Organismus anstrengend. Im Durchschnitt verlieren Erwachsene etwa 3 bis 8 Prozent ihrer Muskelmasse pro Jahrzehnt nach dem 30. Lebensjahr.

Deshalb benötigen wir mit höherem Alter eine besonders proteinreiche Ernährung, um unsere Muskelmasse zu erhalten (dazu gehört auch gezieltes Krafttraining). Vor allem die Zufuhr der essenziellen

Aminosäuren ist extrem wichtig, damit der Körper seine Reparatur- und Regenerationsprozesse optimal ausüben kann und nicht zu viel Muskelmasse verliert. Ab dem 60. Lebensjahr sollten wir täglich etwa 1 bis 1,5 Gramm Eiweiß pro Kilogramm Körpergewicht zu uns nehmen.

Um von den Vorteilen der Proteine zu profitieren, ohne jedoch Risiken einzugehen, ist es wichtig, die richtige Balance zu finden. Ein Mangel an Proteinen kann zu Muskelschwäche, Wachstumsproblemen (besonders bei Kindern) und einem geschwächten Immunsystem führen. Andererseits kann eine übermäßige Proteinzufuhr die Nieren belasten und bei Menschen mit Nierenerkrankungen schädlich sein.

Unsere Hitliste der gesunden Proteinquellen:

Huhn und Pute: Mageres Geflügel ist eine hervorragende Proteinquelle. Dabei aber auf Bioqualität achten, damit das Fleisch nicht durch Medikamente und minderwertige Futtermittel belastet ist!
Rindfleisch: Besonders mageres Rindfleisch liefert hochwertiges Protein.
Fisch: Wildlachs, Thunfisch und Makrele sind reich an Proteinen und Omega-3-Fettsäuren.
Eier: Vollständig und vielseitig verwendbar, enthalten sie alle essenziellen Aminosäuren.
Hülsenfrüchte: Linsen, Bohnen, Kichererbsen und Erbsen bieten pflanzliches Protein.
Milchprodukte: Joghurt, Käse und Milch liefern Proteine und Kalzium.
Tofu und Tempeh: Gute Quellen für pflanzliches Protein, besonders für Vegetarier und Veganer.
Quinoa: Ein komplettes pflanzliches Protein mit neun essenziellen Aminosäuren.
Nüsse und Samen: Mandeln, Chiasamen und Leinsamen bieten Proteine und gesunde Fette.
Proteinreiches Getreide: Haferflocken und Buchweizen sind gute pflanzliche Proteinquellen.

Dann stellt sich zum Abschluss noch die Frage, aus welcher Quelle die Proteine kommen sollten. Das Deutsche Institut für Ernährungsforschung hat 2016 untersucht, ob tierische oder pflanzliche Proteine gesünder sind – und keine signifikanten Unterschiede festgestellt. Dennoch sollte man bei der Zufuhr beachten, dass tierische Proteine auch Fette enthalten. Gerade die gesättigten Fettsäuren können durchaus gesundheitsschädlich sein, wie wir im nächsten Abschnitt erfahren. Pflanzliche Proteine enthalten demgegenüber häufig – quasi als gesunde Zugabe – wertvolle Ballaststoffe.

Deshalb gilt aus unserer Sicht, wie bei allen anderen Makronährstoffen auch, das Prinzip der Vielfalt. Beziehen Sie Ihre Proteine aus verschiedenen Quellen wie Fleisch, Fisch, Eiern, Milchprodukten, Hülsenfrüchten, Nüssen und Samen.

Fette – Viel besser als ihr Ruf

Fette werden meist als Dickmacher betrachtet. Aber sie sind auch wertvolle Bestandteile unseres Körpers und für eine Menge an Funktionen verantwortlich, die wir dringend brauchen. Zunächst sind sie unser wichtigster Energiespeicher. Wenn die Nahrungszufuhr begrenzt ist, wie zwischen den Mahlzeiten oder während des Fastens, greift der Körper auf diese Fettreserven zurück, um Energie zu gewinnen. Dies ist besonders in Zeiten von Krankheit oder bei körperlicher Anstrengung wichtig, da der Körper dann mehr Energie benötigt, um zu heilen oder zu funktionieren. Und das erklärt nebenbei, wie wir unsere überschüssigen Fettpölsterchen wieder loswerden können. Richtig, durch Fasten UND körperliche Anstrengung!

Eine gewisse Fettschicht brauchen wir allerdings dringend, denn sie wirkt als Isolation, die unseren Körper vor Kälte schützt. Fett dämpft auch mechanische Stöße, was besonders wichtig für den

Schutz empfindlicher Organe, wie der Nieren und des Herzens, ist. Man kann sich das wie eine natürliche Polsterschicht vorstellen, die dafür sorgt, dass diese lebenswichtigen Organe gut geschützt sind.

Nicht so bekannt ist, dass die Fette neben ihren Funktionen als Energiespeicher und Polster auch ein Produktionsbetrieb sind. Sie können Hormone herstellen und deren Funktion regulieren. Dazu gehört zum Beispiel Leptin, ein Hormon, das den Appetit reguliert und den Energiehaushalt steuert. Auch andere wichtige Hormone, wie Östrogene und Testosteron, werden teilweise im Fettgewebe produziert. Diese Hormone sind für viele Körperfunktionen, einschließlich des Fortpflanzungssystems und der allgemeinen körperlichen Entwicklung, unerlässlich.

Bestimmte Vitamine, wie die fettlöslichen Vitamine A, D, E und K, können nur in Anwesenheit von Fetten aufgenommen und gespeichert werden.

Lipide, die Hauptbestandteile von Körperfett, spielen auch eine wesentliche Rolle auf zellulärer Ebene. Sie sind ein elementarer Bestandteil der Zellmembranen, die jede Zelle umgeben und deren Struktur und Funktionalität aufrechterhalten. Diese Membranen sind entscheidend für die Signalübertragung innerhalb und zwischen den Zellen, was für die Kommunikation und das reibungslose Funktionieren unseres Körpers von großer Bedeutung ist. Man kann sich die Zellmembranen wie eine Haut vorstellen, die die Zellen schützt und dafür sorgt, dass sie miteinander kommunizieren können.

Körperfette – Chemisch betrachtet

Körperfett besteht aus bestimmten chemischen Verbindungen, die als Lipide bekannt sind. Lipide sind eine große Gruppe von Molekülen, aber die wichtigsten im Körperfett sind die Triglyceride. Chemisch gesehen, bestehen sie aus zwei Arten von Molekülen:

Glycerol: Dies ist ein kleines Molekül, das als »Rückgrat« dient.

Fettsäuren: An das Glycerol sind drei Fettsäuren gebunden. Triglycerid sieht wie ein Kleiderbügel aus, an dem drei lange Jacken hängen. Der Kleiderbügel ist das Glycerol, und die Jacken sind die Fettsäuren. Fettsäuren sind lange Ketten von Kohlenstoff- und Wasserstoffatomen. Es gibt verschiedene Arten von Fettsäuren:

Ungesättigte Fettsäuren haben eine oder mehrere Doppelbindungen. Sie sind oft bei Raumtemperatur flüssig (wie Olivenöl) und werden landläufig als gesunde Fette bezeichnet, weil es Studien gibt, die zeigen, dass sie das Risiko von Herz-Kreislauf-Erkrankungen senken können. Die bekanntesten ungesättigten Fettsäuren, die wir über die Nahrung aufnehmen, sind Omega-3- und Omega-6-Fettsäuren. Beide spielen wichtige Rollen für unsere Gesundheit. Omega-3-Fettsäuren haben ihre erste Doppelbindung am dritten Kohlenstoffatom der Fettsäurekette, während Omega-6-Fettsäuren ihre erste Doppelbindung am sechsten Kohlenstoffatom haben. Dadurch wirken sie unterschiedlich im Körper.

Omega-3-Fettsäuren findet man hauptsächlich in fettem Fisch wie Lachs und Makrele sowie in Leinsamen, Chiasamen und Walnüssen. Diese Fettsäuren wirken entzündungshemmend, unterstützen die Herz- und Gehirngesundheit und sind wichtig für die Augen. Im Gegensatz dazu sind Omega-6-Fettsäuren häufig in pflanzlichen Ölen wie Sonnenblumen- und Sojaöl sowie in Nüssen und Samen zu finden. Sie können sowohl entzündungshemmend als auch entzündungsfördernd wirken und sind wichtig für das Wachstum, die Gehirnfunktion und die Gesundheit der Haut. Wir sollten also immer für ein ausgewogenes Verhältnis von etwa 5 : 1 (Omega-6 zu Omega-3) sorgen.

Transfette: Die versteckte Gefahr

Transfette sind ungesättigte Fettsäuren, die besonders schädlich für unsere Gesundheit sind. Sie entstehen entweder natürlich in tierischen Produkten oder industriell, wenn pflanzliche Öle mit Wasserstoff versetzt werden, um sie zu härten. Deshalb finden wir sie häufig in verarbeiteten Lebensmitteln wie Backwaren, Margarinen und frittierten Speisen. Der Konsum von Transfetten erhöht das »schlechte« LDL-Cholesterin und senkt das »gute« HDL-Cholesterin, was das Risiko für Herz-Kreislauf-Erkrankungen stark erhöht. Zudem fördern sie Entzündungen, die mit Diabetes, Krebs und anderen chronischen Krankheiten in Verbindung stehen. Viele Länder haben den Einsatz von industriellen Transfetten eingeschränkt oder verboten, doch sie sind immer noch in einigen Lebensmitteln versteckt.

Gesättigte Fettsäuren haben keine Doppelbindungen zwischen den Kohlenstoffatomen. Sie sind in der Regel bei Raumtemperatur fest (wie Butter) und sollten in Maßen konsumiert werden, da ein hoher Verzehr das Risiko für Herzkrankheiten erhöhen kann. Gesättigte Fettsäuren sind in Fleisch, Butter und Käse enthalten. Sie gelten immer als potenziell risikoreich, aber sie sind gar nicht so schlecht wie ihr Ruf, wenn sie in moderaten Mengen aufgenommen werden. Studien haben belegt, dass gerade gesättigte Fettsäuren die schützenden HDL-Cholesterinwerte sogar erhöhen, während sie zugleich das LDL reduzieren.
Sie unterstützen die Aufnahme wichtiger Mineralstoffe wie Kalzium und tragen zur Senkung des Cholesterinspiegels bei, was das Risiko von Herzkrankheiten reduzieren kann. Einige gesättigte Fettsäuren, wie Caprylsäure, können sogar helfen, Infektionen abzuwehren.

Ganz wichtig ist, dass sie dem Körper eine alternative Energiequelle bieten können, indem sie in Ketonkörper umgewandelt werden. Diese dienen als Treibstoff für das Gehirn und erhalten in Fastenzeiten die Leistungsfähigkeit. Nebenbei dienen diese entstehenden chemischen Verbindungen in bewussten Fastenzeiten als Beweis, dass unsere Nahrungsabstinenz funktioniert. Sie lassen sich ganz einfach im Urin mit Teststäbchen nachweisen.

Ein hoher Konsum gesättigter Fettsäuren kann allerdings den Cholesterinspiegel im Blut erhöhen und damit das Risiko für Herz-Kreislauf-Erkrankungen. Zudem können sie Entzündungen im Körper fördern, die mit verschiedenen chronischen Krankheiten in Verbindung gebracht werden, darunter Diabetes und bestimmte Krebsarten.

Wie viel Fettanteil sollten wir denn im Idealfall mit uns herumtragen? Die Weltgesundheitsorganisation (WHO) hat dazu allgemeine Richtlinien herausgegeben. Für Männer im Alter von 40 bis 59 Jahren liegt der empfohlene Körperfettanteil zwischen 11 Prozent und 21 Prozent, während für Männer im Alter von 60 bis 79 Jahren ein Bereich von 13 Prozent bis 24 Prozent als gesund gilt. Für Frauen im Alter von 40 bis 59 Jahren liegt der ideale Körperfettanteil zwischen 23 Prozent und 33 Prozent, und für Frauen im Alter von 60 bis 79 Jahren zwischen 24 Prozent und 35 Prozent.

Wenn Sie Ihren eigenen Körperfettanteil messen möchten, gibt es dafür einige einfache Möglichkeiten. Der unkomplizierteste Weg sind spezielle Körperfettwagen. Sie ermitteln via elektrischen Impulsen den Wert.

Eine simple Methode, ganz ohne Hightech, ist die Caliper-Methode. Bei der Calipometrie wird mittels einer Zange, alternativ auch Daumen und Zeigefinger, die Dicke der Fettschicht gemessen. Je dicker die Hautfalte, desto höher ist der Körperfettanteil. Gemessen wird an unterschiedlichen Körperstellen. Im Internet finden sich zahlreiche kostenlose Rechner, dort können Sie die Messwerte eintragen und so Ihren Körperfettanteil ermitteln.

Um einen gesunden Körperfettanteil zu erlangen oder zu erhalten, ist bei Ihrer täglichen Ernährung ein Fettanteil von etwa 25 bis 30 Prozent ideal. Wenn Sie sich gerade durch schwere körperliche Arbeit oder Sport mehr anstrengen, darf er auch einmal auf 40 Prozent steigen. Achten Sie auch hier auf eine gute Mischung von pflanzlichen und tierischen Fetten.

Hier kommt als Anhaltspunkt eine kleine Liste unserer Favoriten unter den Fettlieferanten

Avocados: Reich an einfach ungesättigten Fettsäuren und Ballaststoffen.

Nüsse und Kerne: Mandeln, Walnüsse, Pistazien und Haselnüsse sind gute Quellen für gesunde Fette und Proteine.

Samen: Chiasamen, Leinsamen und Hanfsamen enthalten Omega-3-Fettsäuren und Ballaststoffe.

Fetthaltiger Fisch: Lachs, Makrele, Sardinen und Thunfisch liefern Omega-3-Fettsäuren.

Olivenöl: Hauptquelle für einfach ungesättigte Fette, besonders in der mediterranen Ernährung.

Kokosöl: Steckt voller mittelkettiger Triglyceride (MCTs), die leicht verdaulich sind.

Dunkle Schokolade: Enthält gesunde Fette sowie Antioxidantien.

Eier: Besonders die Eigelbe sind reich an gesunden Fetten und Nährstoffen.

Tofu und Tempeh: Pflanzliche Quellen für gesunde Fette, besonders für Vegetarier und Veganer.

Joghurt und Käse: Besonders Vollfettvarianten enthalten gesunde Fette.

Mikronährstoffe – Kleine Moleküle, große Wirkung

Mikronährstoffe sind die kleinen, aber mächtigen Helden unserer Ernährung – Vitamine, Mineralstoffe und Spurenelemente, die in minimalen Mengen von unserem Körper benötigt werden, im Gegensatz zu Makronährstoffen nur in Mikrogramm (µg) oder Milligramm (mg). Aber ohne sie läuft nichts rund. Sie sind die winzigen Zahnräder in der großen Maschine des menschlichen Organismus, die dafür sorgen, dass alles reibungslos funktioniert. Sie sind für viele zentrale, biologische Prozesse unverzichtbar, darunter die Unterstützung des Immunsystems und des Energiestoffwechsels, die Förderung der Knochengesundheit und die Funktion von Enzymen und Hormonen.

Mikronährstoffe lassen sich aufgrund ihrer chemischen Natur und ihren Funktionen in einige Hauptgruppen unterteilen. Hier kommt ein kleiner Überblick:

1. Vitamine

Vitamine sind organische Verbindungen, die in kleinen Mengen lebensnotwendig sind. Sie lassen sich weiter unterteilen in:

a. Fettlösliche Vitamine:

Vitamin A (Retinol): Wichtig für Sehkraft, Hautgesundheit und Immunsystem.

Wichtige Quellen: Karotten, Süßkartoffeln, Spinat, Leber, Eigelb

Vitamin D: Fördert die Kalziumaufnahme und ist wichtig für die Knochengesundheit und das Immunsystem.

Wichtige Quellen: Sonnenlicht, fettreicher Fisch (Lachs, Makrele), angereicherte Milchprodukte, Eier

Vitamin E (Tocopherol): Wirkt als Antioxidans, schützt die Zellmembranen und unterstützt das Immunsystem.

Wichtige Quellen: Nüsse, Samen, Pflanzenöle, Spinat, Brokkoli

Vitamin K: Wichtig für Blutgerinnung und Knochengesundheit.

Wichtige Quellen: Grünes Blattgemüse (Kohl, Spinat), Brokkoli, fermentierte Lebensmittel

b. Wasserlösliche Vitamine:

Vitamin C (Ascorbinsäure): Unterstützt das Immunsystem, die Wundheilung, die Kollagenbildung und wirkt als Antioxidans.

Wichtige Quellen: Zitrusfrüchte, Beeren, Paprika, Brokkoli, Kiwis

B-Vitamine: Diese Gruppe umfasst mehrere Vitamine, die für den Energiestoffwechsel und andere Körperfunktionen entscheidend sind.

Wichtige Quellen: Vollkornprodukte, Fleisch, Fisch, Eier, Milchprodukte, Blattgemüse, Hülsenfrüchte

2. Mineralstoffe:

Mineralstoffe sind anorganische Nährstoffe, die in größeren Mengen benötigt werden. Sie lassen sich in Makro- und Spurenelemente unterteilen:

a. Makroelemente:

Kalzium: Essenziell für Knochen- und Zahngesundheit, Muskel- und Nervenfunktion.

Wichtige Quellen: Milchprodukte, grünes Blattgemüse, Mandeln, angereicherte pflanzliche Milch

Phosphor: Wichtig für die Knochen- und Zahngesundheit sowie die Energieproduktion.

Wichtige Quellen: Huhn, Rind, Thunfisch, Wildlachs, Nüsse, Hülsenfrüchte

Kalium: Reguliert den Flüssigkeitshaushalt und unterstützt die Funktion von Muskeln und Nerven.

Wichtige Quellen: Bananen, Kartoffeln, Avocados, Spinat, Bohnen

Natrium: Essenziell für den Flüssigkeitshaushalt, die Nervenfunktion und den Blutdruck.

Wichtige Quellen: Tafelsalz und nahezu alle verarbeiteten Lebensmittel

Magnesium: Unterstützt die Muskel- und Nervenfunktion, die Proteinbildung und die Regulierung des Blutzuckerspiegels.

Wichtige Quellen: Nüsse, Samen, Vollkornprodukte, grünes Blattgemüse

b. Spurenelemente:

Eisen: Zentral für den Sauerstofftransport im Blut und die Energieproduktion.

Wichtige Quellen: Rotes Fleisch (zum Beispiel Rind, Lamm), Hülsenfrüchte wie Linsen und Bohnen, grünes Blattgemüse wie Spinat oder Grünkohl

Zink: Wichtig für Immunsystem, Wundheilung und DNA-Synthese.

Wichtige Quellen: Fleisch, Schalentiere, Nüsse, Samen, Vollkornprodukte

Kupfer: Beteiligt an der Eisenverwertung und der Bildung von roten Blutkörperchen.

Wichtige Quellen: Leber und Innereien (zum Beispiel Rinderleber), Meeresfrüchte wie Austern oder Krabben, Nüsse und Samen (zum Beispiel Sonnenblumenkerne, Cashewnüsse)
Mangan: Essenziell für Knochenbildung und Energiestoffwechsel.
Wichtige Quellen: Vollkornprodukte wie Vollkornbrot oder Haferflocken, Nüsse und Samen (zum Beispiel Haselnüsse und Kürbiskerne), grünes Blattgemüse wie Spinat und Grünkohl
Selen: Hat antioxidative Eigenschaften und unterstützt die Schilddrüsenfunktion.
Wichtige Quellen: Beeren, Nüsse, Samen, Zitrusfrüchte, Blattgemüse
Jod: Wichtig für die Schilddrüsenhormone und den Stoffwechsel.
Wichtige Quellen: Seefisch (zum Beispiel Kabeljau, Thunfisch), Meeresfrüchte wie Garnelen, jodiertes Speisesalz
Chrom: Unterstützt den Glukosestoffwechsel.
Wichtige Quellen: Brokkoli, Vollkornprodukte wie Vollkornbrot oder Gerste, Nüsse (zum Beispiel Haselnüsse)
Molybdän: Bestandteil von Enzymen, die den Aminosäureabbau regulieren.
Wichtige Quellen: Hülsenfrüchte wie Linsen und Erbsen, Getreideprodukte wie Haferflocken und Weizenkeime, Milch und Milchprodukte (zum Beispiel Joghurt, Käse)

3. Spurenstoffe und sekundäre Pflanzenstoffe

Fluorid: Stärkt die Zahnhartsubstanz und beugt Karies vor.
Fluorid findet sich hauptsächlich in schwarzem Tee, Meeresfisch und -früchten sowie in manchen Mineralwässern. Auch fluoridiertes Speisesalz ist eine gängige Quelle. Bei der Fluoridaufnahme ist Vorsicht geboten, um die von der Deutschen Gesellschaft für Ernährung empfohlenen Tagesmengen (3,1–3,8 mg) nicht zu überschreiten.
Polyphenole: Antioxidative Eigenschaften, fördern die Herz-Kreis-

lauf-Gesundheit. Sie sind in einer Vielzahl pflanzlicher Lebensmittel enthalten. Besonders reich daran sind Obst, insbesondere Beeren und Zitrusfrüchte, sowie verschiedene Gemüsesorten, vor allem grünes Blattgemüse. Auch Nüsse, Vollkornprodukte und Rotwein liefern nennenswerte Mengen an Polyphenolen.

Phytochemikalien:

Flavonoide: Eine große Gruppe von Antioxidantien, die in Obst, Gemüse, Tee und Wein vorkommen und entzündungshemmende Eigenschaften haben.

Carotinoide: Pigmente, die in orangefarbenem und rotem Gemüse und Obst vorkommen und das Immunsystem stärken.

Glucosinolate: Verbindungen in Kreuzblütlern wie Brokkoli und Kohl, die krebshemmende Eigenschaften haben.

Wichtige Quellen: Obst (Beeren, Zitrusfrüchte), Gemüse (Brokkoli, Karotten, Spinat), Nüsse und Samen, Tee, dunkle Schokolade.

Um gesund zu bleiben, brauchen wir also Makro- und Mikronährstoffe – in ausreichender Menge und im richtigen Verhältnis zueinander. Das hört sich im ersten Moment ganz schön kompliziert an: Wie um alles in der Welt soll ich denn wissen, welche Nährstoffe ich in welchem Umfang benötige? Das ist doch eine Wissenschaft für sich! Und ja, das ist es – gleichzeitig müssen wir uns nicht zum Ernährungswissenschaftler fortbilden. Eine ausgewogene Ernährung sorgt zumeist dafür, dass Sie gut mit allen Nährstoffen versorgt sind. Eine einfache Hilfsregel ist: Essen Sie bunt. Wenn Sie viele verschiedene Farben an frischem Obst und Gemüse essen, können Sie ziemlich sicher sein, ausgewogen zu essen. Außerdem bietet die Deutsche Gesellschaft für Ernährung (DGE) Nährwerttabellen der 1000 beliebtesten Lebensmittel auf ihren Internetseiten an.

Wer ganz sichergehen will, lässt ein- bis zweimal im Jahr bei seinem Hausarzt die Blutspiegel der Mikronährstoffe messen. Sollten sich dabei Defizite zeigen, besprechen Sie mit Ihrem Arzt, wie diese ausgeglichen werden können.

Ernährungsmuster und Diäten

In einem Kapitel über Ernährung darf das Wort »Diät« nicht fehlen. Dieser Begriff wird allerdings in den letzten Jahren inflationär benutzt und hat inzwischen verschiedene Bedeutungen. In Deutschland versteht man klassisch unter Diät die Maßnahmen, die man unternimmt, um Körpergewicht zu verlieren. Das englische Wort »Diet« hat allerdings unterschiedliche Bedeutungen, die oft zu Verwirrung führen, wenn man es ins Deutsche übersetzt.

Neben den klassischen Abnehmprogrammen kann »Diet« auch einen gesunden Lebensstil bedeuten. Hier geht es nicht ums Abnehmen, sondern darum, wie man generell isst, um gesund zu bleiben. Auf Deutsch spricht man eher von »gesunder Ernährung«, um klarzustellen, dass es um mehr als nur Kalorienzählen geht.

Wir wollen in diesem Buch auf das große Ganze schauen, denn Bücher zur Gewichtsreduktion gibt es schon (zu) viele.

Lassen Sie uns über langfristige Gewohnheiten reden, über Ernährung, die nicht nur Ihren Bauch, sondern hauptsächlich Ihre Lebensdauer in den Blick nimmt. Solche Ernährungsformen sollten nicht aus Verzicht, sondern aus verantwortungsvollem Genuss bestehen. Wie schon ganz am Anfang dieses Kapitels erwähnt, gibt es da keine Patentlösung und auch keine einheitlichen Ergebnisse der Forschung. Deshalb stellen wir Ihnen einige Ernährungsweisen vor, die wir für sinnvoll halten und deren Wirkung wissenschaftlich untersucht worden ist.

Mittelmeer-Diät

Diese Art der Ernährung basiert auf den traditionellen Essgewohnheiten der Menschen in Ländern rund um das Mittelmeer, wie Griechenland, Italien und Spanien. Sie ist reich an Gemüse, Obst, Vollkornprodukten, Nüssen und Samen. Olivenöl ist die Hauptquelle für Fett, und der Konsum von Fisch und Meeresfrüchten ist hoch. Milchprodukte, Eier und Geflügel werden in Maßen verzehrt, während rotes Fleisch nur selten auf dem Speiseplan steht. Wein, insbesondere Rotwein, wird in moderaten Mengen genossen (mit »moderat« sind hier 1 bis 2 Gläser pro Tag gemeint). Als Mediziner möchten wir hier allerdings keinesfalls Alkohol als gesundheitsfördernd empfehlen. Die wissenschaftlichen Studien dazu sind durchaus widersprüchlich, und der Zellbiologe in mir (Gerd Wirtz) sagt, dass Alkohol ein Zellgift ist. Wir geben die Verantwortung also in Ihre Hände, und Sie werden sicher die für Ihre individuelle Gesundheit richtige Entscheidung fällen.

Die gesundheitlichen Vorteile der Mittelmeer-Diät sind vielfältig. Sie fördert die Herzgesundheit, senkt das Risiko für Schlaganfälle und Herzinfarkte, und kann helfen, Diabetes und bestimmten Krebsarten vorzubeugen. Zudem unterstützt sie die Gewichtsabnahme, sollten Sie übergewichtig sein.

Wissenschaftliche Belege:

Zahlreiche Untersuchungen haben die Vorteile der Mittelmeer-Diät belegt. Eine der bekanntesten ist die PREDIMED-Studie, die zeigte, dass diese Ernährungsweise das Risiko für kardiovaskuläre Ereignisse um etwa 30 Prozent senken kann. Weitere Studien haben bestätigt, dass die Mittelmeer-Diät entzündungshemmende Eigenschaften hat, die Telomerlänge (einen Marker für Zellalterung, über den wir bereits gesprochen haben) positiv beeinflusst und die kognitive Funktion im Alter erhält.

DASH-Diät

Die DASH-Diät (kurz für: *Dietary Approaches to Stop Hypertension*) wurde ursprünglich entwickelt, um die Therapie gegen hohen Blutdruck zu unterstützen. Dann zeigte sich, dass sie auch für gesunde Menschen viele Vorteile bietet. Die Diät konzentriert sich auf eine ausgewogene Ernährung mit bestimmten Nährstoffen, die nachweislich den Blutdruck positiv beeinflussen. Grundprinzipien der DASH-Diät umfassen einen erhöhten Verzehr von Obst und Gemüse, fettarmen oder fettfreien Milchprodukten, Vollkornprodukten und fettarmen Eiweißquellen wie magerem Fleisch, Fisch, Geflügel und pflanzlichen Eiweißquellen wie Bohnen, Nüssen und Samen. Natrium, gesättigte Fette, Zucker und Süßigkeiten werden deutlich reduziert.

Wirkungen der DASH-Diät:

Diese Form der Ernährung senkt den Blutdruck, falls er zu hoch ist. Auch ohne Gewichtsverlust kann der systolische und diastolische Blutdruck innerhalb weniger Wochen gemindert werden. Wenn Sie ohnehin einen normalen Blutdruck haben, wird dieser nicht weiter abfallen. Die DASH-Diät reduziert das Risiko für Herzkrankheiten, indem sie gesättigte Fette und Cholesterin begrenzt und stattdessen auf gesunde Fette und Ballaststoffe setzt. Dies hilft, den Cholesterinspiegel zu senken und die Herzgesundheit zu fördern. Sie kann auch das Risiko für Typ-2-Diabetes verringern und den Blutzuckerspiegel stabilisieren. Der hohe Anteil an Ballaststoffen hilft, den Blutzucker zu regulieren und Insulinresistenz zu verhindern. Ein hoher Verzehr von Obst und Gemüse wird mit einem geringeren Risiko für bestimmte Krebsarten in Verbindung gebracht. Die Antioxidantien und Phytonährstoffe in diesen Lebensmitteln bieten Schutz vor Zellschäden. Schließlich kann der hohe Gehalt an Kalzium und Magnesium die Knochengesundheit unterstützen und das Risiko für Osteoporose verringern.

Wissenschaftliche Belege:

Eine maßgebliche Studie, die die Wirksamkeit der DASH-Diät unterstützt, ist die Forschung von Frank M. Sacks und anderen 2001. Diese Untersuchung, veröffentlicht im *New England Journal of Medicine*, zeigte, dass die DASH-Diät den Blutdruck bei Menschen mit hohem Blutdruck tatsächlich effektiv senkt und auch die Laborwerte des Blutes günstig beeinflusst. Damit könnte sie effektiv zu einem langen und gesunden Leben beitragen.

Low-Carb-Diät

Über die Low-Carb-Diät wurde in den letzten Jahren viel berichtet, und sie ist zu einem richtigen Modetrend geworden. Man kann sie kurzfristig zur Gewichtsreduktion einsetzen, aber auch langfristig als Ansatz zur Verbesserung der allgemeinen Gesundheit und möglicherweise zur Verlängerung der Lebensspanne nutzen. Doch was genau steckt hinter dieser Diät, und wie wirkt sie sich auf die Gesundheit und Langlebigkeit aus?

Im Wesentlichen dreht sich alles um die Reduzierung von Kohlenhydraten in der Ernährung. Statt auf Brot, Pasta und Reis zu setzen, wird der Fokus auf Proteine und gesunde Fette gelegt. Ein typisches Beispiel wäre eine Mahlzeit aus einem saftigen Stück Fleisch, begleitet von einer Vielfalt an nicht stärkehaltigem Gemüse, wie Brokkoli und Blumenkohl, sowie einer Portion Avocado. Diese Ernährungsform schließt Zucker, Getreide und stark verarbeitete Lebensmittel weitgehend aus.

Wenn man sehr streng Kohlenhydrate vermeidet, dann wird der Körper dazu angeregt, Fettreserven zur Energiegewinnung zu nutzen.

Dies geschieht durch die Umstellung des Stoffwechsels auf Ketose, einen Zustand, in dem Fett anstelle von Glukose als Hauptenergiequelle verbrannt wird. Diese strenge Form ist auch unter dem Begriff »Keto-Diät« bekannt.

Wirkungen der Low-Carb-Diät:

Die Effekte der Low-Carb-Diät auf den Körper sind vielfältig und können tief greifend sein. Viele Menschen berichten von einer raschen Gewichtsabnahme, die nicht nur auf den Fettverlust, sondern auch auf die Reduktion von überschüssigem Wasser zurückzuführen ist. Die aus unserer Sicht markanteste Auswirkung dieser Diät ist die Stabilisierung des Blutzuckerspiegels. Durch den Verzicht auf kohlenhydratreiche Nahrungsmittel, die zu schnellen Blutzuckerspitzen führen können, bleibt der Blutzuckerspiegel konstanter, was insbesondere für Menschen mit Typ-2-Diabetes von Vorteil ist.

Ein weiteres Plus ist die entzündungshemmende Wirkung der Low-Carb-Diät. Viele entzündliche Prozesse im Körper werden durch den Konsum von Zucker und raffinierten Kohlenhydraten verstärkt. Durch deren Vermeidung kann eine spürbare Linderung chronischer Entzündungen erreicht werden, was wiederum das Risiko für verschiedene chronische Krankheiten reduziert.

Es gibt Hinweise darauf, dass die Low -Carb-Diät die kardiovaskuläre Gesundheit fördern kann. Verbesserungen von Blutdruck, Cholesterinwerten und Triglyceridspiegeln wurden in verschiedenen Studien beobachtet, was das Risiko von Herz-Kreislauf-Erkrankungen senken könnte.

Wissenschaftliche Beweise:

Die Low-Carb-Diät ist von der Forschung intensiv untersucht worden, und dabei konnten eine Reihe von positiven Ergebnissen dokumentiert werden. Studien haben gezeigt, dass Menschen, die sich kohlenhydratarm ernähren, tendenziell mehr Gewicht verlieren als jene, die fettarme Diäten einhalten. Insbesondere eine umfassende Analyse mehrerer Studien bestätigte diesen Effekt.

Eine wichtige Studie von Bazzano[7] untersuchte die Auswirkungen einer kohlenhydratarmen Ernährung im Vergleich zu einer fettarmen Ernährung auf Gewichtsverlust und kardiovaskuläre Risikofaktoren über einen Zeitraum von einem Jahr. Man verteilte die Teilnehmer in eine Low-Carb- und in eine Low-Fat-Gruppe. Die Teilnehmenden der Low-Carb-Gruppe verloren signifikant mehr Gewicht und zeigten Verbesserungen in kardiovaskulären Risikofaktoren wie Triglyceridspiegeln und HDL-Cholesterin im Vergleich zur Low-Fat-Gruppe.

Auch die Vorteile für Diabetiker sind gut dokumentiert. In einer Untersuchung, die im *Annals of Internal Medicine* veröffentlicht wurde, wird die Low-Carb-Diät als besonders effektiv bei der Senkung des Blutzuckerspiegels und der Verbesserung der Insulinempfindlichkeit beschrieben.

Die Auswirkungen auf die Herzgesundheit sind ebenfalls vielversprechend. Forschungsergebnisse aus dem *British Journal of Nutrition* zeigten, dass eine kohlenhydratarme Ernährung positive Veränderungen bei Herz-Kreislauf-Risikofaktoren bewirken kann, einschließlich der Erhöhung des HDL-Cholesterins, das oft als »gutes« Cholesterin bezeichnet wird.

Trotz der zahlreichen Vorteile ist die Low-Carb-Diät nicht frei von Risiken und Nachteilen. Eine zu strikte Reduktion der Kohlenhydrate kann zu einem Mangel an wichtigen Nährstoffen führen. Ballaststoffe, Vitamine und Mineralstoffe, die in Vollkornprodukten und stärkehaltigem Gemüse enthalten sind, können fehlen und so zu gesundheit-

7 Bazzano et al. (2014)

lichen Problemen führen. Eine sehr proteinhaltige Nahrung könnte Nierenerkrankungen verschlimmern, und der hohe Fettanteil ist bei Menschen mit Lebererkrankungen ungünstig. Besprechen Sie sich auf jeden Fall mit Ihrem Arzt oder Ihrer Ärztin, wenn Sie eine dauerhafte Einschränkung der Kohlenhydrate vornehmen möchten.

MIND-Diät

Diese Ernährungsweise ist eine Kombination aus der mediterranen Diät und der DASH-Diät, die entwickelt wurde, um die kognitive Gesundheit zu fördern und das Risiko von Alzheimer und anderen Demenzformen zu verringern. Sie setzt auf Lebensmittel, bei denen es Hinweise gibt, dass sie förderlich für die Gehirnleistung sind, und vermeidet solche, die schädlich sein könnten. Im Zentrum stehen grüne Blattgemüse, wie Spinat und Grünkohl, sowie andere Gemüse, Beeren, besonders Blaubeeren, Nüsse, Vollkornprodukte, Hülsenfrüchte, Fisch, Geflügel und Olivenöl. Diese Lebensmittel sind reich an Nährstoffen und Antioxidantien, die das Gehirn schützen und seine Funktion unterstützen. Das ein oder andere Tröpfchen Wein ist auch erlaubt.

Gleichzeitig werden Lebensmittel wie rotes Fleisch, Butter und Margarine, Käse, Süßigkeiten, Gebäck, Frittiertes oder Fast Food reduziert. Diese Produkte enthalten oft gesättigte Fette und Transfette, die mit einem erhöhten Risiko für kognitive Beeinträchtigungen in Verbindung gebracht werden.

Wirkungen der MIND-Diät:

Die MIND-Diät zielt darauf ab, das Risiko für neurodegenerative Erkrankungen zu senken und die allgemeine Gehirngesundheit zu verbessern. Die positiven Effekte kommen von Antioxidantien, Vitaminen und gesunden Fetten, die Entzündungen im Gehirn reduzieren und den Schutz von Neuronen fördern. Die Nährstoffe in grünen Blattgemüsen, Beeren und Nüssen können unsere kognitiven Funktionen länger erhalten, weil sie Verbindungen enthalten, die oxidativen Stress bekämpfen und die Gesundheit der Gehirnzellen unterstützen. Olivenöl und Fisch liefern Omega-3-Fettsäuren, die ebenfalls entzündungshemmend wirken und die Zellmembranen im Gehirn stärken. Langfristig kann die MIND-Diät dazu beitragen, das Gedächtnis und die Denkfähigkeit zu erhalten und das Auftreten von Alzheimer und anderen Formen von Demenz zu verzögern oder zu verhindern.

Wissenschaftliche Belege:
Die MIND-Diät wurde von Dr. Martha Clare Morris und ihrem Team am Rush University Medical Center entwickelt. Ihre Forschung hat gezeigt, dass Menschen, die die MIND-Diät strikt befolgen, ein um bis zu 53 Prozent geringeres Risiko haben, an Alzheimer zu erkranken. Selbst diejenigen, die die Diät nur moderat einhalten, können ihr Risiko um etwa 35 Prozent senken. Diese Ergebnisse wurden durch eine Studie gestützt, die im Jahr 2015 in der Fachzeitschrift *Alzheimer's & Dementia* veröffentlicht wurde. Die Studie umfasste 923 Teilnehmende, die über einen Zeitraum von viereinhalb Jahren beobachtet wurden. Die Probanden, die sich am meisten an die MIND-Diät hielten, zeigten die geringsten Anzeichen für kognitiven Verfall. Zusätzlich haben andere Studien gezeigt, dass die MIND-Diät mit einer verbesserten kognitiven Leistung im Alter verbunden ist. Diese Studien legen nahe, dass sie nicht nur präventiv wirkt, sondern auch positive Effekte auf das bestehende kognitive Wohlbefinden haben kann.

Pflanzliche Ernährung und Longevity

Die wohl derzeit meistdiskutierte Ernährungsweise wollen wir Ihnen selbstverständlich nicht vorenthalten. Die Entscheidung, fleischlos zu essen, kann ganz unterschiedliche Motivationen haben. Im Rahmen unseres Ratgebers beschränken wir uns ausschließlich auf die physiologischen und gesundheitlichen Wirkungen für jedes Individuum.

Innerhalb der pflanzlichen Ernährung gibt es verschiedene Ansätze, wobei die vegetarische und die vegane Ernährung die bekanntesten sind. Doch was sind die Unterschiede zwischen diesen beiden Ernährungsformen, und welche spezifischen Auswirkungen haben sie auf die Langlebigkeit?

Vegetarische Ernährung: Vegetarier verzichten auf den Verzehr von Fleisch und Fisch, konsumieren jedoch weiterhin tierische Produkte wie Milch, Käse, Eier und Honig. Innerhalb der vegetarischen Ernährung gibt es verschiedene Unterkategorien, wie zum Beispiel die lakto-vegetarische Ernährung (einschließlich Milchprodukte, aber keine Eier) und die ovo-vegetarische Ernährung (einschließlich Eier, aber keine Milchprodukte).

Vegane Ernährung: Veganer verzichten komplett auf alle tierischen Produkte, einschließlich Fleisch, Fisch, Milchprodukte, Eier und Honig. Ihre Ernährung basiert vollständig auf pflanzlichen Lebensmitteln wie Gemüse, Obst, Getreide, Hülsenfrüchten, Nüssen und Samen.

Studien haben gezeigt, dass eine vegetarische Ernährung mit einer Vielzahl von gesundheitlichen Vorteilen verbunden ist, die zur Langlebigkeit beitragen können. Vegetarier haben in der Regel ein geringeres Risiko für Herz-Kreislauf-Erkrankungen, Bluthochdruck, Typ-2-Diabetes und bestimmte Krebsarten. Die Ernährung ist oft reich an Ballaststoffen, Vitaminen, Mineralstoffen und sekundären Pflanzenstoffen, die entzündungshemmend und antioxidativ wirken. Zudem neigen Vegetarier dazu, ein gesünderes Körpergewicht zu haben, was ebenfalls positiv zur Longevity beiträgt. Auch die vegane Ernährung bietet viele gesundheitliche Vorteile, die mit einer längeren Lebensdauer in Verbindung gebracht werden können. Veganer haben oft ein noch niedrigeres Risiko für Herz-Kreislauf-Erkrankungen und Typ-2-Diabetes im Vergleich zu Vegetariern, da sie komplett auf cholesterinhaltige und gesättigte, fettreiche tierische Produkte verzichten. Die vegane Ernährung ist besonders reich an Antioxidantien, die in Gemüse, Obst und Vollkornprodukten vorkommen und Zellschäden durch freie Radikale verhindern können.

Aktuelle Forschungsergebnisse der Universität Stanford unterstreichen die gesundheitlichen Vorteile einer veganen Ernährung. In einer Studie unter der Leitung von Professor Christopher Gardner wurden eineiige Zwillingspaare über acht Wochen hinweg untersucht. Einem Mitglied jedes Zwillingspaars wurde nach dem Zufallsprinzip eine vegane Ernährung zugewiesen, während das andere eine omnivore Diät erhielt, die mindestens eine Portion Fisch, Fleisch oder Huhn pro Tag enthielt. Beide Diäten waren ernährungsphysiologisch ausgewogen und reich an Gemüse, Bohnen und Vollkornprodukten ohne Zuckerzusatz. Die Ergebnisse waren eindeutig: Die veganen Studienteilnehmenden hatten deutlich niedrigere Cholesterinwerte, einen 20 Prozent niedrigeren Insulinspiegel und verloren etwa zwei Kilogramm Körpergewicht mehr als ihre fleischessenden Geschwister. Die Studien zeigen, dass eine vegane Ernährung viele gesundheitliche Vorteile hat. Sie birgt aber auch einige Risiken, die sorgfältig beachtet werden müssen. Hier sind die wichtigsten Aspekte, die Veganer im Auge behalten sollten: Veganer laufen Gefahr, bestimmte Nährstoffe nicht in ausreichender Menge zu sich zu nehmen, da diese hauptsächlich in tierischen Produkten vorkommen. Dazu gehören Vitamin B12, Vitamin D, Eisen, Omega-3-Fettsäuren, Kalzium und Jod. Ein Mangel an diesen Nährstoffen kann zu verschiedenen gesundheitlichen Einschränkungen führen, wie etwa Müdigkeit, Anämie und Schilddrüsenproblemen. Insbesondere ein Mangel an Kalzium und Vitamin D ist zu beachten, da dadurch die Knochengesundheit beeinträchtigt wird und das Risiko für Osteoporose und Zahnprobleme steigt. Um diese Mängel zu vermeiden, sollten Veganer auf angereicherte Lebensmittel zurückgreifen und gegebenenfalls Nahrungsergänzungsmittel einnehmen. Beispielsweise kann Vitamin B12 durch entsprechende Präparate oder angereicherte Produkte aufgenommen werden. Für Vitamin D ist es sinnvoll, bei geringer Sonnenexposition ebenfalls zu ergänzen.

Während eine vegane Ernährung ausreichend Protein liefern kann, ist es wichtig, eine Vielfalt an pflanzlichen Proteinquellen zu konsumieren, um den Bedarf zu decken. Hülsenfrüchte, Tofu, Nüsse und Samen sind hierbei wertvolle Lebensmittel, die in den täglichen Speiseplan integriert werden sollten. Veganer sollten daher kalziumreiche, pflanzliche Lebensmittel wie grünes Blattgemüse, Mandeln und mit Kalzium angereicherte Pflanzendrinks konsumieren.

Kampf dem »Pudding-Vegetarismus«!

Hier kommt eine kleine Warnung von uns: Eine fleischlose Ernährung muss nicht zwangsläufig gesund sein. Gerade in den letzten Jahren erobern vegetarische oder vegane Convenience-Produkte die Regale in den Supermärkten. Hier ist Vorsicht geboten, denn das sind meist stark verarbeitete Lebensmittel mit hohem Zucker-, Salz- und Fettgehalt. Inzwischen wird mit veganen Fleisch- und Milchalternativen in Europa ein jährlicher Umsatz von 1,7 Milliarden Euro erreicht. Eine interessante Erhebung dazu haben Maria Wakolbinger und Sandra Haider vom Zentrum für Public Health der MedUni Wien gemacht. Ihre Online-Befragung unter 516 Veganern und Veganerinnen zeigte zwei verschiedene Ernährungsmuster. Mehr als die Hälfte aller Befragten (53 Prozent) waren Anhänger von Convenience Food und verzehrten hohe Mengen von verarbeiteten Fisch- und Fleischalternativen, pikanten veganen Snacks, Soßen, Kuchen und anderen Süßigkeiten, Fertiggerichten, Fruchtsäften sowie raffinierten Getreidesorten. Die Studienlage zu dieser »Convenience-Ernährung« ist sehr eindeutig: Menschen, die sich vegan ernähren und hauptsächlich Fertignahrung zu sich nehmen, haben ein um bis zu 51 Prozent höheres Risiko für Übergewicht beziehungsweise Adipositas. Bei Herz-Kreislauf-Erkrankungen steigt das Risiko um 29 Prozent, für Diabetes mellitus Typ 2 um 74 Prozent. Für gesundheitlich ungünstige Varianten der vegetarischen Ernährung, bei der statt Fleisch viel Süßes auf dem Speiseplan steht, hat sich bereits der Begriff »Pudding-Vegetarismus« etabliert. Also lebten laut dieser Befragung nur 47 Prozent der Teilnehmenden wirklich gesund. Der Rest hatte ein höheres Risiko für Zivilisationskrankheiten als Menschen, die sich mit gesunder Mischkost ernähren.

Sowohl vegetarische als auch vegane Ernährung haben viele gesundheitliche Vorteile, wenn bei dieser Ernährungsweise, genau wie bei allen anderen auch, wenig verarbeitete Lebensmittel in großer Vielfalt verwendet werden. Die vegane Ernährung hat aktuellen Studien zufolge noch ein etwas höheres Potenzial für günstige gesundheitliche Auswirkungen. Allerdings birgt sie auch ein höheres Risiko für Unterversorgung mit lebenswichtigen Nährstoffen. Sollten Sie sich also für eine vegane Ernährung entscheiden, empfehlen wir Ihnen, engmaschige Blutuntersuchungen bei Ihrem Hausarzt, um Defizite schnell zu erkennen und auszugleichen.

So wichtig wie das Essen sind die Pausen – Kalorienrestriktion und intermittierendes Fasten

Bisher haben wir hauptsächlich davon gesprochen, was wir essen und welche Auswirkungen Lebensmittel auf unsere Gesundheit haben. Für ein langes Leben ist es allerdings genauso wichtig, über die Zeiten zu reden, in denen wir nicht essen: unsere Fastenphasen. Um zu erklären, warum das so ist, kommen wir noch mal auf den Anfang des Buches (Kapitel II) zurück. Da ist Ihnen zum ersten Mal der Begriff »Autophagie« begegnet.

Durch Stoffwechselvorgänge in unseren Zellen sammelt sich mit der Zeit viel »Müll« an, zum Beispiel deformiertes Eiweiß und andere Abfallprodukte. Solange den Zellen ausreichend Nährstoffe zur Verfügung stehen, bleibt dieser »Müll« einfach liegen. Er wird nicht entsorgt und häuft sich stattdessen immer weiter an. Wenn die Zellen aber keine Nahrung mehr bekommen, ändert sich das. Beim Fasten bleibt die regelmäßige Nahrungszufuhr aus, wodurch der Glukosespiegel im Blut sinkt. Als Reaktion darauf produziert der Körper weniger Insulin. Stattdessen steigt der Glukagonspiegel an, um die gespeicherte Energie aus der Leber freizusetzen und den Energiebedarf des Körpers zu decken.

Durch diesen Wechsel in den Hormonspiegeln bekommt die Zelle das Signal, dass externe Ressourcen knapp sind. Ein zellulärer Schalter namens mTOR *(mammalian target of rapamycin)* wird weniger aktiv. Normalerweise unterdrückt mTOR die Autophagie, wenn genügend Nährstoffe vorhanden sind. Da nun aber weniger Nährstoffe verfügbar sind, wird mTOR herunterreguliert, wodurch die Hemmung der Autophagie wegfällt.

Gleichzeitig wird ein anderer Schalter namens AMPK *(AMP-activated protein kinase)* aktiv. AMPK wirkt wie ein Energiesensor und erkennt, dass die Zelle mehr Energie benötigt. Dadurch wird die Autophagie aktiviert. Dabei wird der »Zellschrott« von einem dünnen Häutchen umschlossen, man kann sich das vorstellen, als würde er in einem Müllbeutel gesammelt. Mithilfe von Säure und Verdauungsenzymen wird der »Müll« dann in kleine Teile zerlegt, die als Brennstoff für die Zelle oder als Bestandteil neuer Eiweißstoffe wiederverwendet werden können. Dies hilft, die Zellfunktion zu erhalten und Alterungsprozesse zu verlangsamen. Viele Studien zeigen, dass Kalorienrestriktion und intermittierendes Fasten die Autophagie fördern können. Wenn die Zelle keinen Stress hat, kann die Autophagie ausgeschaltet werden. Aber wenn die Zelle unter Stress steht oder Energiemangel herrscht, wird die Autophagie aktiviert, um die Zelle gesund zu halten.

Wie erzeugen wir denn diesen Stress? Wie können wir die Autophagie in Gang bringen? Indem wir (positive) Stressreize herbeiführen. Zum Beispiel durch Fasten und Kalorienreduktion – das sind die stärksten Stimulatoren. Aber dabei geht es nicht ums Abnehmen, sondern darum, sich die biologische Fähigkeit, den Bedarf an Nährstoffen ohne gesundheitliche Nachteile aus körpereigenen Reserven zu decken, sinnvoll zunutze zu machen. Am besten in Form des sogenannten Intervallfastens. Ich, Gerd Wirtz, selbst bin großer Verfechter: Dabei kann man zwischen täglichen Essenspausen wählen: zum Beispiel 16 Stunden während der Nacht pausieren und eine Mahlzeit am Tag ausfallen lassen – oder die Variante der wöchentlichen Fastentage wählen: fünf Tage in der Woche normal essen und zwei Tage fast nichts, maximal 600 bis 800 Kalorien.

Aktuellen Forschungen zufolge hilft Intervallfasten beim Abnehmen, kann vor Diabetes Typ 2 schützen und möglicherweise sogar Krebstherapien unterstützen. Aber man muss dazusagen, dass es noch sehr wenige Studien gibt – zumindest beim Menschen. Tierversuche mit Mäusen zeigten aber beeindruckende Ergebnisse: Die Methode des *Alternate Day Fasting* (an einem Tag essen, am nächsten Tag fasten) verlängerte nachweislich das Leben der Tiere um 30 Prozent. Das Intervallfasten trainierte den Stoffwechsel der Mäuse so effektiv, dass ein beginnender Typ-2-Diabetes verhindert wurde: In der Leber sammelten sich weniger Gifte, die Mäuse konnten das Insulin wieder besser verarbeiten, und die Forscher gehen davon aus, dass sich die

Ergebnisse aus dem Tierversuch auf den ähnlichen Stoffwechsel des Menschen übertragen lassen. Deshalb werden aktuell viele Studien zum Thema Intervallfasten durchgeführt, die vor allem untersuchen, ob es Herz-Kreislauf-Erkrankungen wie Bluthochdruck, Herzinfarkt und Schlaganfall sowie neurologischen Krankheiten wie Multipler Sklerose, Parkinson oder Demenz entgegenwirken kann.

Obwohl die lebensverlängernde Wirkung des Intervallfastens noch intensiv erforscht wird, gibt es schon recht viele kurzfristige und positive Effekte auf die Gesundheit, die teilweise schon nach einer Fastenphase von 4–6 Stunden eintreten:

Weitere Vorteile:

- Der Blutzuckerspiegel stabilisiert sich.
- Der Insulinspiegel sinkt, und die Insulinresistenz wird reduziert oder überwunden.
- Es kann Entzündungen im Körper reduzieren, was mit einem verringerten Risiko von chronischen Erkrankungen wie Herzerkrankungen und Krebs in Verbindung gebracht wird.
- Die Schleimhäute im Magen- und Darmsystem können sich in den Pausen regenerieren.
- Die Aktivität des Stoffwechsels wird erhöht.
- Die Autophagie wird angekurbelt.
- Der Körper sieht das Fasten als Gefahr und schüttet Hormone wie Adrenalin aus, deshalb fühlt man sich hellwach. Diese Hormone wirken zudem entzündungshemmend und schmerzlindernd.

Nun werden Sie sich vermutlich fragen, wie man es durchhält, regelmäßig 16 Stunden am Tag zu fasten. Da kann ich Sie aus eigener Erfahrung beruhigen. Ich mache seit fast einem Jahrzehnt Intervallfasten, und es schränkt mein genussvolles Leben nicht ein. Zunächst einmal klingt 16 Stunden Nahrungskarenz ziemlich lang. Allerdings dürfen wir die Nacht nutzen, und damit haben wir schon einmal einige Stunden rum. Als ich mit dem Intervallfasten anfing, habe ich morgens meine Frühstückszeit Stück für Stück nach hinten verschoben, bis sie bei 12 Uhr mittags gelandet ist. Dann gibt es einen leckeren Kaffee und ein selbst gemachtes Müsli mit Obst. Das Müsli besteht ausschließlich aus Nüssen und Samen ohne Zuckerzusatz. Schleckermäuler wie ich können noch ein paar *Raw Cacao Nibs* zufügen. Die enthalten nur 1 Gramm Zucker auf 100 Gramm und sind ein interessanter Geschmacksträger.

Dann gibt es am Nachmittag als Snack entweder frisches Obst, ein paar Nüsse oder einen kleinen Tomatensalat, den man mit ein wenig Käse, Avocado oder Staudensellerie variieren kann.

Das Abendessen findet idealerweise vor 20 Uhr statt. Dabei meide ich Kohlenhydrate mit einem hohen glykämischen Index. Das gelingt, indem ich das obligatorische Brot in Restaurants als Magenöffner weglasse und bei leckeren Sättigungsbeilagen wie Pasta oder Pommes nur mal reinpicke, den Rest aber liegen lasse. Das alles mache ich an fünf Tagen pro Woche, und dann gönne ich mir zwei *Cheating Days*. So kann man sich auch auf Ausgeh-Abende mit Freunden und Freundinnen oder das luxuriöse Frühstück mit Ei, Brot und Marmelade freuen.

Meine regelmäßigen Sporteinheiten helfen zusätzlich, denn durch Bewegung werden die Glykogen- und Fettspeicher angeregt, mehr Energie freizusetzen, um den Körper leistungsfähig zu halten. Dies stimuliert und unterstützt zusätzlich die Autophagie, da der Körper durch den Sport in eine Art Stresszustand beziehungsweise Hungerzustand versetzt wird. Die Effekte des intermittierenden Fastens spürt man schnell. Es macht morgens sehr frisch und leistungsfähig. Außerdem verändert sich in den ersten Wochen die Körperzusammensetzung. Der Fettanteil sinkt, während der Muskelanteil ansteigt. Wer ein paar überflüssige Pfunde auf die Waage bringt, wird sie in den ersten Wochen verlieren. Danach bleibt das Gewicht stabil.

Zusätzlich oder alternativ zum permanenten intermittierenden Fasten möchten wir Ihnen gerne zwei Methoden des Heilfastens vorstellen, die unterschiedliche Ansätze verfolgen, aber sich beide positiv auf die Gesundheit und Langlebigkeit auswirken können.

Das Heilfasten nach Buchinger, entwickelt vom deutschen Arzt Dr. Otto Buchinger, basiert auf einem umfassenden Konzept, das den Verzicht auf feste Nahrung mit leichter körperlicher Aktivität, Entspannung, Meditation und geistiger Beschäftigung kombiniert. Deshalb empfiehlt es sich, diese Kur unter Aufsicht in einer darauf spezialisierten Klinik zu machen.

Während der Fastenperiode, die meist zwischen sieben und 21 Tagen dauert, konsumieren die Teilnehmenden hauptsächlich Gemüsebrühe, Tees und Säfte. Dieser Ansatz soll den Körper entlasten, die Verdauungssysteme entgiften und die Selbstheilungskräfte aktivieren. Die ganzheitliche Methode des Buchinger-Fastens betont nicht nur die körperlichen, sondern auch die mentalen und emotionalen Vorteile des Fastens. Teilnehmer berichten häufig von gesteigerter geistiger Klarheit und einem verbesserten allgemeinen Wohlbefinden. Begleitende Maßnahmen, wie leichte Bewegung, Atemübungen und Meditation, unterstützen diesen Prozess, indem sie die Entspannung fördern und die Durchblutung verbessern. Die kontinuierliche medizinische Überwachung stellt sicher, dass mögliche gesundheitliche Risiken minimiert werden und die Fastenden individuell betreut werden. Diese Fastenmethode sollten Sie stationär unter ärztlicher Aufsicht und mit Begleitung von professionellen Therapeutinnen durchführen.

Eine alternative Methode ist das Scheinfasten, auch bekannt als *Fasting Mimicking Diet* (FMD), das von Dr. Valter Longo entwickelt wurde. Diese Methode zielt darauf ab, die positiven Effekte des Fastens zu simulieren, ohne dass tatsächlich komplett auf Nahrung verzichtet wird. Über einen Zeitraum von fünf Tagen wird die Kalorienzufuhr drastisch reduziert, wobei spezielle, nährstoffreiche und kalorienarme Lebensmittel konsumiert werden. Dies versetzt den Körper in einen Zustand, der ähnliche Vorteile wie das echte Fasten bietet, darunter die Aktivierung von Zellreparaturprozessen, Reduktion von Entzündungen und Förderung der Autophagie. Der Ansatz des Scheinfastens ist besonders praktisch, da er einfacher in den Alltag integriert werden kann und weniger belastend für den Körper ist als ein kompletter Nahrungsverzicht. Durch die periodische Anwendung kann das Scheinfasten langfristig zu einer gesteigerten Stoffwechselgesundheit und möglicherweise einer verlängerten Lebensspanne beitragen.

Beide Methoden haben das Ziel, die Gesundheit zu verbessern und das Risiko altersbedingter Krankheiten zu reduzieren, indem sie natürliche Selbstheilungsmechanismen des Körpers fördern. Während das Buchinger-Heilfasten durch seinen ganzheitlichen und intensiven Ansatz besticht, bietet das Scheinfasten nach Longo eine alltagstauglichere Alternative, die dennoch tief greifende gesundheitliche Vorteile mit sich bringt. Welcher Ansatz geeigneter ist, hängt von individuellen Präferenzen, Lebensstil und gesundheitlichen Voraussetzungen ab. Beide Methoden unterstreichen jedoch die Bedeutung eines bewussten Umgangs mit Ernährung und Selbstfürsorge als Schlüssel zu einem langen und gesunden Leben.

Die Zukunft der Ernährung

Wie wird unsere Ernährung in 10 oder 20 Jahren aussehen? Die Forschung auf diesem Gebiet ist ein faszinierender Wissenschaftszweig, und es gibt spannende Möglichkeiten, wie wir durch neue Ansätze länger und gesünder leben können. Wissenschaftler arbeiten daran, individuelle Ernährungspläne zu entwickeln, die genau auf unsere persönlichen Bedürfnisse zugeschnitten sind. Zwei besonders interessante Bereiche sind die personalisierte Ernährung und die Nutzung neuer Technologien.

Die personalisierte Ernährung ist ein wichtiger Fortschritt und basiert auf der Nutrigenomik. Diese Forschungsrichtung untersucht, wie unsere Gene und unsere Ernährung miteinander interagieren. Durch die Analyse unserer genetischen Informationen können Forschende herausfinden, wie bestimmte Nahrungsmittel und Nährstoffe individuell auf uns wirken. Stellen Sie sich vor, Sie hätten einen genetischen Test gemacht, der zeigt, dass Sie ein erhöhtes Risiko für Herzkrankheiten haben. Auf Grundlage dieser Informationen könnte ein Ernährungsplan erstellt werden, der reich an herzgesunden Lebensmitteln wie Fisch, Nüssen und Gemüse ist. Dieser maßgeschneiderte Plan würde nicht nur Ihre allgemeine Gesundheit verbessern, sondern auch das Risiko für Herzkrankheiten senken.

Auch hier spielen technologische Innovationen eine große Rolle. Künstliche Intelligenz und Big Data können riesige Mengen an Ernährungsdaten analysieren, um Muster zu erkennen und individuelle Empfehlungen zu geben. Wie Sie in Kapitel VII noch genauer erfahren werden, könnten Sie beispielsweise eine App verwenden, die Ihre Essgewohnheiten und Gesundheitsdaten analysiert und Ihnen, basierend auf diesen Informationen, Tipps gibt, wie Sie Ihre Ernährung optimieren können. Zudem werden immer mehr Menschen Ernährungstracker und Wearables nutzen, die es ermöglichen, die eigenen Ernährungsgewohnheiten und den Gesundheitszustand in Echtzeit zu überwachen. Diese Geräte könnten Ihnen sofortige Rückmeldungen geben und frühzeitig auf mögliche Gesundheitsprobleme hinweisen.

Ein weiterer spannender Bereich ist in diesem Zusammenhang die

Mikrobiomforschung. Unser Darmmikrobiom, also die Gemeinschaft der Mikroorganismen in unserem Verdauungstrakt, spielt eine wichtige Rolle für unsere Gesundheit. Forscher untersuchen, wie unsere Ernährung unser Mikrobiom individuell beeinflusst und wie wir durch gezielte Ernährungsweisen sein Gleichgewicht fördern können. Ein ausgewogenes Mikrobiom kann das Immunsystem stärken und das Risiko für verschiedene Krankheiten verringern.

Es ist also durchaus möglich, dass Sie in nicht allzu ferner Zeit einen virtuellen Ernährungsassistenten nutzen, der auf künstlicher Intelligenz basiert. Dieser Assistent analysiert Ihre genetischen Daten, Ihren Lebensstil und Ihre aktuellen Gesundheitswerte. Basierend auf diesen Informationen erstellt er einen Ernährungsplan, der genau auf Sie zugeschnitten ist. Er schlägt Ihnen nicht nur vor, was Sie essen sollten, sondern auch, wann und in welchen Mengen. Wenn Sie beispielsweise einen stressigen Tag haben, empfiehlt er Ihnen Lebensmittel, die Ihr Immunsystem stärken und Ihre Energie erhöhen. Gleichzeitig überwacht er Ihren Fortschritt und passt die Empfehlungen kontinuierlich an, um sicherzustellen, dass Sie optimal versorgt sind.

Durch diese neuen Ansätze könnte es bald möglich sein, unsere Ernährung so zu gestalten, dass sie perfekt auf unsere individuellen Bedürfnisse abgestimmt ist.

Zum Abschluss des Kapitels kommen unsere Top Ten für eine gesunde Ernährung:

Ernährung SMART

1. Mehr Gemüse und Obst einbauen

Integrieren Sie in jede Mahlzeit mindestens eine Portion Gemüse oder Obst. Eine bunte Auswahl dieser natürlichen Lebensmittel versorgt uns mit einem breiten Fächer an Antioxidantien und hilft dem

Körper dabei, die freien Radikale in Schach zu halten. Ein Apfel zum Frühstück, eine Handvoll Beeren als Snack oder extra Gemüse statt Pasta sind einfache Möglichkeiten, dies umzusetzen. Achten Sie beim Einkauf auf frische und regionale Produkte. Diese sind oft nährstoffreicher und enthalten weniger schädliche Zusatzstoffe. Saisonale Lebensmittel sind nicht nur frischer und schmackhafter, sondern auch umweltfreundlicher, da sie kürzere Transportwege haben.

2. Vollkornprodukte wählen

Ersetzen Sie raffinierte Getreideprodukte wie weißen Reis, weißes Brot und Pasta durch Vollkornvarianten. Sie sind reich an Ballast- und Nährstoffen, die Ihr Risiko für Herzkrankheiten und Diabetes senken können.

3. Gesunde Fette bevorzugen

Verwenden Sie gesunde Fette, enthalten in Olivenöl, Avocados, Nüssen und Samen. Sie sind wichtig für Ihre Herzgesundheit und können Entzündungen im Körper reduzieren. Außerdem sollte ein- bis zweimal wöchentlich fettreicher Fisch wie Lachs, Makrele und Sardinen auf Ihrem Speiseplan stehen, um Sie mit Omega-3-Fettsäuren zu versorgen.

4. Ausreichend Wasser trinken

Flüssigkeitszufuhr ist für unsere Gesundheit von zentraler Bedeutung. Wasser spielt eine entscheidende Rolle bei fast allen Körperfunktionen, einschließlich der Regulation der Körpertemperatur, des Transports von Nährstoffen und Sauerstoff zu den Zellen sowie der Beseitigung von Abfallprodukten. Ausreichend zu trinken hilft, dass die Gelenke geschmeidig bleiben, die Haut gesund zu erhalten und das Verdauungssystem anzuregen. Eine unzureichende Flüssigkeitszufuhr kann zu Dehydrierung führen, die Symptome wie Kopfschmerzen, Schwindel, Verstopfung und sogar ernsthaftere Gesundheitsprobleme verursachen kann.

Wasser ist das beste Getränk zur Hydratation. Es enthält keine Kalorien und keine Zusatzstoffe. Eine gute Faustregel ist, etwa zwei Liter Wasser pro Tag zu konsumieren. Sie können Ihr Wasser auch mit Zitronenscheiben oder frischen Minzblättern aufpeppen, um es geschmacklich interessanter zu machen.

5. Proteinreiche Lebensmittel integrieren

Bauen Sie eiweißhaltige Lebensmittel wie Hülsenfrüchte, Fisch, mageres Fleisch wie Hühnchen, Eier, Tofu und Milchprodukte in Ihren Speiseplan ein. Proteine sind essenziell für den Muskelaufbau und die Reparatur von Gewebe.

6. Verarbeitete Lebensmittel reduzieren

Versuchen Sie, verarbeitete Lebensmittel wie Konserven, Fertiggerichte und Snacks zu meiden. Setzen Sie stattdessen auf frische, unverarbeitete Produkte. Bereiten Sie einfache Mahlzeiten aus frischen Zutaten vor, die Sie gerne essen. Verarbeitete Lebensmittel enthalten häufig Zusatzstoffe, Zucker, Salz und ungesunde Fette. Dazu gehören übrigens auch fettreduzierte Produkte. Fett ist ein wichtiger Geschmacksträger, und um den gleichen Geschmack und die gleiche Konsistenz zu erreichen, werden bei diesen Produkten meist umso mehr Salz, Zucker und/oder andere Zusatzstoffe hinzugefügt. Kalorien spart man so kaum, und die Zusatzstoffe sind eher gesundheitsschädlich.

7. Alkoholkonsum reduzieren

Begrenzen Sie Ihren Alkoholkonsum auf ein moderates Maß. Übermäßiger Alkoholkonsum kann zu einer Vielzahl von Gesundheitsproblemen führen, darunter Lebererkrankungen und Herz-Kreislauf-Erkrankungen. Die Deutsche Gesellschaft für Ernährung (DGE) empfiehlt für Frauen: maximal 10 Gramm reinen Alkohol pro Tag (entspricht etwa einem kleinen Glas Bier oder einem kleinen Glas Wein) und für Männer: maximal 20 Gramm reinen Alkohol pro Tag (entspricht etwa zwei kleinen Gläsern Bier oder zwei kleinen Gläsern Wein). Außerdem sind 1 bis 2 alkoholfreie Tage pro Woche günstig.

8. Gesunde Snacks

Wenn Sie zwischen den Mahlzeiten kleine Hungerattacken bekommen, dann bevorzugen Sie gesunde Snacks wie Nüsse, Joghurt oder Obst.

9. Mit Gewürzen und Kräutern experimentieren

Verwenden Sie Kräuter und Gewürze, um Ihren Gerichten Geschmack zu verleihen, ohne auf ungesunde Zusatzstoffe zurückzugreifen. Kräuter und Gewürze wie Kurkuma, Ingwer, Knoblauch und Zimt haben zudem gesundheitliche Vorteile.

10. Achtsames Essen

Achtsames Essen bedeutet, sich bewusst Zeit für jede Mahlzeit zu nehmen und sie wirklich zu genießen. Diese Praxis kann nicht nur helfen, Überessen zu vermeiden, sondern auch die Verdauung zu verbessern und langfristig zur Gesundheit und Langlebigkeit beitragen. Die Verdauung beginnt nämlich nicht erst im Magen, sondern schon im Mund. Wenn wir die Nahrung mit unseren Zähnen zerkleinern, bildet sich zusätzlicher Speichel. Dieser hilft nicht nur beim Schlucken, sondern enthält auch Enzyme, die bereits im Mund mit der Verdauung beginnen. Daher ist gründliches Kauen essenziell für eine gute Verdauung und optimale Nährstoffaufnahme. Das Sättigungsgefühl setzt erst 15 bis 20 Minuten nach Beginn einer Mahlzeit ein. Wenn wir zu schnell essen, verpassen wir die Sättigungssignale unseres Körpers. Denken Sie an die Beispiele aus den *Blue Zones*! In Okinawa hält man sich an die 80-Prozent-Regel. Wenn man das Gefühl hat, zu 80 Prozent satt zu sein, hört man auf weiterzuessen. Wer langsam isst, gründlich kaut und sich bewusst Zeit nimmt, kann besser genießen, besser verdauen und auch sein Gewicht leichter halten.

Ein wichtiger Aspekt des achtsamen Essens ist es, zwischen echtem Hunger und bloßem Appetit zu unterscheiden. Oft essen wir aus emotionalen Gründen, sei es aus Langeweile, Stress oder Freude. Die Tüte Chips oder Gummibärchen zum spannenden Film könnte man zum Beispiel durch gesündere Alternativen wie Selleriestangen oder Möhren ersetzen.

Während der Hauptmahlzeiten sollten der Fernseher, das Mobiltelefon und der Computer ausgeschaltet bleiben. Konzentrieren Sie sich stattdessen ganz auf Ihr Essen. Nehmen Sie die Farben, Aromen und Texturen wahr. Diese Praxis fördert nicht nur die Verdauung, sondern steigert auch das Bewusstsein für die Nahrungsmittel, die wir zu uns nehmen, und ihre Wirkung auf unseren Körper.

Ernährung ADVANCED

Für diejenigen, die sich intensiver um ihre Ernährung kümmern möchten, kommen hier unsere Tipps für Fortgeschrittene:

1. Pflanzenbasierte Ernährung priorisieren

Verlagern Sie den Fokus Ihrer Ernährung auf pflanzenbasierte Lebensmittel wie Gemüse, Obst, Vollkornprodukte, Nüsse und Samen. Reduzieren Sie den Konsum von tierischen Produkten und verarbeiteten Lebensmitteln. Rotes und verarbeitetes Fleisch stehen im dringenden Verdacht, das Risiko für Herzkrankheiten und Krebs zu erhöhen. Entscheiden Sie sich häufiger für pflanzliche Proteinquellen oder mageres Fleisch wie Geflügel. Damit werden Sie zum Flexitarier (eine Kombination aus »flexibel« und »Vegetarier«), wie der Fachbegriff für Menschen lautet, die sich vorwiegend pflanzlich ernähren und nur gelegentlich eine Portion Fleisch auf dem Essensplan stehen haben. Fleisch, Fisch, Milch und Milchprodukte sowie Eier brauchen wir vor allem, um wirklich alle Nährstoffe aufzunehmen, die wir benötigen, darunter den Mineralstoff Calcium und das Vitamin B12, ohne Nahrungsergänzungsmittel zu benutzen.

2. Fastenphasen integrieren

Denken Sie über intermittierendes Fasten nach, bei dem Sie Essenszeiten auf bestimmte Stunden des Tages beschränken. Zum Beispiel könnten Sie zwischen 12 und 20 Uhr essen und außerhalb dieses Zeitfensters fasten. Und wenn Sie 16 Stunden Fasten am Stück nicht schaffen, dann versuchen Sie, zumindest 14 oder 15 Stunden durchzuhalten. Jede Fastenphase, die länger als 12 Stunden dauert, hilft, die Autophagie anzukurbeln. Wir empfehlen Ihnen darüber hinaus, ein- bis zweimal jährlich eine Scheinfastenwoche einzulegen.

3. Antioxidantienreiche Lebensmittel konsumieren

Erhöhen Sie die Aufnahme von Lebensmitteln, die reich an Antioxidantien sind, wie Beeren, dunkle Schokolade, grüner Tee und Blattgemüse. Antioxidantien helfen, freie Radikale zu bekämpfen, die Zellschäden und Alterung verursachen können.

4. Schonende Essenszubereitung

Um die Inhaltsstoffe unserer Lebensmittel zu bewahren, sollten wir sie schonend zubereiten. Das erreichen wir am besten durch kurze Garzeiten. Diese bewahren nicht nur die Nährstoffe, sondern lassen auch den natürlichen Geschmack der Lebensmittel besser zur Geltung kommen. Eine besonders sanfte und gesunde Methode ist das Dampfgaren. Auch schonendes Braten und Dünsten sind hervorragende Alternativen. Verwenden Sie dabei wenig Öl und halten Sie die Temperaturen moderat, damit die Lebensmittel ihre gesundheitlichen Vorteile nicht verlieren. Backen und Grillen sind ebenfalls bessere Alternativen zum Frittieren, da sie weniger Fett benötigen.

5. Blutzuckerwerte kontrollieren

Sie sollten wissen, wie Ihr Körper individuell auf die Zufuhr von Kohlenhydraten reagiert. Deshalb empfiehlt es sich, in einer Phase von 2 bis 4 Wochen Ihre täglichen Blutzuckerspitzen anzuschauen. Dazu brauchen Sie inzwischen keine ärztliche Hilfe mehr. Es gibt mehrere Systeme für eine kontinuierliche Blutzuckermessung, die frei verkäuflich sind und die Sie über das Internet bestellen können. Dabei können Sie sich selbst ein Pflaster mit einer kleinen Nadel auf dem Oberarm anbringen. Dann werden Ihre Blutzuckerwerte kontinuierlich auf eine App an Ihrem Smartphone übertragen. So können Sie genau erkennen, welche Lebensmittel bei Ihnen individuell Blutzuckerspitzen hervorrufen. Keine Sorge. Das Pflaster behindert Sie überhaupt nicht beim täglichen Leben und löst sich auch nicht unter der Dusche. In der Zeit können Sie mit Lebensmitteln experimentieren und bekommen wertvolle Hinweise für Ihr Ernährungsverhalten. Sie sollten versuchen, die tägliche Blutzuckerkurve möglichst flach zu halten und starke kurzfristige Anstiege zu vermeiden. Lebensmittel, die diese Spitzen bei Ihnen verursachen, sollten Sie dann aus Ihrer Ernährung streichen oder zur Ausnahme werden lassen. Wir empfehlen Ihnen, so eine Blutzuckertestphase alle 1 bis 2 Jahre zu wiederholen.

6. Fermentierte Lebensmittel konsumieren

Erhöhen Sie den Verzehr von fermentierten Lebensmitteln wie Joghurt, Kefir, Sauerkraut und Kimchi. Sie fördern eine gesunde Darmflora, die wichtig für das Immunsystem und die allgemeine Gesundheit ist.

7. Regelmäßige Essenszeiten einhalten

Versuchen Sie, regelmäßig zu festen Zeiten zu essen, um Ihren Stoffwechsel zu regulieren und die Verdauung zu verbessern. Ein strukturierter Essensplan kann auch helfen, Heißhungerattacken zu vermeiden.

MONITORING

Hier sind einige Möglichkeiten, wie Sie den Erfolg Ihrer gesunden Ernährung überprüfen können.

1. Ernährungstagebuch führen

Notieren Sie täglich, was Sie essen und trinken. Analysieren Sie in regelmäßigen Abständen Ihre Aufzeichnungen, um Muster und mögliche Lücken zu erkennen.

2. Kalorienzähler und Ernährungs-Apps

Nutzen Sie Apps, zum Beispiel *MyFitnessPal, Yazio* oder *Cronometer,* die Ihre Nahrungsaufnahme verfolgen und Nährwerte analysieren können. Diese Apps bieten oft detaillierte Berichte über Ihre Makro- und Mikronährstoffaufnahme.

3. Ernährungspläne

Erstellen Sie einen Ernährungsplan, basierend auf den Empfehlungen der Deutschen Gesellschaft für Ernährung (DGE) oder anderer anerkannter Gesundheitsorganisationen.

4. Regelmäßige Blutuntersuchungen

Wir empfehlen Ihnen, ein- bis zweimal im Jahr von Ihrem Hausarzt oder Ihrer Hausärztin die Blutwerte kontrollieren zu lassen. Dazu sollten wichtige Vitamin- und Mineralstoffspiegel gehören sowie alle Werte, die den Fettstoffwechsel (Gesamtcholesterin, HDL-Cholesterin, LDL-Cholesterin, Triglyzeride) und den Glukosestoffwechsel (Nüchternblutzucker, HbA1c, HOMA-Index) betreffen.

5. Regelmäßige Gewichtskontrollen und Körperanalysen

Überprüfen Sie Ihr Gewicht regelmäßig. Unser Tipp: Einmal wöchentlich, immer zum gleichen Zeitpunkt nach dem Aufstehen und nach der Morgentoilette! Nutzen Sie eine Körperanalysewaage, um Informationen über Körperfettanteil, Muskelmasse und Wassergehalt zu erhalten.

6. Austausch in Ernährungsforen oder -gruppen

Treten Sie im Internet Gruppen bei, die sich mit gesunder Ernährung beschäftigen. Teilen Sie Ihre Gewohnheiten und Erfahrungen, und holen Sie sich Feedback und Tipps von anderen Mitgliedern.

3. Brain Health: Was unserem wichtigsten Organ guttut

Eigentlich ist der bekannte Satz *Mens sana in corpore sano,* der sinngemäß *Ein gesunder Geist in einem gesunden Körper* bedeutet, nur die Kurzform eines Originalzitates von Juvenal, einem römischen Satiriker, der sich über das Anbeten von verschiedenen Göttern durch seine Zeitgenossen lustig machte: *Orandum est ut sit mens sana in corpore sano* (= Beten sollte man darum, dass ein gesunder Geist in einem gesunden Körper sei). Damit wollte er zum Ausdruck bringen, dass das Verehren verschiedener Götter zwar albern sei, wenn man es aber schon täte, dann sei das einzig Sinnvolle eben, für einen gesunden Geist zu beten, um einen klaren Blick auf die dekadenten Verhältnisse in Rom zu bekommen.

Einen klaren Blick auf die Fähigkeiten des Gehirns und die Gleichgültigkeit des Menschen im Umgang mit diesem wichtigsten Organ des Homo sapiens bekam ich, Volker Limmroth, während meines Medizinstudiums durch ein einschneidendes Erlebnis. Dieses Ereignis beeinflusst, 37 Jahre später, nicht nur meine Sicht auf das Gehirn, sondern auch meine Ernährung bis heute. Es war im 6. Semester, Kursus Klinische Chemie, früher Nachmittag, circa 90 Minuten nach dem Mittagessen in der Mensa des Klinikums Göttingen. Wir mussten uns gegenseitig Blut abnehmen und unser Blut dann mit verschiedenen Labortechniken untersuchen. Beim ersten Blick nach dem Zentrifugieren hatten alle Proben das gleiche Profil: unten circa 40 Prozent des Volumens rötlich dunkel, die Ansammlung aller Blutkörperchen, und darüber das Serum, klare Flüssigkeit, leicht gelblich, die fast aussah wie Urin. Aber bei genauer Betrachtung war das Serum bei der Hälfte aller Proben nicht klar und durchsichtig, sondern trübe und zeigte zudem obenauf einen circa 5 Millimeter breiten, weißlich grauen Fettpfropfen. Eine dieser Proben war meine. Eine kurze Umfrage in der Gruppe bestätigte die böse Vermutung: alle Kommilitoninnen mit trübem Serum und Fettpfropf in der Blutprobe hatten in der Pause das leckere Hähnchen mit Pommes gegessen. Und mir wurde schlagartig klar, dass alles, was wir essen, 1 bis 2 Stunden später in Molekülgröße durch jeden Teil unseres Körpers gepumpt worden sein wird, auch unser Gehirn. In diesem Fall waren also Fettpartikel aus der Fritteuse der Klinikums-Küche durch meine Nieren, Leber, Lunge, mein Herz – und am schlimmsten –, durch mein Gehirn, mit dem ich demnächst ein Staatsexamen bestehen wollte, gepumpt worden. Ich war entsetzt über meine eigene Dummheit und Ignoranz, mit der ich mein Gehirn mit seinen circa 86 Milliarden Nervenzellen altem Fett ausgesetzt hatte.

Seitdem sind fast vier Jahrzehnte vergangen, ich habe alle meine Staatsexamina trotz des Frittenfetts, das meine Neurone damals umspülte, bestanden, bin Neurologe aus Leidenschaft geworden und beschäftige mich seitdem wissenschaftlich wie klinisch mit Brain Health, also dem Bestreben, das Gehirn möglichst gesund, jung und kognitiv leistungsfähig zu halten. Gesättigte Fettsäuren, wie sie typischerweise in Pommes oder gegrilltem Hähnchen, aber auch vielen andere Nahrungsmitteln zu finden sind, vermeide ich bis heute, bin aber weder Vegetarier noch Veganer geworden. Und was sich zunächst wie die Geschichte eines jungen, etwas paranoiden Medizinstudenten anhört, sollte sich bereits wenige Jahre später in ersten wissenschaftlichen Studien bestätigen: eine lineare Beziehung zwischen erhöhten Cholesterinspiegeln im Blut ab einem bestimmten Alter über mehrere Jahre und der Entwicklung von kognitiven Defiziten und Demenzen. Aber wie immer steckt der Teufel im Detail: Denn nicht jedes Cholesterin ist schlecht, sondern vor allem eine Kombination bestimmter Unterformen. Jetzt, 37 Jahre später, konnten südkoreanische Wissenschaftler anhand der Daten von über 2,6 Millionen (!) Menschen nachweisen, dass eine lineare Beziehung zwischen dem sogenannten Remnant-Cholesterin (eine Mischung aus VLDL-Cholesterin und sogenannten Chylomicronen) und der Entwicklung von dementiellen Syndromen besteht. Aber dazu kommen wir noch.

Wir haben bereits darüber gesprochen, dass im Prinzip alle Organe transplantiert, fast alle Gelenke ersetzt werden können. Für das Gehirn haben wir diese Optionen jedoch nicht. Auch die vaskulären Risikofaktoren haben wir kennengelernt und wissen nun, dass diese oft der Startschuss für die Entwicklung neurologischer Erkrankungen sind. Leider ist selbst vielen Medizinern und Medizinerinnen nicht bewusst, dass wir mit keinem anderen Organ so pfleglich umgehen müssen wie mit dem Gehirn. Wir sollten alles, aber auch wirklich alles tun, um mögliche Schädigungen von unserem wichtigsten Organ fernzuhalten.

Das menschliche Gehirn: Wunder der Evolution

Bevor wir dazu kommen, welche Verhaltensweisen wir besser unterlassen und wie wir unser Gehirn pflegen sollten, beschäftigen wir uns kurz mit der Anatomie und Funktionsweise des neuronalen Wunders im oberen Abschnitt unseres Schädels. Machen wir uns zunächst klar, dass das Gehirn des Menschen die komplexeste Struktur ist, die die Natur bisher überhaupt hervorgebracht hat. Alles, was in den letzten 1000 Jahren von Menschenhand geschaffen worden ist, und sei es der modernste Quantencomputer, kommt nicht annähernd an die Komplexität des menschlichen Gehirns heran.

Eine der großen Besonderheiten des Organs ist, dass es lernfähig ist, und zwar fast über die gesamte Lebensspanne des Organismus hinweg. Dabei ist die Plastizität des Gehirns, also seine Fähigkeit, sich zu verändern und neue Verbindungen zwischen Nervenzellen zu bilden, in Kindheit und Jugend am stärksten ausgeprägt. Die Plastizität nimmt im Erwachsenenalter leider kontinuierlich ab, auch wenn die Lernfähigkeit nicht ganz verloren geht. Es zeigt aber auch, wie wichtig Lernen in der Kindheit und im Jugendalter ist, eben weil Inhalte schnell und nach wenigen Wiederholungen abgespeichert werden. Diese Erkenntnis hat bisher leider wenig Einfluss auf die Struktur der Lehrpläne in den Schulen gewonnen. Wir glauben, Kinder und Jugendliche mit inhaltlichen Ansprüchen zu überfordern. Aber das Gegenteil ist richtig. Das Gehirn ist plastisch und möchte gefüttert werden. Wir nutzen keine 10 Prozent seiner potenziellen Kapazität.

Um beim Tennis einen perfekten Topspin zu schlagen, benötigt ein zehnjähriges Kind circa 1000 Schläge, ein Zwanzigjähriger wird bereits 5000 Schläge brauchen, ein Vierzigjähriger wahrscheinlich über 10 000 Schläge. Durch die Plastizität des motorischen Kortex, der auch die Feinabstimmung der Sprechwerkzeuge initiiert, sind Kinder und Jugendliche etwa bis zum 13. bis 15. Lebensjahr in der Lage, die Aussprache einer Fremdsprache so zu lernen, dass sie wie ihre Muttersprache klingt. Nach dem 18. bis 20. Lebensjahr ist dies aufgrund der abnehmenden Plastizität des motorischen Kortex schon nicht mehr möglich, es sei denn, man trainiert dies mit aufwendiger Sprachtherapie. Menschen, die zweisprachig aufwachsen, zeigen gegenüber Zeitgenossen, die nur einsprachig aufgewachsen sind, eine signifikant höhere Synapsendichte im Sprachzentrum. Diese Dichte ist später im Leben nicht mehr erreichbar. Diese Beispiele zeigen, dass die Plastizität des Gehirns dem Menschen ermöglicht, sein Leben lang Fähigkeiten zu erwerben und weiterzuentwickeln, die eine kontinuierliche Anpassung an die Umwelt erlauben, aber auch untereinander wie kein anderes Lebewesen auf diesem Planeten kommunizieren zu können.

Das Lernen und Abspeichern von Informationen findet im Gehirn mit sogenannten Synapsen statt, das sind Verbindungen zwischen Nervenzellen mit verschiedenen Botenstoffen, mit deren Hilfe Neuronen, kontrolliert und hochspezifisch, durch chemische Reaktionen elektrische Impulse generieren und weitergeben. So bildet sich bereits ab der achten Schwangerschaftswoche ein komplexes Netzwerk von Nervenzellen und Nervenleitungen, die dann nach der Geburt mit vielen Informationen gefüttert werden wollen. Mit jedem Stimulus und im Rahmen eines Lernprozesses bilden sich neue Verbindungen, werden Netzwerke komplexer verschaltet, bis das Gehirn schließlich in der späten Pubertät ausgereift ist. Es bleibt aber weiterhin lernfähig bis ins allerhöchste Alter, nur dass der Prozess immer langsamer und mühsamer wird.

Die Möglichkeit der parallelen Verarbeitung multipler Datensätze zur gleichen Zeit wird in dieser Form bisher von keinem Computer erreicht.

Im Folgenden wollen wir besprechen, was schlecht für das Gehirn ist und was wir wiederum tun können, um das Gehirn fit bis ins hohe Alter zu halten, um gar nicht erst neurologische Erkrankungen wie Schlaganfälle oder Demenzen zu entwickeln.

Worauf sollten wir achten, was vermeiden?

In einem lebenden Organismus die fortwährend bestehende Plastizität der neuronalen Netzwerke aufrechtzuerhalten, ist sehr aufwendig und gelingt nur durch die permanente Bereitstellung von Sauerstoff, Elektrolyten und weiteren Nährstoffen wie Glukose. Das Gehirn ist zwar durch die sogenannte Blut-Hirn-Schranke etwas besser vor den Bestandteilen und Inhaltsstoffen des zirkulierenden Blutes geschützt als andere Organe, dennoch können kleine Moleküle sowie lipophile

Substanzen (= Substanzen, die gut in Fetten oder Ölen löslich sind), die Blut-Hirn-Schranke leicht überwinden und so direkt den Stoffwechsel des Gehirns beeinflussen. Halten wir uns die Komplexität aller Abläufe für ein gut funktionierendes Gehirn vor Augen, wird schnell klar, wie fragil viele Stoffwechselvorgänge im Gehirn sind. Es wird auch deutlich, dass Substanzen, die im Gehirn nichts zu suchen haben und den Stoffwechsel neuronaler Netze schädigen könnten, gar nicht erst in unseren Körper gelangen sollten.

Alkohol: Auch wenn alkoholhaltige Getränke in fast allen westlichen Kulturen ein Stück gelebtes Kulturgut sind, bleibt Alkohol in höheren Mengen schädlich und in hohen Mengen toxisch für das Gehirn. Als neurologische und psychiatrische Krankheitsbilder zeigen sich bei Konsum hoher Mengen von Alkohol die Bilder der sogenannten Wernicke-Enzephalopathie und des Morbus Korsakow mit fortschreitendem Gedächtnisverlust und zunehmender, schließlich schwerer Demenz. Beide Erkrankungen sind relativ früh mit irreversiblen Schäden verbunden. Frauen sind häufiger und früher betroffen als Männer, weil die weibliche Leber Alkohol vergleichsweise langsamer verstoffwechselt. Auch wenn hinlänglich bekannt, muss hier nochmals betont werden, dass – insbesondere zum Schutz des Gehirns – Alkohol nur in Maßen konsumiert werden sollte. Jugendliche sollten Alkohol erst zu sich nehmen, wenn das Gehirn ausgereift ist, also nach Abschluss der Pubertät, möglichst nach dem 16. Lebensjahr, besser noch später. Dass Resveratrol, das in Rotwein enthalten ist, viele positive Stoffwechseleffekte hat, stimmt. Allerdings müsste man mehrere Flaschen pro Tag trinken, um eine adäquate Dosis zu erreichen – was wiederum andere negative Effekte auf die Gesundheit hätte. Wir kommen auf Resveratrol noch ausführlich im übernächsten Kapitel bei den Nahrungsergänzungsmitteln zu sprechen.

Rauchen und Cannabis: Sobald wir den Rauch einer brennenden Zigarette inhalieren, gelangen Dutzende von Verbrennungsprodukten des Tabaks, inklusive Nikotin, nicht nur in die Blutbahn und alle inneren Organe, sondern auch relativ schnell ins Gehirn. Zwar kann Nikotin als Substanz einige Bereiche im Gehirn verstärkt aktivieren, aber in höheren Dosierungen auch schädigen. Unabhängig davon, sind aber alle Verbrennungsprodukte potenziell schädlich und lagern Fremdstoffe in den Gefäßen und im Gewebe ab. Mittelfristig fördert Rauchen die sogenannte Mikroangiopathie (eine chronische Veränderung und Verödung kleiner Blutgefäße) und damit auch die Funktionsfähigkeit von Neuronen und neuronalen Netzwerken. Rauchen sollte daher nicht nur deshalb komplett unterbleiben, weil es Bronchialkarzinome verursachen kann, sondern vor allem auch schon zum Schutz des Gehirns. Ähnliches gilt übrigens auch für Cannabis. Die beiden Hauptsubstanzen des Cannabis (das geraucht ebenfalls Dutzende von toxischen Substanzen freisetzt), THC und CBD, reduzieren die neuronale Aktivität, was auf der einen Seite zur Entspannung, Distanzierung, Schmerzlinderung, Appetitsteigerung und vielem mehr führt, aber immer auch mit einer Reduktion der Informations-Verarbeitungsgeschwindigkeit verbunden ist. Mit anderen Worten: Viele Denkvorgänge werden unter dem Einfluss von Cannabis langsamer, der betroffene Mensch dadurch sicher nicht schlauer. Daher muss an dieser Stelle leider auch mit einer teils träumerisch verklärten Illusion rund um den Cannabis-Konsum aufgeräumt werden: Geráuchtes Cannabis schädigt das Gehirn natürlich immer, und zwar mehrfach: durch die Verbrennungsprodukte fördert es die Mikroangiopathie wie sonstige Rauchwaren auch, aber durch seine Wirkung über die cannabinoiden Rezeptoren des Gehirns verlangsamt es außerdem viele Funktionen des Gehirns. Das spricht jedoch nicht gegen die Nutzung von Cannabis in verschiedenen medizinischen Indikationen. So ist ein festes Mischungsverhältnis von THC und CBD (1:1) in bestimmten Dosierungen sehr gut als Muskelrelaxans und gegen Spastiken einsetzbar. Hier wird allerdings nicht geraucht, sondern das cannabinoide Medikament inhaliert.

Lachgas: Dieses flüchtige Gas, das seit Mitte des 19. Jahrhunderts insbesondere von Zahnärzten für Kurznarkosen verwendet wird, hat sich in den letzten Jahren zu einer der meistgebrauchten Partydrogen entwickelt. Das Problem beim Lachgas ist aber, dass es relativ intensiv in den Vitamin-B12-Stoffwechsel eingreift. Als flüchtiges Gas geht es problemlos durch die Blut-Hirn-Schranke und entfaltet innerhalb von wenigen Sekunden seine Wirkung. Diese ist zwar auch relativ schnell wieder verflogen, bei einem häufigen Gebrauch kann der Vitamin-B12-Stoffwechsel im Gehirn und Rückenmark allerdings komplett unterbunden werden. Vitamin B12 ist jedoch ein eklatant wichtiger Baustein für den Stoffwechsel und den Erhalt von Myelinscheiden (der Schutzschichten der Nervenfasern, ähnlich der Isolierschicht bei einem Kupferkabel), sodass es hier zu schweren neurologischen Ausfällen kommen kann, die immer häufiger in den Kliniken behandelt werden müssen. Lachgas sollte daher ausschließlich als Narkosemittel und nicht als Partydroge verwendet werden.

Bluthochdruck: Auf das Thema Bluthochdruck sind wir bereits eingegangen. Der unbehandelte Bluthochdruck ist Risikofaktor Nummer 1 (!) für die Entwicklung von Schlaganfällen. Aber schon vorher kann er bereits viel Schaden anrichten. Denn auch hoher Blutdruck verursacht eine fortschreitende Mikroangiopathie – besonders stark und schnell, wenn er noch mit Nikotin, Diabetes und Fettstoffwechselstörungen kombiniert vorkommt. Die Kontrolle des Blutdrucks sollte daher ab einem Alter von 50 Jahren obligat sein. Essenziell ist dabei vor allem auch, auf die wichtige Nachtabsenkung zu achten. Denn in der Phase der Entspannung benötigt das Gehirn keinen hohen Druck, im Gegenteil: Ein hoher Blutdruck lässt Sie nicht gut schlafen, verändert Schlafphasen und lässt das Gehirn und den gesamten Körper weniger ausgeruht in den nächsten Tag starten. Die weiteren vaskulären Risikofaktoren haben wir bereits in Kapitel V besprochen. Dennoch soll auch hier nochmals erwähnt werden, dass neben dem Bluthochdruck Bewegungsmangel, Fettstoffwechselstörungen und der Diabetes vom Typ 2 das Gehirn dauerhaft schädigen. Wichtig ist daher, bereits die Entstehung vaskulärer Risikofaktoren zu vermeiden beziehungsweise diese konsequent zu behandeln, wenn sie schon vorliegen.

Schlaf: Wir werden noch viel über die Bedeutung des Schlafes erfahren. Abgesehen davon, dass wir uns entspannen und Kraftreserven neu auffüllen, dient der Schlaf auch dazu, metabolische Abfallprodukte des Gehirns, die in der Phase der hohen Aktivität während des Tages angefallen sind, über das Blutsystem und das Nervenwasser abzutransportieren. Es besteht ferner auch hier eine enge Beziehung zu anderen vaskulären Risikofaktoren und weiteren Komponenten, wie dem Blutdruck, der Herzfrequenz, der Temperatur- und Hormonregulation und vielem mehr. Zu kurzer oder qualitativ schlechter Schlaf mit reduzierter Entspannungsphase erhöht den Blutdruck tagsüber und schädigt so wiederum das Gehirn. Unterschreiten wir die individuell notwendige Schlafdauer, reagiert das Gehirn bereits mit einer deutlichen Leistungsminderung, die wir sicher alle schon selber erlebt haben, wenn wir uns am nächsten Tag nur schwer konzentrieren konnten.

Aber genau diese Leistungsminderung ist Ausdruck dessen, was der Schlaf sonst noch leistet, oft viel weniger Aufmerksamkeit bekommt, aber nicht minder wichtig ist. Zwei Schlafphasen, die wir im nächsten Kapitel näher kennenlernen werden, die Tiefschlafphase und die sogenannte REM-Schlafphase, sind beide physiologisch von großer Bedeutung zur Abspeicherung und Einordnung von Lerninhalten des Tages. Hier schlagen wir wieder einen Bogen zu unserem Ausgangsthema Brain Health, denn der Schlaf ist extrem wichtig für die Sicherung von Gedächtnisleistungen und die Konsolidierung von neu Erlerntem sowie die Überführung von Daten ins Langzeitgedächtnis. Diese biologischen Vorgänge finden überwiegend in den beiden vorgenannten Schlafphasen statt. Der Schlaf sichert also in erheblichem Maße unsere kognitive Leistungsfähigkeit. Und ein paar Stunden Schlafmangel machen sich bereits bei unserer kognitiven Leistungsfähigkeit bemerkbar. Das macht deutlich, was wenig oder qualitativ schlechter Schlaf über einen längeren Zeitraum anrichten kann. Schlafstörungen sollten daher im Interesse unseres wichtigsten Organs analysiert, identifiziert und möglichst umgehend beseitigt werden.

Schwerhörigkeit: Was auf den ersten Blick nichts mit kognitiver Leistungsfähigkeit zu tun haben mag, trägt wesentlich intensiver zu einer Einbuße in diesem Bereich bei als allgemein bekannt. Wissenschaftliche Studien konnten eindeutig nachweisen, dass Menschen mit einer nicht behandelten Schwerhörigkeit, die weniger am allgemeinen sozialen Leben teilnehmen, signifikant schneller dauerhafte, kognitive Beeinträchtigungen erleiden und demenzielle Syndrome entwickeln als Menschen, die sich frühzeitig mit einem Hörgerät versorgen lassen oder im Alter keine Schwerhörigkeit entwickeln. Daher gilt zur Pflege der kognitiven Leistungsfähigkeit immer auch die Maßgabe, sich frühzeitig mit einem Hörgerät versorgen zu lassen, wenn es zu einer altersbedingten Hörminderung kommt.

Nahrungsmittel: Wir haben im vorangehenden Kapitel bereits ausgiebig über gesunde und sinnvolle Ernährung gesprochen. Daher an dieser Stelle nur kurz und konkret auf das Gehirn bezogen: Das Organ verwendet als Hauptenergie Glukose und benötigt davon pro Tag bis zu 150 Gramm. Die Glukose wird aus verschiedenen Nahrungskomponenten, vor allem Kohlenhydraten, Stärke und Zucker gewonnen. Zur schnellen Versorgung des Gehirns mit Glukose ist vor allem Fruchtzucker aus Obst geeignet, wie Bananen, Äpfel, Birnen, Heidelbeeren, Trauben et cetera. Wie wir oben aus der kleinen Anfangsgeschichte des leicht paranoiden Medizinstudenten gelernt haben, sind gesättigte Fette generell keine gute Nahrung für unseren Körper, aber schon gar nicht für unser Gehirn – im Gegenteil. Soweit möglich, sollten wir gesättigte Fette auf ein Minimum reduzieren. Denn was für die Herzkranzgefäße gilt, gilt genauso für die Gefäße und das Gewebe des Gehirns, nur mit einem wichtigen Unterschied: Unsere Herzkranzgefäße sind lediglich für einen Muskel zuständig, die Gefäße des Gehirns hingegen versorgen das komplexeste Organ dieses Planeten mit all seinen neuronalen Netzwerken. Und während es beim Herzmuskel relativ lange dauert, bis die Gefäße so eng werden, dass es zum Herzinfarkt kommt, kann die kognitive Leistungsfähigkeit des Gehirns reduziert sein, lange bevor der Schlaganfall kommt. Im normalen Leben würde man es – je nach Tätigkeit – wahrscheinlich nicht gleich merken, in einer umfangreichen neuropsychologischen Testung wäre ein kognitiver Leistungsabfall aber schon nachweisbar. In Analogie zu einem Menschen mit beginnender koronarer Herzerkrankung ohne bisherige Symptome, wäre die Belastbarkeit bereits eingeschränkt. Auf dem sogenannten Fahrrad-Ergometer wäre der Patient nicht mehr in der Lage, die volle Wattzahl zu treten, ohne kurzatmig zu werden oder eine Strecke von 10 Kilometern zu joggen, weil er vorher Luftnot bekäme.

Während die Zusammenhänge zwischen Cholesterin und demenziellen Entwicklungen schon länger bekannt sind, konnte erst die bereits erwähnte, kürzlich erschienene südkoreanische Studie an über 2 Millionen Menschen zeigen, welche Fette die Bösewichte sind: Es ist das sogenannte Remnant- oder auch Rest-Cholesterin, das definiert wird als Gesamtcholesterin minus LDL- und minus HDL-Cholesterin, was alle restlichen Lipoproteine einschließt (das sogenannte VLDL und IDL) sowie die sogenannten Chylomikronen. Sind diese Anteile über mehrere Jahre ab einem Alter von über 40 Jahren erhöht, steigt das Risiko für demenzielle Entwicklungen in den folgenden Jahren um 30 bis 40 Prozent. Liegen weitere Risikofaktoren wie ein Diabetes vom Typ 2 vor, steigt das Risiko noch weiter. Diese Daten zeigen sehr eindrücklich, wie falsche oder unbedachte Ernährung unser Gehirn frühzeitig schneller altern lässt – und das völlig unnötig.

Kognitive Testung und kognitives Training

Die kognitive Leistungsfähigkeit eines Gehirns kann man testen. Im klinischen Bereich stehen verschiedene Möglichkeiten zur Verfügung, mit denen die Leistungsfähigkeit einzelner Teile des Gehirns untersucht werden kann. Grob kann man sich folgende Bereiche merken, die bewertet werden:

- Aufmerksamkeit
- Lernen
- Kurzzeitgedächtnis und Langzeitgedächtnis
- Sprachverständnis
- Zahlenverarbeitung
- visuelle und akustische Wahrnehmung
- räumliche Verarbeitung
- exekutive Funktionen (Handlungsplanung und Selbstkontrolle)

Natürlich gibt es hier feine Nuancen, die eine wesentlich genauere Trennung einzelner Teilbereiche erlauben. Diese Tests kommen insbesondere bei der Abklärung demenzieller Syndrome, aber auch anderer neurodegenerative Erkrankungen zum Einsatz. Besonders häufig werden hier der Mini-Mental-Status-Test (MMST), der Montreal-Cognitive-Assessment-Test (MoCa-Test) und einige andere verwendet. Hier werden verschiedene Aspekte der kognitiven Leistungsfähigkeit, wie Kurzzeitgedächtnisleistung, räumliches Vorstellungsvermögen, Informationsverarbeitungsgeschwindigkeit, Zahlengedächtnis und einiges mehr untersucht. Daneben gibt es jedoch auch viele andere neuropsychologische Testbatterien, die genauere Untersuchungen erlauben, wie die Qualifikation für bestimmte berufliche Tätigkeiten, Reaktionsgeschwindigkeiten und vieles mehr. Inzwischen stehen aber auch internetbasierte kognitive Tests zur Verfügung, die Aufmerksamkeit, Wahrnehmung, Gedächtnisleistung, aber auch exekutive Funktionen und sogar koordinative Fähigkeiten untersuchen. Diese Tests kann man bereits zu Hause durchführen und so einen Eindruck über seine eigene Leistungsfähigkeit in speziellen neuropsychologischen Bereichen gewinnen.

Kognitives Training meint jede Form der Stimulation des Gehirns, also Techniken und Übungen, die seine Leistungsstärke verbessern. Alle wesentlichen Studien zu diesem Thema sind allerdings eher mit dem Ziel unternommen worden, Menschen nach oder mit neurologischen Krankheiten, die kognitiv beeinträchtigt sind, zu helfen. Das gilt insbesondere für Patientinnen nach Schlaganfällen oder Schädel-Hirn-Traumata, aber auch für Patienten mit neurodegenerativen Erkrankungen wie dem Morbus Parkinson oder dem Morbus Alzheimer. Für Patientinnen nach Schlaganfällen sind über die letzten Jahrzehnte mit der Etablierung von Rehazentren auch Konzepte für kognitives Training entwickelt und implementiert worden. Ähnliches gilt für Patienten mit Morbus Parkinson oder Multiple Sklerose.

Gesunde Menschen trainieren ihr Gehirn im Prinzip jeden Tag mit dem, was sie tun. Je mehr Routine dabei eintritt, desto weniger wird das Gehirn allerdings gefordert. Stelle ich mein Gehirn jedoch vor eine eher ungewohnte oder komplett unbekannte Aufgabe, muss es neue Netzwerke anlegen und beginnt zu lernen. Wesentlich ist also – im Sinne des kognitiven Trainings – als Mensch mit einem gut strukturierten Alltag, dem Gehirn regelmäßig neue Aufgaben zu geben. Dabei sollten wir darauf achten, dass diese nicht in einer Phase der Müdigkeit, Abgespanntheit oder Lustlosigkeit erfolgen. Das Gehirn lernt dann schlechter, möglicherweise wird die neue Herausforderung mit einem negativen Gefühl belegt, und der Gedanke daran ist dann eher demotivierend. Am besten lernen wir auch noch im Alter, wenn die Tätigkeit mit positiven Emotionen verknüpft ist. Wissenschaftlich konnte gut nachgewiesen werden, dass Lernvorgänge und Erinnerungen dann besonders gut abgespeichert werden, wenn die Amygdala (auch als »Mandelkern« bezeichnet) aktiviert wird. Die Amygdala ist unser emotionales Wahrnehmungszentrum für Ereignisse, der Kern bewertet diese und ordnet sie emotional ein. Ereignisse oder Trainingseinheiten, die positiv besetzt waren und Spaß gemacht haben, werden in der Regel besser abgespeichert und behalten. Wenn wir also unser Gehirn kognitiv trainieren wollen, macht es Sinn, es anhand von Dingen zu tun, die wir gerne machen oder schon immer machen wollten. Jene, die von vornherein auf eine gewisse Abneigung stoßen, werden auch nicht gut abgespeichert. Folgende Erfahrung haben wir alle sicher schon einmal gemacht: Wenn uns ein Gebiet interessiert, lesen wir einen Text dazu wie im Flug und können uns an viele Details erinnern, selbst wenn wir ihn nur einmal gelesen haben. *Müssen* wir einen bestimmten Text lesen, dessen Inhalt uns eigentlich gar nicht interessiert, werden wir unter Umständen manche Passage 2- bis 3-mal lesen müssen, um sie zu verstehen und zu behalten. Wir können beim kognitiven Training also unser Gehirn etwas überlisten.

Diese Art von kognitivem Training, bei dem wir das Gehirn regelmäßig vor neue Herausforderungen stellen, sollte Teil unseres Alltags werden. Denn eigentlich ist unsere Speicherkapazität unbegrenzt und würde für mehr als ein Leben reichen, aber wir nutzen sie nicht. Durch gezieltes Üben können wir so unsere Leistungsfähigkeit tatsächlich steigern und schützen uns besser gegen einen später einsetzenden langsamen kognitiven Abbau.

Lebenslanges Lernen

Die Idee des lebenslangen Lernens ist knapp 2500 Jahre alt und geht auf Platon (427 bis 347 vor Christus) zurück. Er sah in der lebensbegleitenden Suche nach Erkenntnissen und Wissen den Weg zu einer gerechten und idealen Gesellschaftsform. Seine Erziehungslehre postulierte er als Pädagogik des Einzelnen und der Staatspädagogik. Im 19. Jahrhundert entstand schließlich der Begriff der Andragogik, der Wissenschaft, die sich mit dem Verstehen und Gestalten der lebenslangen Bildung Erwachsener beschäftigt. Thematisch umfasst die Andragogik alle Bereiche, von der beruflichen, der sozialen, politischen und kulturellen Bildung. Ziel ist die Entwicklung einer selbstständigen, eigenverantwortlichen Persönlichkeit. Der Begriff wird international verwendet, in Deutschland wurden sogar vereinzelt Lehrstühle für Andragogik eingerichtet, die inzwischen aber wieder in Lehrstühle für Fort- und Weiterbildung umbenannt wurden.

Neurowissenschaftler sehen lebenslanges Lernen aber seit vielen Jahren in anderen Zusammenhängen als Soziologen, Sozialpädagogen oder Philosophen. Für Wissenschaftler, gleichgültig welcher

Fachrichtung, ist grundsätzlich der Zuwachs an Wissen und das Erlangen neuer Erkenntnisse in ihrem Gebiet ein Gewinn an sich. Und im 21. Jahrhundert, nach Einführung des Internets, des auto-generativen KI-Chatbot-Systems ChatGPT und zunehmender Verwendung künstlicher Intelligenz, wird lebenslanges Lernen eine Notwendigkeit, allein um einen groben Überblick über die sich immer rasanter ändernde Welt zu behalten. Aber für Neurowissenschaftlerinnen und Neurologinnen kommt damit noch ein biologischer Faktor dazu, der für das Individuum, das sich mit Longevity beschäftigt, von extremer Bedeutung ist.

Wir haben uns bereits mit neuronalen Strukturen und der Bildung von Synapsen beschäftigt. In einer groben Analogie stellen wir uns das Gehirn als einen Muskel vor. Muskeln, die trainiert werden, nehmen an Masse zu, Muskeln, die nicht trainiert werden, nehmen langsam an Volumen ab. Wie schnell das gehen kann, sehen wir bei Frakturen, wenn Extremitäten ruhiggestellt werden müssen. Erleide ich einen Unterschenkelbruch und mein Bein wird eingegipst, erlebe ich nach 4 bis 6 Wochen, wenn der Gips entfernt wird, einen kleinen Schock. Mein zuvor eingegipstes Bein hat an Umfang, Volumen und Gewicht verloren, und das in einem sonst gesunden Organismus und in gerade mal 4 Wochen. Ähnliches gilt für das Gehirn, das zwar kein Muskel ist, aber wo sich Synapsen und neuronale Netze langsam zurückbilden, wenn ich sie nicht nutze.

Lebenslanges Lernen bis ins höchste Alter ist ein kontinuierlicher Stimulus für unsere Synapsen und Netzwerke und sichert den Erhalt oder auch die Weiterentwicklung unserer neuronalen Strukturen. Und wie bei der körperlichen Bewegung und dem Trainieren unserer Muskulatur wird auch das mit zunehmendem Alter immer wichtiger. Dieser Aspekt betrifft natürlich nicht nur gesellschaftspolitische Bereiche im Sinne Platons oder der Andragogik, sondern alle Abschnitte des

Gehirns, auch motorische Abläufe. Werde ich inaktiver, bewege mich weniger, verlernt mein Gehirn auch zunehmend komplexe Bewegungsmuster. Man fängt an, sich steifer, langsamer, ungeschickter, eben wie ein alter Mensch zu bewegen. Bewegungsmuster alter Menschen sind also nicht nur dadurch bedingt, dass ihre Hüfte schmerzt, die Knie verschlissen sind und die Wirbelsäule steifer wird. Das kommt oft dazu. Der Hauptaspekt sind vor allem die sich langsam zurückbildenden neuronalen Netze. Gleiches gilt für das Gedächtnis: das Langzeitgedächtnis funktioniert weiterhin, weil es in jungen Jahren aufgrund der noch guten Plastizität tief und fest engrammiert wurde, das Kurzzeitgedächtnis wird dagegen schlechter, denn es muss ständig neue Informationen bei nachlassender Plastizität abspeichern.

Bisher stehen uns keine Substanzen zur Verfügung, die eine signifikante neuronale Aktivitätssteigerung oder Verbesserung der Plastizität ermöglichen. Kleine, kurzzeitige Steigerungen sind (legal) mit Koffein und dem in Energy Drinks enthaltenen Taurin möglich, aber substanzielle Verbesserungen sind bisher mit keinem Medikament, keiner legal oder illegal erhältlichen Substanz zu erzielen. Der im Jahre 2011 produzierte Science-Fiction-Thriller *Ohne Limit* (englischer Originaltitel: *Limitless*) mit Bradley Cooper und Robert De Niro erzählt die fiktive Geschichte einer Substanz (NZT), die eine signifikante Steigerung der kognitiven Fähigkeiten erlaubt, mit allen guten und negativen Konsequenzen – sehr sehenswert! Solange wir diese Art der Wirkstoffe aber noch nicht haben, bleibt uns nur eins: lebenslanges Lernen und das Füttern des Gehirns mit so vielen Informationen wie nur möglich. Wie wir das machen und was wir dafür benutzen, ist wahrscheinlich sekundär, aber es muss regelmäßig und aktiv erfolgen. Am besten gleich morgen anfangen und eine neue Sprache, ein neues Instrument, eine neue Sportart, neue Tanzschritte oder vieles andere lernen.

1. Rauchfrei leben

Verzichten Sie konsequent auf Tabak und Cannabis. Dies schützt nicht nur Ihre Lunge, sondern auch Ihr Gehirn vor schädlichen Substanzen und oxidativem Stress.

2. Blutdruck im Blick behalten

Messen Sie regelmäßig Ihren Blutdruck und behandeln Sie erhöhte Werte konsequent. Achten Sie besonders auf die nächtliche Blutdruckabsenkung, um Ihr Gehirn optimal zu schützen.

3. Ernährung optimieren

Reduzieren Sie gesättigte Fette in Ihrer Ernährung und beobachten Sie Ihre Blutfettwerte. Bei Bedarf nutzen Sie medikamentöse Unterstützung, um diese im gesunden Bereich zu halten.

4. Alkoholkonsum begrenzen

Genießen Sie Alkohol nur in Maßen. Kleine Mengen können Teil eines ausgewogenen Lebensstils sein, übermäßiger Konsum schadet jedoch Ihrem Gehirn.

5. Regelmäßige Bewegung einplanen

Streben Sie an, sich dreimal pro Woche für 30 bis 60 Minuten zu bewegen. Wählen Sie Aktivitäten, die Ihnen Freude bereiten, sei es Schwimmen, Radfahren oder zügiges Gehen.

6. Schlafrhythmus einhalten

Respektieren Sie Ihren persönlichen Schlafbedarf und halten Sie einen regelmäßigen Schlafrhythmus ein. Qualitativ hochwertiger Schlaf ist essentiell für die Regeneration Ihres Gehirns.

7. Kopfverletzungen vorbeugen

Schützen Sie Ihren Kopf bei Aktivitäten wie Fahrradfahren oder Skifahren durch das Tragen eines Helms. Vermeiden Sie Sportarten, die häufig zu Kopferschütterungen führen können.

8. Kognitive Aktivitäten fördern

Fordern Sie Ihr Gehirn regelmäßig durch Lesen, Puzzles oder das Erlernen neuer Fähigkeiten. Dies hilft, kognitive Reserven aufzubauen und die geistige Fitness zu erhalten.

9. Soziale Kontakte pflegen

Bleiben Sie sozial aktiv und pflegen Sie Beziehungen zu Familie und Freunden. Soziale Interaktionen stimulieren Ihr Gehirn und tragen zu Ihrem emotionalen Wohlbefinden bei.

10. Stressmanagement praktizieren

Integrieren Sie Entspannungstechniken wie Meditation oder tiefes Atmen in Ihren Alltag. Effektives Stressmanagement schützt Ihr Gehirn vor den schädlichen Auswirkungen chronischen Stresses.

Brain Health ADVANCED

1. Proaktive Gehirnpflege priorisieren

Machen Sie die aktive Förderung Ihrer Gehirngesundheit zu einem zentralen Aspekt Ihres Lebens. Gehen Sie über die Beseitigung von Risikofaktoren hinaus und implementieren Sie gezielte Maßnahmen zur Stärkung Ihrer kognitiven Leistungsfähigkeit.

2. Umfassende neurologische Bestandsaufnahme durchführen

Lassen Sie eine detaillierte neuropsychologische und epigenetische Testung durchführen. Diese Untersuchungen liefern wertvolle Erkenntnisse über den aktuellen Zustand Ihres Gehirns und bilden die Basis für individuelle Förderstrategien.

3. Kontinuierliche kognitive Stimulation integrieren

Versorgen Sie Ihr Gehirn regelmäßig mit neuen Informationen und herausfordernden Aufgaben. Decken Sie dabei ein breites Spektrum neurokognitiver Bereiche ab, um eine umfassende Stimulation zu gewährleisten.

4. Neues Wissensgebiet erschließen

Wählen Sie unabhängig von Ihrem Alter ein völlig neues Themengebiet zum Erlernen aus. Ob eine Fremdsprache, ein Musikinstrument oder eine Wissenschaftsdisziplin – entscheiden Sie sich für etwas, das Sie schon immer interessiert hat, um Ihre Motivation langfristig aufrechtzuerhalten.

5. Vielseitige körperliche Aktivitäten einbinden

Ergänzen Sie Ihr Ausdauertraining wie Joggen oder Schwimmen durch Sportarten, die Ihre Koordination und Feinmotorik fordern. Aktivitäten wie Tennis, Tanzen oder Golf trainieren Ihr Gehirn auf vielfältige Weise und fördern die neuroplastische Anpassung.

6. Familiäre Gesundheitshistorie analysieren

Überprüfen Sie sorgfältig, ob in Ihrer direkten Verwandtschaft (Eltern, Großeltern) neurodegenerative Erkrankungen, insbesondere Demenzen, aufgetreten sind. Diese Information ist entscheidend für Ihre persönliche Risikoeinschätzung und präventive Strategie.

7. Spezifische neurologische Diagnostik erwägen

Bei familiärer Vorbelastung konsultieren Sie einen Facharzt für Neurologie. Besprechen Sie die Möglichkeit weiterführender Untersuchungen wie MRT, PET-Scans oder genetische Testungen zur frühzeitigen Erkennung potenzieller Risiken und Entwicklung individueller Präventionsstrategien.

8. Regelmäßige Gesundheitschecks etablieren

Planen Sie in regelmäßigen Abständen umfassende Kontrolluntersuchungen ein. Diese helfen, den Fortschritt Ihrer Gehirngesundheit zu überwachen und ermöglichen zeitnahe Anpassungen in Ihrem persönlichen Präventionsprogramm.

Nach Auswahl der neuen Lerninhalte (Sprache, Instrument, neue Themengebiete) ebenso wie beim Erlernen und Durchführen neuer koordinativer Sportarten setzen Sie sich alle 6 Monate oder jedes Jahr ein neues Ziel, das Sie erreichen wollen und das auch realistisch ist. Notieren Sie diese Ziele regelmäßig in einem Tage- oder Notizbuch, in dem Sie Ihre Lernerfolge dokumentieren. Versuchen Sie, Freunde oder Familienangehörige für diese neuen Tätigkeiten zu gewinnen, und testen Sie sich gegenseitig. Das Überwachen und Analysieren kognitiver und koordinativer Leistungen wird durch neue Techniken und Geräte immer einfacher.

4. Schlaf: Die natürliche Quelle der Regeneration und Erneuerung

Knapp ein Drittel unseres Lebens verbringen wir schlafend. Allein das zeigt die Bedeutung des Schlafes für unseren Organismus. Abgesehen davon, dass dieser Ruhezustand subjektiv in aller Regel ein physisches Bedürfnis und damit grundsätzlich angenehm für den Menschen ist, hat er viele physiologische Funktionen, die lebenswichtig sind. So kann die Störung dieser natürlichen Mechanismen durch einen unzureichenden oder qualitativ schlechten Schlaf zu einem relevanten Risikofaktor für zahlreiche Erkrankungen werden, die wir gleich noch besprechen werden.

Was aber weit weniger bekannt und im allgemeinen Bewusstsein – auch vieler Medizinerinnen – wenig verankert ist, sind die grundlegenden Mechanismen der Abspeicherung und Konsolidierung gelernter Inhalte während des Schlafes. Georg Elias Müller, eigentlich Professor der Philosophie an der Universität Göttingen, gründete 1887 das weltweit zweite Institut für Psychologie und 1904 die Gesellschaft für Experimentelle Psychologie. Er wurde zum Wegbereiter der modernen Experimentalpsychologie. Schon um 1900 erkannte er, dass sich erlerntes Wissen erst in einem »fragilen Zwischenstadium« befindet und nicht automatisch für immer abgespeichert wird. Vielmehr gehen neu erlernte Inhalte durch ein komplexes System der Evaluierung, bevor sie vor allem im Hippocampus mehr oder weniger dauerhaft abgelegt, konsolidiert und damit auch wieder abgerufen werden können. Heute wissen wir, dass genau diese Vorgänge ganz wesentlich in der Tiefschlaf- und REM-Schlafphase, (kurz für: Rapid Eye Movement, also: rasche Augenbewegung) erfolgen. Ohne Schlaf sind daher normale Gedächtnisfunktionen nicht möglich. Und ohne qualitativ guten Schlaf können wir das Leistungspotenzial unseres Gehirns kaum nutzen.

Aber was passiert eigentlich genau, wenn wir schlafen? Im Wesentlichen ist dieser Zustand durch allgemeine Entspannung und eine reduzierte Reaktionsfähigkeit auf externe Reize gekennzeichnet. Darüber hinaus werden viele Stoffwechselfunktionen heruntergeregelt, sodass der Gesamtorganismus deutlich weniger Energie verbraucht und eine Energiezufuhr in dieser Zeit nicht notwendig ist. Typischerweise gelangt die Gehirnaktivität während des Schlafes nicht in das Bewusstsein des Individuums.

Anatomie des Schlafes: Schlafphasen verstehen

An dieser Stelle wollen wir uns kurz mit den Phasen des Schlafes, seinen physiologischen Funktionen, insbesondere aber mit den Erkrankungen beschäftigen, die durch Schlafstörungen entstehen können, und wie wir diese am besten vermeiden. Wir durchleben während des Schlafes mehrere Phasen, die unterschiedliche physiologische Funktionen haben. Er beginnt mit der Einschlafphase, die einige

Minuten anhält. Diese Sequenz ist oberflächlich und kann auch schnell und von wenig intensiven Reizen unterbrochen werden. Aber dennoch lassen sich hier bereits erste Einflüsse auf den gesamten Organismus im Sinne einer Entspannung und einer Verringerung vieler physiologischer Aktivitäten erkennen: die Entspannung der Muskulatur, die Reduktion der Herzfrequenz, des Blutdrucks und der Atemfrequenz, eine flachere Atmung und vieles mehr. Es gibt allerdings auch Bereiche des Körpers, deren Aktivität jetzt langsam zunimmt, wie die Motilität des Darmtrakts. Häufig treten in dieser Phase auch Zuckungen der Extremitäten, insbesondere der Beine auf. Diese sogenannten Einschlafmyoklonien sind kurze, unwillkürliche Entladungen des motorischen Kortex und völlig normal.

Die Einschlafphase geht allmählich in eine Phase des leichten Schlafes über, die wir mehrfach verlassen, in der wir aber etwa die Hälfte der gesamten Schlafzeit verbringen. Die erste Leichtschlafphase geht dann in die erste Tiefschlafphase über, in der weitere physiologische Funktionen reduziert werden. So sinken nun die Körpertemperatur sowie Herzfrequenz und Blutdruck. Die Tiefschlafphasen sind für die Erholung und Regeneration des Organismus besonders wichtig und müssen in der Nacht mehrfach durchlaufen werden. Dabei ist die erste Tiefschlafphase meist jedoch die längste mit einer Dauer von etwa einer Stunde, die darauffolgenden Tiefschlafphasen sind zunehmend kürzer. Damit kann man sich auch bei einer kurzen Gesamtschlafdauer relativ gut erholen.

Eine der wichtigen Funktionen der Tiefschlafphase ist die Ausschüttung von Wachstumshormonen, insbesondere im Kindes- und Jugendalter. Diese Funktion nimmt mit dem Alter etwas ab. Dieser Aspekt zeigt, weshalb ausreichender und ungestörter Nachtschlaf – neben diversen anderen Gründen – für Kinder und Jugendliche ein wichtiges Element der körperlichen Reifung ist. Die Synthese und

Freisetzung von Wachstumshormonen wird allerdings auch durch Ernährung, Körpergewicht und physische Betätigung moduliert. Während der Tiefschlafphase erhöht sich jedoch auch die Proteinbiosynthese, insbesondere im Gedächtnisbereich wie dem Hippocampus, sodass der Schlaf offensichtlich eine wichtige Rolle bei der Neurogenese, der dauerhaften Ablage von während des Tages gemachten Informationen in Form neuer Synapsen, einnimmt. In dieser Phase werden aber auch überflüssige Stoffwechselprodukte des Gehirns, die sich in der hochaktiven Stoffwechselphase während des Tages angesammelt haben, über das Blut sowie das Nervenwasser (Liquor) entsorgt. Der Schlaf ist damit in dieser Phase also für die Speicherung von Informationen, aber auch für die Beseitigung überflüssiger Stoffwechselprodukte zuständig.

Gefolgt wird die Phase des Tiefschlafes von der Traumphase, die man äußerlich daran erkennen kann, dass sich die Augen bei geschlossenen Lidern schnell und viel bewegen. Der REM-Schlaf nimmt etwa 20 bis 25 Prozent der gesamten Schlafdauer ein. Wacht der Mensch in dieser Phase auf, kann er sich meist an seine Trauminhalte relativ gut erinnern, wobei die Erinnerung oft nicht lange anhält. Die genauen Funktionen der REM-Schlafphase sind bis heute noch nicht abschließend geklärt. Aber Studien konnten belegen, dass Menschen, die unter REM-Schlafentzug stehen, nicht nur Konzentrationsstörungen, sondern auch Lern- und Gedächtnisprobleme aufweisen. Darüber hinaus zeigt sich ein gesteigertes Triebverhalten mit aggressiven Impulsen und vermehrtem Hungergefühl. Der REM-Schlaf hat somit sehr wahrscheinlich wichtige Funktionen bei der Informationsverarbeitung, Priorisierung von Gedächtnisinhalten sowie der Triebregulation. Die Wechsel zwischen Tief- und REM-Schlafphasen erfolgen 4- bis 6-mal pro Nacht, wobei die Tiefschlafphasen kürzer und die REM-Schlafphasen etwas länger werden. Der Schlaf endet mit dem

Übergang in einen leichten Dämmerschlaf, ähnlich der Einschlafphase.

Durch den Biorhythmus der Nebennierenrinde werden am frühen Morgen auch aktivierende Hormone wie Cortisol ausgeschüttet, die den gesamten Organismus wieder auf ein höheres Stoffwechselniveau bringen. Der Cortisol-Spiegel fällt übrigens bereits am Nachmittag wieder deutlich ab und ist abends und nachts am niedrigsten.

Die Dauer des notwendigen Schlafes für Erwachsene ist relativ unterschiedlich, kann zwischen 5 und 9 Stunden liegen, ist offensichtlich genetisch festgelegt und in gewissem Umfang auch eine Frage der Gewöhnung. Die Folgen eines Schlafmangels sind jedoch bei allen Erwachsenen relativ ähnlich: Konzentrations- und Gedächtnisstörungen, erhöhte Reizbarkeit und Unruhe; bei chronischem Schlafmangel auch allgemeine Erschöpfung, ein Anstieg des Blutdrucks, erhöhte Unfallraten, psychische Störungen und vieles mehr.

Wir sehen also, dass ein ausreichender und qualitativ guter Schlaf notwendig ist, um viele Körperfunktionen aufrechtzuerhalten. Umgekehrt führen Schlafmangel und Schlafstörungen sekundär zu weiteren Erkrankungen, die nicht nur unsere Lebensqualität, sondern auch unsere Lebenserwartung einschränken können.

Schlafstörungen – und was uns wieder zu ruhigen Nächten verhilft

In Deutschland gehören Schlafstörungen neben Rückenschmerzen, Kopfschmerzen und Schwindel zu den häufigsten Beschwerdebildern im klinischen Alltag. Grob können Schlafstörungen in Einschlafstörungen, Durchschlafstörungen sowie verfrühtes Aufwachen eingeteilt werden. Die Ursachen sind recht vielfältig. Zum Teil treffen wir altbekannte Risikofaktoren wieder, die wir bereits besprochen haben: Übergewicht (führt häufig zu Schnarchen und dem sogenannten

Schlaf-Apnoe-Syndrom), Bluthochdruck, Bewegungsmangel, psychischer Stress, aber auch äußere Einflüsse wie Lärm, Schichtdienste, Alkohol (hat oft Durchschlafstörungen zur Folge), Medikamente, Nikotin, Koffein und vieles mehr. Auch eine genetische Veranlagung kann zu Schlafstörungen führen. Viele Faktoren können sich auch gegenseitig bedingen und verschärfen. Zum Beispiel: Übergewicht führt häufig zu Bluthochdruck und Typ-2-Diabetes, beides trägt zu einer schlechten Schlafqualität bei, was wiederum den Blutdruck weiter steigen lässt und damit die Gefahr von koronarer Herzerkrankung, Herzinfarkten und Schlaganfällen erhöht.

Über die Gefahren vaskulärer Risikofaktoren für unser wichtigstes Organ, das Gehirn, haben wir bereits ausführlich im vorherigen Kapitel gesprochen. Die Bedeutung eines ausreichenden und qualitativ hochwertigen Schlafes für das optimale Funktionieren unseres Gehirns, aber auch für dessen Gesundheit kann daher nicht oft genug betont werden.

Die Einordnung von Schlafstörungen und gegebenenfalls die adäquate Therapie ist daher von enormer Bedeutung. Die gute Nachricht ist, dass sich die technischen Möglichkeiten der Schlafanalyse so rasant entwickelt haben, dass wir uns nicht alle in ein stationäres Schlaflabor begeben müssen, um unseren eigenen Schlaf besser kennenzulernen – auch wenn das in einigen Fällen sinnvoll sein kann. Niederschwellig kann die Schlafarchitektur mit der dazugehörigen Untersuchung der Schlafarten, ihrer Dauer und der Sauerstoffsättigung bereits mit einigen modernen, medizinischen Wearables wie Uhren oder Ringen oder der Kombination aus beiden Messgeräten untersucht werden. Wer einen Schritt weiter gehen will, kann sich ein sogenanntes Polygrafiesystem nach Hause schicken lassen. Diese Systeme sind bereits kleine Schlaflabore und können mit verschiedenen Elektroden deutlich genauer messen und weitere Parameter erfassen.

Mit Unterstützung einer Videoanleitung können die Systeme relativ problemlos selber angelegt werden. Die Daten, die während der Nacht erhoben und abgespeichert werden, können dann am nächsten Tag versendet und professionell ausgewertet werden. Wenn das auch noch nicht ausreicht, ruft dann doch das professionelle Schlaflabor.

Zusammenfassend hat der Schlaf eine nicht zu unterschätzende Bedeutung für unseren gesamten Körper, insbesondere aber für unser Gehirn. Anhaltende Schlafstörungen sollten daher abgeklärt und gegebenenfalls auch behandelt werden. Kritisch müssen wir uns lebenslang mit Risikofaktoren auseinandersetzen, die einen erholsamen Schlaf beeinträchtigen oder verhindern.

Schlafen SMART:

1. Individuelle Schlafdauer ermitteln
Finden Sie heraus, ob Sie zu den Kurzschläfern (5–6 Stunden), Mittelschläfern (7–8 Stunden) oder Langschläfern (mehr als 8 Stunden) gehören. Beobachten Sie Ihr natürliches Schlafmuster über mehrere Wochen, um Ihre optimale Schlafdauer zu bestimmen.

2. Persönlichen Schlafrhythmus einhalten
Streben Sie danach, Ihre individuelle Schlafdauer so oft wie möglich einzuhalten. Ein regelmäßiger Schlafrhythmus unterstützt Ihren circadianen Rhythmus und fördert die Schlafqualität.

3. Schlafstörungen ernst nehmen
Bei Übergewicht, Schnarchen und Tagesmüdigkeit sollten Sie eine ärztliche Untersuchung in Erwägung ziehen. Diese Symptome können auf Schlafapnoe oder andere Schlafstörungen hindeuten, die einer medizinischen Abklärung bedürfen.

4. Alkoholkonsum begrenzen
Genießen Sie Alkohol nur in Maßen. Übermäßiger Alkoholkonsum

kann die Schlafqualität beeinträchtigen und zu Unterbrechungen des Schlafzyklus führen.

5. Optimale Schlafzimmertemperatur einrichten

Stellen Sie in Ihrem Schlafzimmer eine Temperatur von 17 bis 18 Grad Celsius ein. Eine kühlere Umgebung fördert einen erholsamen Schlaf und unterstützt den natürlichen Temperaturabfall des Körpers während der Nacht.

6. Schlafmittelgebrauch überprüfen

Wenn Sie regelmäßig Schlafmittel einnehmen, konsultieren Sie unbedingt einen Arzt. Langfristiger Gebrauch von Schlafmedikamenten kann zu Abhängigkeit und anderen gesundheitlichen Problemen führen.

7. Digitale Auszeit vor dem Schlafengehen einlegen

Legen Sie Ihr Handy etwa 30 Minuten vor dem Zubettgehen beiseite. Nutzen Sie diese Zeit stattdessen zum Lesen eines Buches, einer Zeitschrift oder zur Entspannung. Das blaue Licht von Bildschirmen kann die Melatoninproduktion stören und das Einschlafen erschweren.

Schlafen ADVANCED:

1. Individuelle Schlafdauer respektieren

Halten Sie konsequent Ihre persönliche Schlafdauer ein, die Sie bereits ermittelt haben. Ein regelmäßiger Schlafrhythmus unterstützt Ihren circadianen Rhythmus und fördert die Erholung Ihres Körpers und Geistes.

2. Optimale Schlafzimmertemperatur einrichten

Stellen Sie in Ihrem Schlafzimmer eine Temperatur von etwa 17 bis 18 Grad Celsius ein – vergleichbar mit der idealen Lagertemperatur für Rotwein. Diese kühle Umgebung fördert einen erholsamen Schlaf und unterstützt den natürlichen Temperaturabfall des Körpers während der Nacht.

3. Schlafqualität mit Wearables überwachen

Nutzen Sie moderne Wearables, um Ihren Schlaf zu monitoren. Achten Sie besonders darauf, dass Sie 4 bis 6 Tiefschlafphasen pro Nacht erreichen und Ihre Sauerstoffsättigung konstant im Normbereich liegt. Diese Daten liefern wertvolle Einblicke in die Qualität Ihres Schlafes.

4. Gewichtsmanagement priorisieren

Bei Übergewicht entwickeln Sie eine Strategie zur Gewichtsreduktion, die zu Ihrem Lebensstil passt. Ein gesundes Körpergewicht kann Schlafstörungen wie Schlafapnoe reduzieren und die allgemeine Schlafqualität verbessern.

5. Professionelle Schlafanalyse in Betracht ziehen

Falls Schlafstörungen persistieren, erwägen Sie eine häusliche Polygrafie zur detaillierten Schlafanalyse. Diese Untersuchung liefert umfassende Daten über Ihre Schlafarchitektur und kann verborgene Schlafstörungen aufdecken.

6. Abendliche Entspannungsroutine etablieren

Entwickeln Sie eine beruhigende Abendroutine, die Ihnen hilft, vom Tagesgeschehen abzuschalten. Techniken wie Meditation, leichtes Yoga oder Lesen können den Übergang zum Schlaf erleichtern.

7. Digitale Auszeit vor dem Schlafengehen einlegen

Verzichten Sie mindestens eine Stunde vor dem Zubettgehen auf elektronische Geräte. Das blaue Licht von Bildschirmen kann die Melatoninproduktion stören und das Einschlafen erschweren.

8. Schlafumgebung optimieren

Gestalten Sie Ihr Schlafzimmer als Oase der Ruhe. Investieren Sie in eine qualitativ hochwertige Matratze, verdunkelnde Vorhänge und geräuschdämmende Maßnahmen, um optimale Schlafbedingungen zu schaffen.

9. Regelmäßige Schlafbeurteilung durchführen

Überprüfen Sie in regelmäßigen Abständen die Qualität und Quantität Ihres Schlafes. Nutzen Sie die Daten Ihrer Wearables, um Trends zu erkennen und bei Bedarf Anpassungen in Ihrer Schlafroutine vorzunehmen.

10. Ernährung und Hydration anpassen

Achten Sie auf eine ausgewogene Ernährung und ausreichende Hydration tagsüber. Vermeiden Sie schwere Mahlzeiten und koffeinhaltige Getränke in den Stunden vor dem Schlafengehen, um Ihren Körper optimal auf die Nachtruhe vorzubereiten. Vermeiden Sie außerdem große Mengen von Alkohol oder Nikotin vor dem Schlafen.

MONITORING:

Das Überwachen und Analysieren des Schlafes ist in den letzten Jahren dank neuer Techniken und Geräte relativ einfach geworden. Eine entsprechende Uhr oder ein Ring sind eine gute Investition.

5. Social Health: Freundschaft für ein langes und erfülltes Leben

Haben Sie im Kapitel über die *Blue Zones* noch ein weiteres gemeinsames Merkmal der Bewohner und Bewohnerinnen dort erkannt? Richtig, der große Wert der Gemeinschaft! Die Menschen in diesen Gebieten leben in engen Gemeinschaften, tauschen sich aus, essen miteinander und verfolgen die Idee eines Lebenszwecks, der ihnen einen Grund gibt, morgens aufzustehen.

Wie und ob wir mit anderen agieren, scheint durchaus einen Einfluss auf unsere Gesundheit und unsere Langlebigkeit zu haben. Gleichzeitig ist das Thema Gemeinschaft in unserer Gesellschaft vielschichtiger und nicht so selbstverständlich wie auf einer kleinen griechischen Insel oder im fest verankerten sozialen Netzwerk in Okinawa. Vor allem in Großstädten verbringen viele Menschen ihr Leben in Einsamkeit – mit negativen Auswirkungen für ihre psychische und physische Gesundheit.

Der Einfluss von Ernährung und Bewegung auf unsere Gesundheit und Longevity ist vielen Menschen bewusst. Dass zu einem positiven Lebensstil aber auch ein funktionierendes Sozialleben gehört, ist vielen nicht so präsent. Und vor allem ergreifen sie keine Maßnahmen, um dies zu verbessern. Genauso wie wir die Joggingschuhe schnüren, liegt es auch an uns, aktiv etwas für die Kontaktpflege zu tun.

Die Bedeutung von Gemeinschaft

Wovon reden wir eigentlich, wenn wir von Gemeinschaft sprechen? Es ist ein vielschichtiger Begriff, der die verschiedenen sozialen Verbindungen umfasst, die unser Leben bereichern und uns unterstützen. Hinzu kommt, dass es sich im Laufe unseres Lebens meist deutlich verändert, mit wem wir wie viel Zeit verbringen. Während wir in unserer Kindheit und Jugend häufig mit Familie und Freunden zusammen sind, sinkt die Zeit, die wir für diese Personengruppen investieren, mit dem Alter von etwa 20 Jahren deutlich ab. Zugunsten von mehr Zeit mit Arbeitskollegen und dem Partner. Wenn wir Kinder bekommen, verbringen wir viel Zeit mit diesen. Am auffälligsten ist jedoch: Umso älter wir werden, desto mehr Zeit verbringen wir allein – ganz im Gegensatz zu den Menschen in den *Blue Zones,* in denen gerade den älteren Menschen bewusst ein wichtiger Platz in der Gesellschaft eingeräumt wird.

Die Pfeiler unserer Gemeinschaft

Familie: Die engsten sozialen Bindungen bestehen oft innerhalb der Familie. Eltern, Geschwister, Kinder und andere Verwandte bieten emotionale Unterstützung, ein Gefühl der Zugehörigkeit und oft auch materielle Hilfe. Familienbande können in Krisenzeiten eine wichtige Stütze sein und tragen maßgeblich zu unserem psychischen Wohlbefinden bei. Doch: Wie wir gesehen haben, nimmt die Zeit, die wir mit der Familie verbringen, im Laufe des Lebens stetig ab. Umso wichtiger ist es, sich auch um andere Beziehungen zu kümmern.

Freunde: Freundschaften basieren auf freiwilligen Beziehungen, die durch gemeinsame Interessen, Werte und Erfahrungen geprägt sind. Sie bieten ebenfalls emotionalen Halt, Freude und gemeinsame Aktivitäten, die unser Leben bereichern. Gute Freunde sind oft ein wichtiger Ausgleich zum Alltag und helfen uns, Stress abzubauen. Häufig entstehen diese Verbindungen bereits in Schulzeiten oder im Studium. Im späteren Leben fällt es vielen Menschen schwer, neue Freundschaften aufzubauen.

Auch zeigen sich Unterschiede darin, wie Männer und Frauen ihre Freundschaften pflegen. Männerfreundschaften entstehen und bewähren sich häufig durch Aktivitäten, gemeinsames Sporttreiben (also gleich doppelt gut für die Langlebigkeit!), während Frauen durch das Teilen persönlicher Herausforderungen und Sorgen Nähe aufbauen.

Kollegen: Beziehungen am Arbeitsplatz sind ebenfalls bedeutend, da viele von uns einen Großteil ihres Tages mit ihren Kollegen und Kolleginnen verbringen. Um genau zu sein, verbringen wir mindestens die Hälfte der Zeit, in der wir nicht schlafen, mit Menschen aus dem Job. Und doch bleiben sie oft Fremde für uns. Durch Aktivitäten außerhalb des Büros oder zumindest gemeinsam verbrachte Pausen können daraus wertvolle Beziehungen entstehen.

Nachbarschaft und lokale Gemeinschaft: Die Menschen in unserem unmittelbaren Wohnumfeld, sei es aus der Nachbarschaft oder aus Vereinen und Organisationen, tragen ebenfalls zu unserem sozialen Netzwerk bei. Aktivitäten und Interaktionen mit den Menschen aus dem Nebenhaus oder der Wohnung unter uns fördern ein Gefühl der Sicherheit und des Zusammenhalts. Doch vor allem in Großstädten kennen wir unsere Nachbarinnen häufig gar nicht. Wir leben anonym und grüßen vielleicht mal, wenn wir uns zufällig an der Haustür begegnen.

Virtuelle Gemeinschaften: In unserer digitalisierten Welt spielen auch virtuelle Gemeinschaften eine immer größere Rolle. Online-Foren, soziale Netzwerke und virtuelle Interessengruppen bieten Möglichkeiten zur Interaktion und Unterstützung, die geografische Grenzen überwinden. Vor allem auch in der Pandemie waren diese Optionen wichtig, um Kontakt zur Außenwelt zu halten.

Wie kann Gemeinschaft unser Leben verlängern?

Nur weil wir nicht in einer so engen Gemeinschaft wie die Menschen in den *Blue Zones* leben, heißt dies nicht automatisch, dass wir damit weniger lange leben. Auch müssen wir zwischen Alleinsein und Einsamkeit unterscheiden. In Studien zeigte sich beispielsweise, dass sich Menschen, die in Familien oder Wohngemeinschaften leben, im Verhältnis ebenso oft einsam fühlen wie allein lebende Menschen. Es kommt also auch auf die Qualität der zwischenmenschlichen Beziehungen an.

Grundsätzlich fühlen wir uns in Gesellschaft wohler. Der Austausch mit anderen fördert unsere soziale Kompetenz und die Fähigkeit, uns in stressigen Situationen Unterstützung zu holen. Studien haben gezeigt, dass bei sozial aktiven Menschen ein Bereich im Gehirn ein höheres Volumen aufweist.

Enge soziale Beziehungen bieten emotionale Sicherheit und Stabilität. Freunde und Familie können Trost, Rat und Ermutigung geben, was unser psychisches Wohlbefinden stärkt. Emotionale Unterstützung kann in Krisenzeiten besonders wichtig sein und hilft, depressive Symptome und Angstzustände zu reduzieren.

Biologische Mechanismen

Einsamkeit ist weit mehr als nur ein unangenehmes Gefühl; sie hat tief greifende Auswirkungen auf die Gesundheit, insbesondere im höheren Lebensalter. Zahlreiche wissenschaftliche Studien haben gezeigt, dass chronische Einsamkeit das Risiko für vorzeitigen Tod erheblich erhöht. Besonders alarmierend ist, dass die gesundheitlichen Auswirkungen vergleichbar mit den Effekten von Rauchen oder übermäßigem Alkoholgenuss sein können.

Einige der bedeutendsten Forschungsergebnisse hierzu stammen aus Metaanalysen und großen epidemiologischen Studien. Eine umfassende Metaanalyse von Holt-Lunstad und Kollegen aus dem Jahr 2015 untersuchte 70 Studien mit mehr als 3,4 Millionen Teilnehmenden und fand heraus, dass soziale Isolation und Einsamkeit das Risiko eines vorzeitigen Todes um bis zu 32 Prozent erhöhen können. Dies verdeutlicht die ernsthaften gesundheitlichen Konsequenzen, die mit einem Mangel an sozialen Beziehungen verbunden sind. Umgekehrt erhöht sich unsere Überlebenswahrscheinlichkeit um ganze 50 Prozent, wenn wir ein aktives Sozialleben pflegen.

Zusätzlich hat eine Studie von Cacioppo und Hawkley von 2010 gezeigt, dass Einsamkeit signifikante Auswirkungen auf das kardiovaskuläre System hat. Menschen, die sich einsam fühlen, neigen dazu, höhere Blutdruckwerte zu haben und ein erhöhtes Risiko für Herz-Kreislauf-Erkrankungen zu entwickeln. Dies liegt unter anderem daran, dass Einsamkeit das Stressniveau erhöht, was wiederum die Blutgefäße und das Herz belastet. Positive soziale Kontakte scheinen sich hingegen positiv auf unsere Gehirnleistung auszuwirken. Ältere Menschen mit starken und als positiv empfundenen Netzwerken haben deutlich weniger Demenz und andere kognitive Einschränkungen als Gleichaltrige.

Die biologische Basis dieser gesundheitlichen Effekte liegt in den komplexen Wechselwirkungen zwischen psychischen und physiologischen Prozessen. Der Bereich der Wissenschaft, der sich mit diesem Thema beschäftigt, ist die Psychoneuroimmunologie. Dieses relativ neue Forschungsgebiet befasst sich mit den Auswirkungen unseres psychischen Befindens auf biochemische Prozesse im Körper.

Einsamkeit beeinflusst direkt das Immunsystem. Chronische Einsamkeit führt zu einer erhöhten Produktion von entzündungsfördernden Zytokinen. Die Immunantwort bei Menschen, die davon betroffen sind, wird dadurch oft übermäßig aktiviert, was zu einer dauerhaften Belastung des Körpers führt. Dieses Phänomen der chronischen Entzündung nennt man *Silent Inflammation,* weil man sie selbst kaum bemerkt und sie nur im Labor bei Bluttests nachweisbar ist. Die Folgen können allerdings fatal sein und das Risiko für eine Vielzahl von Gesundheitsproblemen, wie Herz-Kreislauf-Erkrankungen und Krebs, erhöhen.

Chronische Stresszustände sorgen zudem für einen Anstieg des Hormons Cortisol. Wenn wir zu viel Cortisol im Körper haben, so hat dieser Schwierigkeiten, damit Entzündungen unter Kontrolle zu bringen, und unser Stoffwechsel wird gestört. Das kann zu einer Insulinresistenz und Zunahme von Körperfett führen, die das Risiko für Diabetes erhöhen.

Insgesamt zeigt sich, dass die durch Einsamkeit ausgelösten biologischen Mechanismen die Gesundheit auf vielfältige Weise beeinträchtigen können. Die Verbindung zwischen emotionalem Stress und physischen Gesundheitsproblemen ist ein komplexes Zusammenspiel, das durch anhaltende Einsamkeit verschärft wird.

Unterstützung gesunder Verhaltensweisen

Neben den biologischen Faktoren wirkt sich unser soziales Netzwerk auch noch auf andere Art auf unsere Gesundheit aus: durch den Einfluss auf unseren Lebensstil. Denken wir noch einmal an die *Blue Zones:* Die Menschen nehmen hier häufig ihre Mahlzeiten zusammen ein. Neben der gemeinsamen Zeit ist es ein weiterer positiver Effekt, dass die Ernährung gesünder ausfällt. Studien haben gezeigt, dass Menschen mit starken sozialen Netzwerken seltener übergewichtig sind[8]. Der mögliche Grund: In Gemeinschaft essen wir gesünder und greifen nicht, wie vielleicht allein zu Hause, zu Fast Food und Snacks. Wenn die Menschen, mit denen wir uns umgeben, einen gesunden Lebensstil pflegen, färbt dies auf uns ab. Freunde, die sich umeinander kümmern, sorgen genauso für sich selbst. Dies gilt jedoch auch umgekehrt: Ungesunde Verhaltensweisen übernehmen wir ebenfalls. Wenn uns also unsere Gesundheit wichtig ist, sollten wir die Menschen, mit denen wir unsere Zeit verbringen, auch in dieser Hinsicht sorgfältig auswählen.

Manchmal haben Menschen Bedenken, dass eine gesunde Lebensführung es schwieriger machen wird, soziale Kontakte zu pflegen. Doch dazu sei gesagt, dass dies eben auf die Art und Weise unserer Beziehungen und Aktivitäten ankommt. Auch der amerikanische Multimillionär Bryan Johnson, über den wir bereits gesprochen haben und der streng nach seinem Longevity-Blueprint lebt, hat die Wichtigkeit sozialer Verbindungen erkannt und organisiert regelmäßig gemeinsame Aktivitäten, die zu seinem Lebensstil passen: Wanderungen, Joggen und Essen in geselliger Runde, bei denen er die Mahlzeiten nach seinem Ernährungsplan zusammenstellt.

8 https://edition.cnn.com/2019/05/09/health/social-connections-health-benefits-intl/index.html

Es gibt zahlreiche Möglichkeiten, wie Einzelpersonen und die Gesellschaft als Ganzes Gemeinschaft und soziale Verbindungen stärken können, sie beginnen auf individueller Ebene und erstrecken sich bis hin zu größeren gesellschaftlichen Initiativen.

Individuelle Maßnahmen:

Wenn wir uns für mehr Gemeinschaft engagieren, nutzt es nicht nur uns selbst, sondern auch anderen, die davon profitieren. Dazu gehört die Teilnahme an lokalen Vereinen, Sportgruppen oder Nachbarschaftsinitiativen. Auch religiöse Gemeinschaften sind für unsere soziale Gesundheit sehr hilfreich. Familienbeziehungen und Freundschaften wollen gepflegt werden, hier ist es wichtig, dass wir uns Zeit nehmen und konkrete Maßnahmen planen. Auch Online-Foren und Plattformen im Internet können uns in gewissem Maße ein soziales Netz bieten. Und oft ergeben sich aus zunächst virtuellen Freundschaften auch welche, die dann zu echten Treffen und Unternehmungen führen.

Tiergestützte Therapie ist eine weitere vielversprechende Methode. Der Kontakt mit Tieren, sei es durch Haustiere oder Therapiehunde, hat sich als wirkungsvoll erwiesen, um Einsamkeit zu reduzieren und das emotionale Wohlbefinden zu verbessern.

Weitere konkrete Tipps finden Sie am Ende des Kapitels!

Gesellschaftliche Maßnahmen

Auch auf gesellschaftlicher Ebene gibt es viele Möglichkeiten, die das Gemeinschaftsleben vereinfachen können. In den *Blue Zones* begegnen sich die Menschen nahezu automatisch oder haben, wie im Fall von Loma Linda, viele organisierte Aktivitäten, an denen sie teilnehmen können.

Die Förderung solcher Projekte wäre wünschenswert. Oft können wir aber auch dafür sorgen, dass diese unterstützt oder geschaffen werden, indem wir selbst Initiative ergreifen oder bei lokalen Politikern oder Organisationen um Hilfe bitten. Öffentliche Treffpunkte wie Gemeinschaftszentren, Bibliotheken und Parks sind wichtige Orte, an denen Menschen zusammenkommen können. Die Schaffung und Unterstützung solcher Einrichtungen fördern die soziale Interaktion und den Gemeinschaftsgeist. Auch kulturelle Veranstaltungen, Sportturniere und Bildungsworkshops sind ideale Gelegenheiten, um sich mit anderen zu verbinden. Vielleicht finden Sie solche Aktivitäten in Ihrem Umfeld oder können selbst bei der Organisation und Planung mitwirken. Auch ehrenamtliches Engagement, egal in welchem Bereich, bringt Menschen zusammen und stiftet dazu ein Gefühl von Sinnhaftigkeit und Gebrauchtwerden – vergleichbar mit der Idee des Lebenszwecks in den *Blue Zones*.

Durch diese individuellen und gesellschaftlichen Maßnahmen können wir die sozialen Verbindungen stärken und Gemeinschaften aufbauen, die das Wohlbefinden und die Lebensqualität aller Mitglieder verbessern. Ein starkes Gemeinschaftsgefühl trägt nicht nur zu einem längeren und gesünderen Leben bei, sondern schafft auch eine solidarische und unterstützende Gesellschaft.

Es gibt auch spezifische Programme, die erfolgreich dazu beigetragen haben, Einsamkeit zu verringern. Das *AARP Foundation's Connect2Affect*-Programm zielt darauf ab, soziale Isolation durch vielfältige Ansätze zu bekämpfen, darunter die Vernetzung älterer Menschen mit Gemeinschaftsressourcen.

Das *SilverSneakers*-Programm bietet Fitnesskurse für ältere Erwachsene an, die nicht nur die körperliche Gesundheit fördern, sondern auch soziale Interaktionen ermöglichen. *Befriending*-Programme, bei denen Freiwillige regelmäßig ältere Menschen besuchen, haben ebenfalls gezeigt, dass sie die soziale Isolation erheblich reduzieren können.

Insgesamt sind diese Maßnahmen und Programme darauf ausgerichtet, den sozialen Kontakt zu fördern und die emotionale Unterstützung zu verbessern, um so die negativen Auswirkungen von Einsamkeit zu minimieren.

Was unternehmen Regierungen gegen das Problem der Einsamkeit?

Einige Länder haben die negativen Effekte der Einsamkeit auf die psychische und physische Gesundheit erkannt und Strategien entwickelt, um dieser Herausforderung entgegenzuwirken. Kampagnen, um das Bewusstsein für die Bedeutung von sozialer Gesundheit und Gemeinschaft zu schärfen, sind ein wichtiger Schritt, um dieses bedeutende Thema der Gesellschaft bewusst zu machen. Hier sind einige Beispiele für Länder, in denen es bereits aktiv angegangen wird:

Vereinigtes Königreich: 2018 hat der Inselstaat ein Ministerium für Einsamkeit eingerichtet, um sich mit dem wachsenden Problem in der Gesellschaft auseinanderzusetzen, und ist seither eines der bekanntesten Beispiele. Es wurden verschiedene Initiativen ins Leben gerufen, um Menschen zu helfen, sich miteinander zu vernetzen und soziale Isolation zu bekämpfen[9].

Japan: Das Land hat ebenfalls Maßnahmen gegen Einsamkeit ergriffen, insbesondere angesichts der alternden Bevölkerung. Es gibt Programme und Dienstleistungen, die ältere Menschen unterstützen, wie zum Beispiel Tagesbetreuungseinrichtungen, die soziale Interaktionen fördern. Japan hat auch *Kodokushi* (einsames Sterben) als

---

9 https://www.gov.uk/guidance/governments-work-on-tackling-loneliness

soziales Problem erkannt und Initiativen gestartet, um diesem entgegenzuwirken[10].

Dänemark: Hier gibt es verschiedene, staatlich unterstützte Programme, die darauf abzielen, soziale Isolation zu reduzieren. Die dänische Regierung fördert Gemeinschaftsaktivitäten und soziale Netzwerke, um das Zusammengehörigkeitsgefühl zu stärken[11].

Niederlande: Dort wird die Einsamkeit mit nationalen Kampagnen und lokalen Initiativen bekämpft, die darauf ausgerichtet sind, Menschen miteinander zu verbinden und soziale Isolation zu verringern. Freiwilligenarbeit und Nachbarschaftsprojekte werden stark gefördert[12].

… und wie ist die konkrete Situation in Deutschland?

Einsamkeit ist hierzulande zu einem bedeutenden gesellschaftlichen Problem geworden, das inzwischen zunehmend Aufmerksamkeit erhält. Laut dem *Einsamkeitsbarometer 2024* (siehe unten) fühlten sich im Jahr 2021 etwa 11,3 Prozent der Gesamtbevölkerung einsam.

Deutschland ist bei der Bekämpfung der Einsamkeit noch nicht so weit wie Großbritannien mit seinem »Einsamkeitsministerium«, aber die Bundesregierung hat die Relevanz dieses Problems erkannt und mehrere Initiativen gestartet.

***Strategie gegen Einsamkeit*:** Im Dezember 2023 wurde eine umfassende Strategie zur Bekämpfung von Einsamkeit vom Bundeskabinett beschlossen. Sie verfolgt den Ansatz, Einsamkeit in allen Altersgruppen zu prävenieren und zu lindern.

***Einsamkeitsbarometer*:** Das Bundesfamilienministerium hat das *Einsamkeitsbarometer 2024* eingeführt, um repräsentative Daten zur

---

10 https://www.timeout.com/tokyo/news/japan-now-has-a-minister-of-loneliness-to-tackle-mental-health-issues-022521

11 https://academic.oup.com/heapro/article-abstract/38/5/daad105/7275521

12 https://www.eentegeneenzaamheid.nl

Entwicklung von Einsamkeit in Deutschland zu erheben und vulnerable Gruppen zu identifizieren.

Kompetenznetz Einsamkeit (KNE): Diese Initiative verbindet Forschung, Netzwerkarbeit und Wissenstransfer, um Ursachen und Folgen von Einsamkeit zu untersuchen und Präventions- sowie Interventionsmaßnahmen zu entwickeln.

Öffentlichkeitskampagne: *Gemeinsam gegen Einsamkeit* wurde gestartet, um das Bewusstsein für das Thema in der Gesellschaft zu erhöhen.

Neben staatlichen Programmen gibt es auch zahlreiche private und gemeinnützige Initiativen, die gegen Einsamkeit kämpfen, wie zum Beispiel:

Silbernetz: Ein telefonisches Netzwerk, das älteren Menschen die Möglichkeit bietet, regelmäßig mit jemandem zu sprechen.

Freunde alter Menschen: Eine Initiative, die durch Besuche und gemeinsame Aktivitäten soziale Kontakte fördert.

Wir sind also auf dem richtigen Weg, können allerdings derzeit noch nicht auf umfassende staatliche Hilfe zurückgreifen, um unsere »soziale Gesundheit« zu verbessern. Hier ist viel Eigeninitiative gefordert, aber diesen Bereich überlassen wir leider zu oft dem Zufall, statt aktiv Zeit und Mühe zu investieren, um Freundschaften und soziale Kontakte zu pflegen und zu intensivieren. Deshalb kommen hier wieder unsere Tipps, wie Sie ganz individuell die Gemeinschaft nutzen können, um Ihr Leben zu bereichern.

Social Health SMART

1. Regelmäßige Anrufe oder Nachrichten an Freunde und Familie senden: Wer kennt sie nicht, diese Gedanken, wie »Ach, von Claudia habe ich auch schon lange nichts mehr gehört, ich schreibe ihr später mal eine Nachricht«. Und aus dem »später« werden dann Wochen oder Monate. Oder man erhält eine Nachricht in einem ungünstigen Moment und sagt sich: »Ich antworte nachher.« Gerade wenn wir sehr beschäftigt sind, geht schnell viel zu viel Zeit ins Land, in der wir uns nicht bei alten Bekannten melden.

Was also tun? Zeit blockieren für Kommunikation – ebenso wie für Sport oder Arzttermine. Und sich eine Liste schreiben mit Menschen, mit denen man in Kontakt bleiben möchte. Bei einer schönen Tasse Kaffee oder Tee dann idealerweise jede Woche ein paar Nachrichten senden oder zum Telefon greifen. Extrapunkte gibt es, wenn wir es dann sogar noch schaffen, uns auf ein Treffen zu verabreden!

2. Freundliche Gespräche mit Kolleginnen am Arbeitsplatz führen: Wie wir gesehen haben, verbringen wir einen großen Teil unserer Zeit mit Menschen aus unserem Arbeitsumfeld. Und können in diesen vielleicht auch Freunde finden. Versuchen Sie es mit einer gemeinsamen Mittagspause, einem Spaziergang um den Block oder dem Besuch einer Veranstaltung außerhalb des Büros. Arbeiten Sie im Homeoffice oder selbstständig? Dann können Coworking-Büros eine gute Möglichkeit sein, mal wieder mit jemandem an der Kaffeemaschine zu plaudern.

3. Kleine Aufmerksamkeiten und Hilfestellungen:
Anderen zu helfen, kann uns ein wunderbares Gefühl von Zusammengehörigkeit und Sinn geben. Dazu müssen wir nicht gleich unseren Job aufgeben und als Entwicklungshelfer um die Welt ziehen. Fragen Sie doch einfach mal die ältere Nachbarin, ob sie etwas vom Supermarkt braucht. Laden Sie einen Bekannten zu einer Veranstaltung ein. Machen Sie einer fremden Person ein Kompliment und kommen so kurz ins Gespräch.

4. Selbst um Hilfe bitten: Wenn wir andere nach Unterstützung fragen, kann dies unsere persönliche Beziehung stärken. Wir öffnen uns dem anderen, zeigen Vertrauen und dass der andere uns wichtig ist. Auch wenn Sie das Möbelstück allein montieren können – zu zweit geht es einfacher, und man hat währenddessen noch Zeit zum Reden. Zusammen zum Einkaufen zu fahren, spart Benzin, und man hat eine gemeinsame Aktivität. Oder vielleicht kennt sich Ihr Kollege oder die Nachbarin besonders gut bei einem Thema aus, zu dem Sie gerne mehr erfahren würden. Es fällt nicht leicht, nach Hilfe zu fragen – aber es lohnt sich in vielerlei Hinsicht.

5. Denken Sie an wichtige Ereignisse: Gerade in Zeiten, in denen sich viele völlig auf die digitalen Erinnerungen von sozialen Netzwerken verlassen, um Freunden zum Geburtstag zu gratulieren, können solche wichtigen Daten schnell vergessen werden. Die Geburtstage, Jubiläen und vielleicht sogar Namenstage von Menschen, die Ihnen am Herzen liegen, in den Kalender einzutragen, dauert nicht lange. Eine kurze Nachricht an dem Tag zaubert aber ein Lächeln auf das Gesicht des anderen und stärkt Ihre Verbindung.

6. Treten Sie Gruppen bei: Egal, ob online oder vor Ort, suchen Sie Gemeinschaften, die ein Interesse oder Hobby teilen, um sich dann darüber auszutauschen. Dies können Pflanzen, Haustiere, Kleidung, Kinder, Sport oder zum Beispiel auch das Thema Langlebigkeit sein. Wenn es an Ihrem Wohnort keine Gruppen gibt oder Ihnen die Zeit fehlt, gibt es zahlreiche Online-Foren und Plattformen, über die sich Menschen zu ihren Leidenschaftsthemen austauschen. Ein paar Minuten Kommunikation am Tag sind schon ein wichtiger Beitrag gegen die Einsamkeit.

7. Soziale Kontakte zur Gewohnheit werden lassen:
Gewöhnen Sie sich an, jeden Tag etwas für Ihre sozialen Verbindungen zu tun. Anfangs braucht es sicher – wie bei jeder neuen Routine – eine Erinnerung. Aber nach und nach geht das Verhalten dann in den Alltag über. Einige Ideen: Texten Sie einer Freundin »Guten Morgen«,

prüfen Sie in der Mittagspause, ob Sie heute schon etwas für Ihre soziale Gesundheit getan haben. Richten Sie feste Zeiten im Tagesablauf oder auch im Wochenplan ein, zu denen Sie mit Ihren Freunden und Ihrer Familie in Kontakt treten.

Social Health ADVANCED

Diese fortgeschrittenen Maßnahmen zur Förderung der eigenen *Social Health* erfordern zwar etwas mehr Engagement und Zeit, bieten jedoch die Möglichkeit, tiefere und nachhaltigere soziale Verbindungen aufzubauen. Indem Sie sich aktiv in Ihre Gemeinschaft einbringen und gezielt soziale Aktivitäten suchen, können Sie Ihr Netzwerk erweitern und Ihre soziale Gesundheit nachhaltig stärken.

1. Ehrenamtliche Arbeit in der Gemeinschaft übernehmen: Freiwilligenarbeit in einer örtlichen Suppenküche, einem Tierheim oder einer Umweltgruppe ist eine großartige Möglichkeit, neue Leute kennenzulernen und der Gemeinschaft etwas zurückzugeben. Solches Engagement fördert nicht nur soziale Kontakte, sondern auch ein Gefühl von Erfüllung und Zugehörigkeit.

2. Teilnahme an Workshops oder Kursen, um neue Menschen kennenzulernen: Besuchen Sie Veranstaltungen, die Ihren Interessen entsprechen, wie Koch- und Sprachkurse oder handwerkliche Workshops. Diese Events bieten eine entspannte Atmosphäre, um Leute kennenzulernen, die sich für ähnliche Dinge begeistern, und gleichzeitig Fähigkeiten auszubauen. Seien Sie offen für neue Erfahrungen!

3. Organisation von regelmäßigen Treffen oder Events für Freunde und Familie: Laden Sie Menschen, die Ihnen wichtig sind, zu gemeinsamen Aktivitäten ein. Eine Idee, die ich, Gerd Wirtz, selbst bereits umgesetzt habe: Einmal pro Monat miete ich mir mit Freunden eine Küche, und wir treffen uns dort, um gesunde Mahlzeiten für die Woche vorzubereiten. Beim gemeinsamen Kochen und Genießen tauschen wir uns aus. Dieser regelmäßige Termin erfordert etwas Organisationsaufwand, zahlt sich aber aus.

4. Beitritt zu Vereinen oder Interessengruppen:
Schließen Sie sich einem Verein oder einer Interessengruppe an, die Ihren Hobbys und Interessen entspricht, sei es ein Sportverein, ein Buchclub oder eine Naturschutzinitiative. Sie bieten eine strukturierte Möglichkeit, Gleichgesinnte zu treffen und gemeinsame Aktivitäten zu genießen.

5. Aktive Beteiligung an Gemeindeprojekten und Initiativen:
Nehmen Sie aktiv an Stadtverschönerungsaktionen, Nachbarschaftsfesten oder lokalen politischen Initiativen teil. Diese Aktivitäten fördern nicht nur das Gemeinschaftsgefühl, sondern ermöglichen es auch, sich an der Gestaltung und Verbesserung Ihres Lebensumfelds zu beteiligen.

6. Verbesserung Ihrer Small-Talk-Qualitäten:
Small Talk ist eine wichtige Fähigkeit, um soziale Kontakte zu knüpfen und zu pflegen. Üben Sie, leichte und freundliche Gespräche über alltägliche Themen zu führen. Stellen Sie Fragen, hören Sie aktiv zu, und zeigen Sie echtes Interesse an Ihrem Gegenüber. Gute Small-Talk-Fähigkeiten helfen dabei, neue Bekanntschaften zu machen und bestehende Beziehungen zu vertiefen. Lesen Sie Bücher zum Thema oder machen einen Kurs. Diese Investition in eigene Fähigkeiten macht sich bezahlt.

MONITORING

Während wir die Auswirkungen von mehr Sport und besserer Ernährung an Blutwerten, Körpermaßen oder der Herzfrequenz kontrollieren können, ist die soziale Gesundheit eher ein subjektiver Wert. Dennoch gibt es verschiedene Ansätze, um die Qualität und den Erfolg Ihrer Bemühungen zur Förderung Ihrer Social Health zu überwachen und zu bewerten.

Hier sind einige Methoden, die Ihnen helfen können, Ihre Zufriedenheit und das Wohlbefinden in Bezug auf Ihre sozialen Kontakte zu messen:

1. **Tagebuch führen über soziale Interaktionen und deren Effekte auf Ihr Wohlbefinden:** Schreiben Sie regelmäßig auf, wie oft und mit wem Sie soziale Interaktionen haben. Notieren Sie, wie diese Ihr Wohlbefinden beeinflussen. Ein Tagebuch kann Ihnen helfen, Muster zu erkennen und zu verstehen, welche sozialen Aktivitäten Ihnen am meisten Freude bereiten. Auch Dankbarkeits-Apps sind ein starker Helfer. Es gibt zahlreiche unter ihnen, die uns daran erinnern, zu reflektieren und unsere positiven Momente zu dokumentieren. Diese können wir auch nutzen, um den Fokus auf die Verbesserung unserer *Social Health* zu legen.

2. **Regelmäßige Selbstreflexion über Ihr soziales Netzwerk:** Überlegen Sie, wie zufrieden Sie mit Ihren sozialen Verbindungen sind. Fragen Sie sich, ob Sie genügend Unterstützung und positive Interaktionen erfahren. Diese Reflexion kann Ihnen helfen, Bereiche zu identifizieren, in denen Sie Ihre sozialen Kontakte stärken möchten. Die kann auch, wie schon vorgeschlagen, als kurzer täglicher Check passieren: Habe ich heute schon etwas für mein soziales Netzwerk getan?

3. **Feedback von Freunden und Familie einholen:** eine Maßnahme, die etwas Mut erfordert. Bitten Sie Freunde und Familie um ehrliches Feedback. Fragen Sie sie, wie sie Ihre Beziehung empfinden und ob es Bereiche gibt, in denen Sie sich verbessern können. Offene und konstruktive Rückmeldungen können Ihnen wertvolle Einblicke in die Qualität Ihrer sozialen Beziehungen geben und Ihnen helfen, diese weiter zu stärken.

4. Zusätzliche Tests zur Messung der Zufriedenheit: Neben den oben genannten Methoden gibt es auch standardisierte Tests und Fragebögen, die Ihnen helfen können, Ihre Zufriedenheit und Ihr Wohlbefinden im sozialen Kontext zu messen. Wenn Sie einen Test nach einer gewissen Weile erneut ausführen, können Sie so vergleichen, ob sich an Ihrem Befinden etwas geändert hat. Ein kurzer Test mit nur vier Fragen ist der Test zur allgemeinen Lebenszufriedenheit[13]. Auch zur Empfindung der Einsamkeit gibt es zahlreiche Testmöglichkeiten[14].

Durch die Kombination dieser Methoden und Tests können Sie ein umfassendes Bild von Ihrer sozialen Gesundheit und Zufriedenheit gewinnen. Dies ermöglicht es Ihnen, gezielt Maßnahmen zu ergreifen, um Ihre sozialen Verbindungen zu stärken und Ihr Wohlbefinden zu verbessern.

6. Hitze und Kälte: Die Kraft der Temperaturregulation für Vitalität und Wohlbefinden

Im Streben nach einem langen und gesunden Leben spielen unsere alltäglichen Umgebungsbedingungen eine überraschend große Rolle. Hitze und Kälte sind dabei zwei natürliche Kräfte, die sowohl Risiken als auch Chancen für unsere Gesundheit bergen. Die Fähigkeit des menschlichen Körpers, seine Temperatur zu regulieren, ist ein grundlegender Aspekt für unser Überleben und Wohlbefinden.

Temperaturregulation, auch Thermoregulation genannt, umfasst die Mechanismen, durch die der Körper seine Kerntemperatur, trotz

13 https://www.therapie.de/psyche/info/test/weitere/lebenszufriedenheit
14 https://instahelp.me/de/selbsttest/soziales-netzeinsamkeit

Schwankungen der Umgebungsbedingungen, innerhalb enger Grenzen hält.

Ein gut regulierter Körper ermöglicht es uns, in verschiedenen Umgebungen zu leben und zu arbeiten, ohne dass unsere Gesundheit beeinträchtigt wird. Hitze und Kälte haben tief greifende Auswirkungen auf den menschlichen Organismus. Extrem hohe Temperaturen können unseren Körper erheblich belasten. Hitzewellen führen nicht nur zu unangenehmem Schwitzen, sondern können auch ernsthafte gesundheitliche Probleme verursachen, wie Hitzeschläge, Dehydrierung und Hitzekrämpfe. Besonders gefährdet sind ältere Personen, Kinder und Menschen mit chronischen Krankheiten, deren Körper oft nicht in der Lage ist, sich ausreichend abzukühlen. Die Folgen von extremer Hitze sollten daher nicht unterschätzt werden, da sie unsere Lebensqualität und -dauer stark beeinträchtigen können.

Auf der anderen Seite kann auch extreme Kälte erhebliche gesundheitliche Risiken mit sich bringen. Erfrierungen und Unterkühlung sind offensichtliche Gefahren, aber auch weniger direkte Auswirkungen, wie verschärfte kardiovaskuläre Probleme, sollten nicht übersehen werden. Ältere Menschen und Personen mit bestimmten Vorerkrankungen sind auch hier besonders gefährdet. Das Leben in kalten Umgebungen kann eine Herausforderung für den Körper darstellen, der hart arbeiten muss, um seine Kerntemperatur aufrechtzuerhalten.

Doch so bedrohlich diese extremen Temperaturen auch erscheinen mögen, spielen sie nach neuesten wissenschaftlichen Erkenntnissen auch eine große Rolle, um unsere Gesundheit zu stärken und das Leben zu verlängern. Durch die gezielte Anwendung von Hitze und Kälte können wir unser Wohlbefinden und unsere Gesundheit fördern. In diesem Kapitel werden wir also nicht nur ihre Risiken, sondern vor allem ihre heilenden und stärkenden Potenziale betrachten.

Wie funktioniert unsere Thermoregulation?

Bei diesem komplexen biologischen Prozess versucht der menschliche Körper, seine Kerntemperatur von etwa 37 Grad Celsius zu halten. Egal ob im Hochsommer, im Urlaub in der Karibik oder im tiefsten Winter – unser Körper passt sich an und tut alles dafür, dass die Kerntemperatur im optimalen Bereich bleibt.

Dieser Prozess wird hauptsächlich durch den Hypothalamus im Gehirn gesteuert, der als Thermostat des Körpers fungiert. Unser Gehirn erhält durch das zentrale Nervensystem ununterbrochen Meldungen zur Außentemperatur. Wenn nun beispielsweise die Umgebungstemperatur sinkt, reagiert der Hypothalamus, indem er Mechanismen aktiviert, um Wärme zu erzeugen und zu speichern. Dazu gehört das Zittern der Muskeln, das durch schnelle, unwillkürliche Kontraktionen Wärme erzeugt. Gleichzeitig verengen sich die Blutgefäße in der Haut, um den Wärmeverlust einzudämmen. Umgekehrt, wenn es um uns herum heißer wird, sorgt der Hypothalamus dafür, dass der Körper überschüssige Wärme abgibt. Dies geschieht durch Schwitzen, wobei die Verdunstung des Schweißes auf der Hautoberfläche Wärme abführt, und durch die Erweiterung der Blutgefäße, die den Wärmeabtransport über die Haut erleichtert. Unser Stoffwechsel und viele andere Abläufe im Körper sind auf eine optimale Betriebstemperatur angewiesen. Die Thermoregulation dient auch der Sicherstellung des Sauerstofftransports und der Muskelaktivität.

Was bringt unsere Thermoregulation aus dem Gleichgewicht?

Temperaturschwankungen sind ein natürlicher Teil unseres Lebens und beeinflussen unseren Körper ständig. Morgens ist unsere Körpertemperatur im Schnitt ein Grad niedriger als am Abend. Bei

Frauen schwankt sie im Laufe des Menstruationszyklus, und auch scharfes Essen oder intensive Bewegung können kurzfristige Veränderungen hervorrufen. Diese Schwankungen sind normal und in der Regel ungefährlich. Problematisch wird es erst, wenn sich die Körpertemperatur deutlich außerhalb des normalen Bereichs bewegt.

Wenn unsere Körperkerntemperatur unter 35 Grad Celsius fällt, spricht man von Hypothermie oder Unterkühlung. Dies kann Zittern, Atemprobleme, Verwirrung oder Herzrhythmus- und Muskelstörungen verursachen. Im schlimmsten Fall kann so eine Untertemperatur zu einem Herzstillstand oder Koma führen. Stresshormone wie Adrenalin können kalten Schweiß verursachen, der die Verdunstungskälte verstärkt und die Unterkühlung verschlimmern kann. Deshalb ist es wichtig, den Körper aufzuwärmen und den Schweiß zu entfernen, um die Temperatur zu stabilisieren. Neben Hypothermie kann längere Kälteexposition zu Frostbeulen und Erfrierungen führen, die insbesondere an Fingern, Zehen, Ohren und Nase auftreten. Diese Zustände erfordern sofortige Erwärmung und medizinische Behandlung, um dauerhafte Schäden zu vermeiden.

Eine Körperkerntemperatur von mehr als 40,5 Grad Celsius wird als Hyperthermie oder Überhitzung bezeichnet. Sie äußert sich durch Schwitzen und Hautrötung sowie Müdigkeit. Wenn der Körper durch starkes Schwitzen zu viel Flüssigkeit verliert, kann das zu Dehydration führen. Dann kommen noch Symptome wie Schwindel, Schwäche, Benommenheit, Kopfschmerzen und Muskelkrämpfe dazu. Ein besonders fataler Fall von Überhitzung ist der Hitzschlag, der durch extrem hohe Körpertemperaturen und eine gestörte Wärmeregulation entsteht. Das ist ein ernsthafter medizinischer Notfall, der sofortige Behandlung erfordert.

Extreme Temperaturen zur Förderung unserer Gesundheit

Trotz der Risiken können sehr hohe und sehr niedrige Temperaturen gezielt eingesetzt werden, um die Gesundheit zu verbessern. Wichtig ist dabei, auf die Signale des Körpers zu hören und auch zu kontrollieren, welche Dosis uns wirklich guttut. Auf diese positiven Wirkungen und wie wir sie für uns nutzen können, gehen wir im weiteren Verlauf des Kapitels noch genauer ein.

Hitze

Erinnern Sie sich noch an Ihren letzten Saunabesuch, an den wohligen Duft von Holz und Minze beim Aufguss? Da spürt man sofort, wie sich die Wärme langsam im Körper ausbreitet, die Muskeln entspannt und der Geist zur Ruhe kommt. Diese angenehme Hitze hat nicht nur einen sofortigen Wohlfühleffekt, sondern kann auch langfristig zu einem gesünderen und längeren Leben beitragen. In der Sauna steigt Ihre Körpertemperatur. Die Hitzeeinwirkung löst Schutzreaktionen im Körper aus, die die Herz-Kreislauf-Gesundheit – ähnlich wie sportliche Aktivität – fördern. So kann sich beispielsweise die Herzfrequenz beim Saunabaden bei mäßiger Temperatur um bis zu 100 Schläge pro Minute erhöhen und bei heißeren Temperaturen um bis zu 150 Schläge pro Minute, genauso wie bei mäßiger bis intensiver körperlicher Betätigung. Dadurch weiten sich Ihre Blutgefäße, und die Durchblutung verbessert sich. Regelmäßiges Saunieren kann also den Blutdruck optimieren. Außerdem hilft der Temperaturwechsel, Blutgefäße flexibel und gesund zu halten. Das schützt uns vor kardiovaskulären Erkrankungen, und ganz nebenbei werden alle Muskeln und Organe besser mit Sauerstoff und Nährstoffen versorgt.

Diese Erkenntnisse stammen aus umfangreichen Studien in Finnland, wo die Saunakultur tief verwurzelt ist. Saunabesuche können demnach nicht nur die Sterblichkeit durch Herz-Kreislauf-Erkrankungen verringern, sondern auch das allgemeine Wohlbefinden und die Langlebigkeit fördern.

Eine besonders aufschlussreiche Studie ist die *Kuopio Ischemic Heart Disease Risk Factor Study* (KIHD), die seit über 20 Jahren eine Gruppe finnischer Männer begleitet. Zu Beginn der Untersuchung waren die Teilnehmer zwischen 42 und 60 Jahre alt. Die Daten zeigen, dass von den 929 gestorbenen Teilnehmern 281 an koronarer Herzkrankheit, 190 an plötzlichem Herztod und 407 an Herz-Kreislauf-Erkrankungen insgesamt starben. Interessanterweise hatten Männer, die regelmäßig die Sauna besuchten, ein signifikant geringeres Risiko, an diesen Ursachen zu sterben.

Die Studie zeigt eine klare Verbindung zwischen der Häufigkeit der Saunabesuche und dem Risiko für Herz-Kreislauf-Erkrankungen. Männer, die nur einmal pro Woche die Sauna besuchten, hatten das höchste Risiko. Wer hingegen 2- bis 3-mal pro Woche saunierte, senkte sein Risiko für einen plötzlichen Herztod um 22 Prozent. Noch beeindruckender: Männer, die 4- bis 7-mal pro Woche in die Sauna gingen, reduzierten ihr Risiko um 63 Prozent. In keiner anderen, uns bekannten Studie war der Zusammenhang so eindeutig. Welche physiologischen Mechanismen dahinterstecken, konnten auch die Autoren der Studie nicht eindeutig beantworten. Die Kernaussage ist jedoch, dass regelmäßige Saunagänge gesund sind und möglichst häufiger als einmal pro Woche durchgeführt werden sollten. Ob Menschen, die 4- bis 7-mal pro Woche zwei Stunden ihrer Zeit in Saunagänge investieren, nun wegen der Prozedur eine höhere Widerstandskraft gegen Herz-Kreislauf-Erkrankungen haben, oder weil sie offensichtlich insgesamt gesundheitsbewusst leben, lässt sich aus der Studie nicht ableiten.

Doch was passiert bei einem Saunabesuch genau im Körper? Er kann als kurzzeitige, passive Nutzung hoher Wärme beschrieben werden, die eine milde Form der Hyperthermie erzeugt. Dies hat mehrere positive Effekte auf den Körper. Einerseits lernt er, mit Hitzestress umzugehen und die Homöostase zu bewahren. Das bedeutet, dass der Körper durch das Erweitern der Blutgefäße und das Schwitzen seine Temperatur reguliert. Andererseits steigt, wie bereits zuvor erwähnt, die Herzfrequenz – ähnlich wie bei moderater körperlicher Betätigung, was die Durchblutung verbessert und entzündungshemmend wirken kann.

Regelmäßige Saunabesuche fördern auch die sogenannte Hormesis. Das ist ein biologisches Phänomen, bei dem geringe Dosen eines Stressors positive gesundheitliche Effekte haben. Durch wiederholte Hitzebelastung wird der Körper widerstandsfähiger und besser auf zukünftige Stresssituationen vorbereitet. Dies kann die Zellreparatur fördern und die Akklimatisierung verbessern, was besonders vorteilhaft für die Langlebigkeit ist.

Ein regelmäßiger Saunabesuch bietet spezifische gesundheitliche Vorteile. Er kann helfen, den Blutdruck zu regulieren, Entzündungen zu reduzieren und die Durchblutung zu verbessern. Das Herz-Kreislauf-System wird gestärkt, was besonders für Menschen nützlich ist, die sich aufgrund von Verletzungen oder anderen Erkrankungen nicht regelmäßig bewegen können.

Auch die geistige Fitness profitiert von regelmäßigen Saunabesuchen, denn eine gute Durchblutung ist essenziell für die Gehirnfunktion. So können wiederholte Saunagänge das Risiko für kognitive Beeinträchtigungen und neurodegenerative Erkrankungen wie Alzheimer und Parkinson verringern.

Um die besten Ergebnisse zu erzielen, sollten Saunagänge etwa 20 Minuten dauern und von Abkühlungsphasen gefolgt werden. Extreme Abkühlungen, wie das Eintauchen in kaltes Wasser, können das Herz-Kreislauf-System zusätzlich stimulieren. Eine Saunatemperatur von mindestens 78,9 Grad Celsius ist optimal.

Wärme kann auch Ihr Immunsystem stärken. Indem Sie Ihren Körper regelmäßig kontrolliert hoher Temperatur aussetzen, trainieren Sie Ihre körpereigene Abwehr, effizienter zu arbeiten. Das kann dazu führen, dass Sie seltener krank werden und Infektionen besser abwehren können.

Letztendlich geht es darum, die Wärme bewusst und regelmäßig in Ihr Leben zu integrieren. Ob durch den Besuch einer Sauna, heiße Bäder oder auch einfach nur eine wärmende Decke an kalten Tagen – finden Sie heraus, was Ihnen am besten tut. Genießen Sie diese Momente der Wärme und Entspannung als Teil Ihrer täglichen Routine, und Sie werden spüren, wie sie Ihr Wohlbefinden und Ihre Gesundheit positiv beeinflussen.

Kälte

In den letzten Jahren hören wir in der Öffentlichkeit immer häufiger, dass extreme Kälte die Gesundheit fördern soll. In vielen Großstädten gibt es schon »Kältestudios«, wo man einige Minuten bei minus 110 bis minus 180 Grad Celsius zubringen kann. Warum ist Kälte so gesund, und wie wenden wir sie richtig an, um die Vorteile für unsere Gesundheit zu nutzen? Dazu ist es sinnvoll, einen kurzen Ausflug in unser Fettgewebe zu machen.

Im menschlichen Körper gibt es zwei Haupttypen von Fettgewebe: weißes Fett und braunes Fett. Das weiße, das den Großteil unseres Körpers ausmacht, ist im Grunde genommen eine Energiespeicherstelle. Wenn wir mehr Kalorien aufnehmen, als wir verbrennen, speichert das weiße Fett diese als Triglyceride. Es ist unser Energiedepot für schlechte Zeiten. Leider neigt es auch dazu, hartnäckig zu sein, wenn es darum geht, es loszuwerden, und ein Zuviel davon ist mit verschiedenen Gesundheitsproblemen wie Herzkrankheiten, Diabetes und Fettleibigkeit verbunden. Braunes Fett hingegen ist eher wie der lebendige Motor unseres Stoffwechsels. Es enthält viele Mitochondrien, die als Energiekraftwerke des Körpers fungieren, und es hat eine Fähigkeit, Wärme zu erzeugen, die als Thermogenese bekannt ist. Stellen Sie sich vor, Sie hätten einen kleinen Ofen im Körper, der Fett verbrennt, um Wärme zu erzeugen und den Körper warm zu halten. Es ist besonders aktiv bei Neugeborenen, um ihnen zu helfen, ihre Körpertemperatur zu regulieren, und es wird auch bei Erwachsenen um Bereiche wie den Nacken und die Schultern herum gefunden. Was das braune Fett besonders interessant macht, ist seine potenzielle Funktion bei der Förderung der Gesundheit und Langlebigkeit. Studien deuten darauf hin, dass Menschen mit höheren Mengen an aktivem braunem Fett möglicherweise weniger anfällig für Fettleibigkeit und Stoffwechselstörungen sind.

Es scheint auch eine Rolle bei der Regulierung des Blutzuckerspiegels zu spielen und könnte sogar dabei helfen, die altersbedingte Abnahme des Stoffwechsels zu verlangsamen. Wenn Sie an einem kalten Wintertag in einen eisigen See eintauchen, reagiert Ihr Körper sofort. Das sympathische Nervensystem, das wie ein innerer Weckruf arbeitet, wird aktiviert. Es sendet Signale an bestimmte Zellen im braunen Fettgewebe und sagt ihnen: »Es ist Zeit zu arbeiten!« In diesen Zellen gibt es ein spezielles Protein namens UCP1, das wie ein Schalter für die Wärmeerzeugung funktioniert. Wenn die Kälte kommt, wird dieser Schalter umgelegt. UCP1 öffnet die Tore der Zellkraftwerke, der Mitochondrien, und lässt die Energie durchfließen. Aber statt Energie für Bewegung oder andere Körperfunktionen zu produzieren, erzeugt es Wärme. Es ist, als würde Ihr Körper ein kleines Lagerfeuer entfachen, um sich aufzuwärmen. Die

Kälte ruft auch Hormone zu Hilfe. Irisin und FGF21 sind wie Boten, die die Nachricht verbreiten, dass es Zeit ist, aktiv zu werden. Sie fördern die Aktivität von braunem Fettgewebe und tragen dazu bei, dass es mehr Energie verbrennt. Mit der Zeit, wenn wir uns regelmäßig der Kälte aussetzen, passt sich unser Körper an. Er erkennt die Notwendigkeit, mehr braunes Fettgewebe zu produzieren und es effizienter zu machen. Die Zellen vermehren sich, werden leistungsfähiger und besser durchblutet. So weckt Kälte das schlafende braune Fettgewebe und bringt es dazu, etwas dafür zu tun, um uns warm zu halten und vielleicht sogar Krankheiten vorzubeugen. Es ist ein erstaunlicher Prozess, der zeigt, wie eng unser Körper mit seiner Umgebung verbunden ist und wie er sich anpassen kann, um zu überleben und zu gedeihen.

Dazu gibt es inzwischen einige wissenschaftliche Studien, die diese Theorie an Studienteilnehmenden beweisen.

De Groot et al. (2019) fanden heraus, dass Kälteexposition zu einer erhöhten Aktivität von braunem Fett führt. Dadurch verbesserte sich die Insulinsensitivität der Teilnehmerinnen. Zum gleichen Ergebnis kam eine Untersuchung von Lee et al. (2020), die ebenfalls einen verbesserten Glukosestoffwechsel und ein verringertes Risiko für Stoffwechselstörungen durch die Aktivierung von braunem Fettgewebe feststellte. Zhang et al. (2021) entdeckten, dass Kälteexposition die Autophagie fördert, die ein wichtiger Prozess zur Entgiftung ist und die wir schon im Kapitel zur Ernährung kennengelernt haben. Insgesamt legen diese Studien nahe, dass Kälteexposition ein vielversprechender Ansatz sein könnte, um die Gesundheit zu fördern und die Langlebigkeit zu erhöhen, indem sie verschiedene positive Effekte auf den Stoffwechsel, die Zellreinigung und die zelluläre Gesundheit auslöst.

Neben der Aktivierung von braunem Fettgewebe, das den Stoffwechsel verbessert, gibt es eine Fülle weiterer positiver Effekte. Die

Kälte ist ein potenter Stimulus für die Produktion und Aktivität von Immunzellen, die uns vor Krankheitserregern schützen. Eine erhöhte Anzahl von Immunzellen, darunter natürliche Killerzellen, T-Zellen und Leukozyten, unterstützt unseren Körper dabei, Infektionen abzuwehren und die Immunabwehr zu verbessern. Auch eine Studie von Shevchuk (2007) legt nahe, dass wiederholte Kälteexposition die Produktion von Noradrenalin steigert, was zu einer erhöhten Anzahl von natürlichen Killerzellen führen kann, die eine wichtige Rolle im Immunsystem spielen.

Darüber hinaus wirkt Kälte lokal und systemisch entzündungshemmend. Dies bedeutet, dass sie nicht nur die Entzündungsreaktion in bestimmten Körperbereichen reduziert, sondern auch im gesamten Körper diese Effekte auslösen kann. Studien haben gezeigt, dass regelmäßige Kälteexposition die Freisetzung von entzündungshemmenden Substanzen wie Interleukin-10 und Tumornekrosefaktor-alpha stimuliert. Dies kann dazu beitragen, Entzündungen zu verringern und das Risiko für entzündliche Erkrankungen wie Arthritis zu senken. Eine Übersichtsarbeit von Bouzigon et al. (2018) fasst verschiedene Studien zusammen, die zeigen, dass Kälteexposition die entzündliche Reaktion im Körper reduziert und die Genesung von Sportverletzungen beschleunigen kann. Dieses Wissen wird insbesondere bei Sportverletzungen genutzt. Um die entstehende Entzündungen unmittelbar zu mildern, wird Kälte als Spray oder Kompresse schon seit Jahrzehnten erfolgreich im Profisport eingesetzt, und es ist empfehlenswert, dass jeder Amateursportler ein Kältespray in der Sporttasche hat.

Nicht zuletzt ist Kälte ein erfrischender Stimmungsaufheller und Wachmacher. Kälteeinwirkung aktiviert das sympathische Nervensystem und erhöht die Konzentration von Beta-Endorphin und Noradrenalin. Durch eine kalte Dusche oder ein kaltes Bad geben die Kälterezeptoren in der Haut eine große Menge an elektrischen Impulsen von den peripheren Nervenenden an das Gehirn, was wiederum zu einer antidepressiven Wirkung führen könnte.

Insgesamt zeigen diese Effekte, dass es weitreichende positive Auswirkungen auf unseren Körper hat, wenn wir uns regelmäßig der Kälte aussetzen. Sie stärkt nicht nur unser Immunsystem und reduziert Entzündungen, sondern hebt auch unsere Stimmung und verbessert unsere Leistungsfähigkeit.

Temperaturregulation SMART

Wie können nun diese Methoden im Alltag umgesetzt werden? Die wenigsten haben einen eiskalten See in der Nachbarschaft und eine Sauna im Haus. Dennoch gibt es zahlreiche Routinen, die sich einfach in den Alltag integrieren lassen.

1. Morgendliche Wechselduschen:
Wechselduschen kann man einfach an den Schluss der morgendlichen Dusche setzen.

- Drehen Sie am Ende der Körperreinigung die Armatur auf kalt.
- Jetzt kommt es auf Ihr Durchhaltevermögen an. Sie sollten mit circa 30 Sekunden Kaltphase starten und die Zeitspanne langsam auf 60 bis 90 Sekunden erhöhen.
- Atmen Sie dabei tief und ruhig, um die Kälte zu bewältigen.
- Danach belohnen Sie sich mit einer Warmphase von circa einer Minute und wiederholen diesen Vorgang noch 2-mal.
- Beenden Sie die Wechseldusche mit einer Kaltphase.
- Wenn es einmal schneller gehen muss, können Sie auch Ihre Dusche mit 60 bis 90 Sekunden kaltem Wasser beenden.

2. Eisbäder für Hände und Füße:

Ein Eisbad muss nicht immer mit dem ganzen Körper sein. Die Hände oder Füße in eiskaltes Wasser zu halten, ist eine einfache Möglichkeit, von der wohltuenden Wirkung zu profitieren.

- Füllen Sie dafür eine Schüssel oder einen Eimer mit kaltem Wasser und fügen Sie Eiswürfel hinzu, bis die Wassertemperatur unter 15 Grad Celsius liegt.
- Tauchen Sie Ihre Hände oder Füße für 1 bis 2 Minuten in das Eisbad. Wenn Sie neu in der Kältetherapie sind, beginnen Sie mit kürzeren Zeiträumen, und steigern Sie die Dauer allmählich.
- Atmen Sie während des Eintauchens tief und ruhig, um die Kälte besser zu bewältigen.

3. Heiße Bäder:

Um sich gezielt Hitzereizen auszusetzen, sind Saunagänge ideal. Aber auch das heiße Bad hat gute Wirkungen, insbesondere, um einen gesunden Schlaf zu fördern oder Muskelverspannungen zu lösen. Hier kommt unsere Anleitung dazu:

- Füllen Sie Ihre Badewanne mit warmem Wasser (circa 38 bis 40 Grad Celsius).
- Fügen Sie gerne beruhigende Badezusätze wie Lavendelöl oder Epsomsalz hinzu, um die Entspannung zu fördern.
- Tauchen Sie für 15 bis 20 Minuten in das Wasser ein und entspannen Sie sich.
- Nehmen Sie ein warmes Bad 2- bis 3-mal pro Woche, um von den wohltuenden und durchblutungsfördernden Effekten zu profitieren.

Für alle oben genannten Methoden ist es wichtig, die korrekte Durchführung zu gewährleisten, um die gewünschten gesundheitlichen

Vorteile zu erzielen und gleichzeitig Risiken zu minimieren. Wenn Sie mit Kälte- oder Wärmeanwendungen beginnen, starten Sie langsam, und steigern Sie die Intensität allmählich. Achten Sie auf Ihr Wohlbefinden, und brechen Sie die Maßnahmen ab, wenn Sie sich unwohl fühlen oder gesundheitliche Probleme auftreten. Ohnehin ist es vor dem Beginn neuer Kälte- oder Wärmetherapien ratsam, einen Check-up beim Hausarzt durchzuführen, besonders, wenn Sie gesundheitliche Probleme haben. Finden Sie eine Routine, die zu Ihrem Alltag passt, und halten Sie sich daran, denn Konsistenz ist der Schlüssel zur langfristigen Wirkung.

Temperaturregulation ADVANCED

Wie Sie schon aus den letzten Kapiteln wissen, geht immer noch mehr. Das ist dann ein bisschen aufwendiger. Sie werden für diesen Mehraufwand aber auch mit merkbaren und langfristigen gesundheitlichen Vorteilen belohnt.

1. Regelmäßige Saunabesuche:
Die bestuntersuchte Hitzewirkung wird durch Saunabesuche erreicht. Regelmäßige Besuche können die Herz-Kreislauf-Gesundheit fördern, Muskeln entspannen und Stress abbauen.

- Duschen Sie vor dem Saunagang, und trocknen Sie sich gut ab.
- Setzen Sie sich für 8 bis 15 Minuten auf die mittleren oder oberen Bänke der Sauna.
- Kühlen Sie sich anschließend mit einer kalten Dusche oder durch Eintauchen in ein Tauchbecken ab.
- Wiederholen Sie diesen Zyklus 2- bis 3-mal, und ruhen Sie sich zwischen den Durchgängen aus.

- Achten Sie darauf, genügend Wasser oder Tee zu trinken, um Dehydration zu vermeiden.
- Mit der Zeit können Sie die Dauer der Saunagänge schrittweise auf 20 bis 30 Minuten erhöhen, um die Hitzebelastung zu steigern.

2. Infrarotanwendungen:
Eine sinnvolle Alternative zur Sauna kann eine Infrarotkabine sein. Sie brauchen wenig Platz und lassen sich einfach selbst installieren, weshalb sie seit den letzten Jahren häufig als Lösung für daheim gewählt werden. Infrarotkabinen und Saunen unterscheiden sich hauptsächlich in der Art der Wärmeübertragung und den daraus resultierenden Effekten. Infrarotkabinen nutzen Infrarotstrahler, die den Körper direkt und tiefgehend erwärmen, ohne die Luft stark zu erhitzen, was Temperaturen von etwa 30 bis 60 Grad Celsius ermöglicht. Diese tief eindringende Wärme kann Muskel- und Gelenkschmerzen lindern, die Durchblutung fördern und ist auch für Menschen geeignet, die hohe Temperaturen nicht gut vertragen. Saunen hingegen erwärmen die Luft auf hohe Temperaturen zwischen 70 bis 100 Grad Celsius, was intensives Schwitzen fördert und das Herz-Kreislauf-System beansprucht, ähnlich wie moderate körperliche Aktivität. Während Infrarotkabinen eine sanftere und längere Wärmetherapie bieten, sind Saunen ideal für intensive Wärme- und Schwitzanwendungen. Die Nutzung der Infrarotkabine ist nahezu identisch mit der Sauna, mit dem Unterschied, dass Sie dort durchaus längere Zeiträume pro Gang einplanen können.

3. Kältekabinen und Kryosaunen:
Für Fans von eisigen Temperaturen bieten Kältekabinen und Kryosaunen eine intensive Methode zur Kälteexposition. Hier wird der

Körper für kurze Zeit extrem niedrigen Temperaturen ausgesetzt – etwa minus 110 Grad Celsius bis minus 140 Grad Celsius für 2 bis 3 Minuten. Es gibt inzwischen zahlreiche Institute mit Kältekabinen. Dort erhalten Sie vor Ort eine individuelle Betreuung und gute Einweisung.

Neben den Effekten für das allgemeine Wohlbefinden haben sich Kältetherapien immer mehr bei der Behandlung von Muskel- und Gelenkbeschwerden durchgesetzt. Für einen dauerhaften Effekt empfiehlt es sich, mindestens 2-mal pro Woche einen Gang in die Kryosauna zu machen.

- Tragen Sie dabei geeignete Schutzkleidung (Handschuhe, Socken, Mundschutz), und entfernen Sie alle Metallgegenstände.
- Betreten Sie die Kältekabine und bleiben darin für 2 bis 3 Minuten bei extrem niedrigen Temperaturen.
- Die Anwendung sollte immer unter der Aufsicht geschulten Fachpersonals erfolgen.
- Vertrauen Sie auf die Experten, um sicherzugehen, dass alles korrekt und sicher durchgeführt wird. Eine unsachgemäße Nutzung kann ernsthafte Gesundheitsrisiken bergen.

4. Eisschwimmen:

Eisschwimmen, auch als Winterschwimmen bekannt, ist eine extreme Form der Kälteexposition, bei der in offenen Gewässern bei sehr niedrigen Temperaturen geschwommen wird. Es fördert die Durchblutung und stärkt das Immunsystem. Zur Vorbereitung empfiehlt es sich, bereits einige Wochen vorher mit Maßnahmen wie kalten Duschen zu starten. Hier trainieren wir neben den bereits bekannten Kälteeffekten noch ganz besonders unsere mentale Stärke.

- Bevor Sie sich darin versuchen, gehen Sie sicher, dass Sie gesund sind, und holen Sie bei Bedarf ärztlichen Rat ein. Beginnen Sie mit kürzeren Schwimmzeiten, und steigern Sie diese allmählich.
- Tragen Sie dabei geeignete Schwimm- und Schutzkleidung wie Neoprenhandschuhe und -schuhe, um Erfrierungen zu vermeiden. Auch eine Mütze kann helfen, denn 70 Prozent der Körperwärme verlieren wir über den Kopf.
- Gehen Sie langsam ins Wasser und bleiben Sie für 1 bis 2 Minuten darin. Achten Sie auf Ihre Atmung, und versuchen Sie, ruhig zu bleiben. Der Kopf sollte über dem Wasser bleiben.
- Für den Moment, in dem Sie aus dem Wasser kommen, sollten ein Handtuch, ein warmer Mantel und dicke Socken bereitliegen. Auch ein heißer Tee tut nach dem Eisbad sehr gut.
- Steigern Sie die Häufigkeit und Dauer des Eisschwimmens langsam, um den Körper an die extremen Temperaturen zu gewöhnen.
- Eisschwimmen sollte niemals allein durchgeführt werden. Stellen Sie sicher, dass immer jemand in der Nähe ist, der im Notfall helfen kann.
- Verlassen Sie das Wasser sofort, wenn Sie sich unwohl fühlen oder Anzeichen von Unterkühlung spüren.

5. Eisbäder oder Eistonne im Garten

Wenn kein See in der Nähe ist, kann in den wärmeren Monaten eine Eistonne im Garten eine ideale Alternative zum Schwimmen im See oder Meer sein. Diese zeitsparende Methode kann man getrost 3- bis 4-mal pro Woche für 5 bis 10 Minuten nutzen.

- Füllen Sie dafür eine Tonne mit kaltem Wasser und Eiswürfeln, bis die Temperatur unter 15 Grad Celsius liegt.

- Tauchen Sie langsam in die Tonne ein und bleiben Sie für 5 bis 10 Minuten darin.
- Atmen Sie tief und ruhig, um die Kälte zu bewältigen.
- Beginnen Sie mit kürzeren Zeiträumen, und steigern Sie die Dauer allmählich.
- Beenden Sie die Anwendung sofort, wenn Sie sich unwohl fühlen oder Schmerzen haben.

MONITORING:

Zwar haben die Methoden meist auch einen Soforteffekt, indem wir uns weniger gestresst, frischer und erholter fühlen und mehr Energie haben, aber wie kann man den langfristigen Erfolg der Temperaturregulation messen?

Dafür ist es wichtig, verschiedene physiologische und subjektive Parameter zu überwachen. Diese Messmethoden können dabei helfen, die Wirksamkeit der angewandten Maßnahmen zu bewerten und gegebenenfalls Anpassungen vorzunehmen:

Einsatz von Apps, Wearables und anderen Technologien:

Es gibt zahlreiche Apps, die speziell für das Monitoring von Gesundheitsparametern entwickelt wurden. Diese Apps ermöglichen es, Daten zu erfassen, zu analysieren und Trends zu erkennen. Es gibt auch einige Apps, mit denen speziell die Effekte des Kältetrainings getrackt werden können[15].

Tragbare Geräte wie Smartwatches und Fitness-Tracker können kontinuierlich verschiedene Parameter überwachen. Sie sind beson-

15 https://coldwatertherapy.app

ders nützlich für die Messung von Herzfrequenz, Herzfrequenzvariabilität (HRV), Körpertemperatur und Schlafqualität.

Welche Parameter sollten überwacht werden?

Wichtig ist es, bei allen Apps und Trackern zu wissen, welche Daten genau man sammelt und wie man diese interpretiert, um so auch beurteilen zu können, ob die Kälte oder Hitzeexposition den gewünschten Effekt hat.

Diese Werte sollten Sie im Blick haben:

1. Körpertemperatur:
Warum messen? Die Körpertemperatur gibt Aufschluss darüber, wie effektiv die Thermoregulations-Maßnahmen wirken und ob der Körper auf die Kälte- oder Wärmeanwendungen angemessen reagiert.

- Messung: Verwenden Sie Thermometer oder tragbare Sensoren, die kontinuierlich die Körpertemperatur messen können.
- Ziel: Verfolgen Sie, wie die Körpertemperatur auf Kälte- und Wärmeanwendungen reagiert und ob sie sich im optimalen Bereich stabilisiert.

2. Herzfrequenz:
Warum messen? Die Herzfrequenz ist ein wichtiger Indikator für die Belastung des Herz-Kreislauf-Systems und zeigt, wie der Körper auf Temperaturveränderungen reagiert.

- Messung: Nutzen Sie Wearables oder Herzfrequenzmesser, um die Herzfrequenz während und nach den Anwendungen zu überwachen.

- Ziel: Überprüfen Sie die Reaktion des Herz-Kreislauf-Systems auf Temperaturveränderungen, und achten Sie auf Veränderungen im Ruhepuls.

3. Herzfrequenzvariabilität (HRV):
Warum messen? Die HRV misst die Schwankungen zwischen den Herzschlägen und ist ein wichtiger Indikator für die allgemeine Herzgesundheit und das autonome Nervensystem. Eine hohe HRV ist oft ein Zeichen für ein optimal funktionierendes Herz-Kreislauf-System und eine gute Anpassungsfähigkeit an Stress.

- Messung: Nutzen Sie Wearables oder spezielle HRV-Messgeräte, die die HRV kontinuierlich oder in Intervallen überwachen.
- Ziel: Kontrollieren Sie die HRV, um die Auswirkungen von Temperaturregulationsmaßnahmen auf das Stressniveau und die allgemeine Herzgesundheit zu bewerten.

4. Schlafqualität:
Warum messen? Die Schlafqualität ist ein entscheidender Faktor für die Erholung und das allgemeine Wohlbefinden. Temperaturregulationsmaßnahmen können einen direkten Einfluss darauf haben.

- Messung: Verwenden Sie Schlaf-Tracker, die Bewegungen, Schlafphasen und die gesamte Schlafdauer erfassen.
- Ziel: Beobachten Sie, ob sich die Qualität und Dauer des Schlafs durch regelmäßige Temperaturregulation verbessert.

5. Wohlbefinden und Energielevel:
Warum messen? Subjektive Parameter wie Wohlbefinden und Energielevel sind wichtige Indikatoren für die allgemeine Lebensqualität und die psychologische Wirkung der Maßnahmen.

- Messung: Führen Sie regelmäßige Selbstbewertungen durch, um subjektive Parameter wie Energielevel, Stimmung und allgemeines Wohlbefinden zu erfassen.
- Ziel: Identifizieren Sie Trends und Korrelationen zwischen Temperaturanwendungen und subjektiven Empfindungen.

Wie führt man ein effektives Monitoring-Tagebuch?

Reines Datensammeln bringt nicht viel. Wir müssen diese auch auswerten und nutzen können. Ein Monitoring-Tagebuch hilft dabei, die gesammelten Daten systematisch zu erfassen und zu analysieren. Hier sind einige Tipps, wie Sie ein effektives Tagebuch führen können:

1. Regelmäßige Einträge:
Machen Sie tägliche oder wöchentliche Einträge, um Veränderungen und Trends im Laufe der Zeit zu beobachten.
Notieren Sie Datum und Uhrzeit jeder Anwendung sowie die gemessenen Parameter.

2. Detaillierte Angaben:
Erfassen Sie genaue Details zu den durchgeführten Maßnahmen, einschließlich Dauer, Intensität und Art der Anwendung (zum Beispiel kalte Dusche, Sauna, Eistonne).
Notieren Sie auch relevante Umgebungsbedingungen wie Außentemperatur oder Luftfeuchtigkeit.

3. Subjektive Beobachtungen:
Ergänzen Sie die objektiven Messdaten mit subjektiven Beobachtungen zu Ihrem Wohlbefinden, Ihrem Energielevel und Ihrer Stimmung.

Achten Sie darauf, wie sich Ihr Körper und Geist nach den Anwendungen fühlen.

4. Analyse und Anpassung:
Überprüfen Sie regelmäßig Ihre Einträge, um Muster und Zusammenhänge zu erkennen. Passen Sie Ihre Temperaturregulationsmaßnahmen basierend auf den gesammelten Daten und Ihren Zielen an.

Durch die systematische Überwachung und Dokumentation der Auswirkungen von Kälte- und Wärmeanwendungen können Sie die Wirksamkeit Ihrer Maßnahmen besser verstehen und optimieren. Der Einsatz moderner Technologien erleichtert diesen Prozess und ermöglicht eine präzisere und kontinuierliche Erfassung der relevanten Parameter.

7. Präventive Maßnahmen: Proaktive Gesundheitsvorsorge für ein längeres Leben

Der Begriff Prävention stammt vom lateinischen Wort *prevenire,* was so viel bedeutet wie *zuvorkommen.* Im medizinischen Sinne sind damit alle vorbeugenden Maßnahmen gemeint, die geeignet sind, Erkrankungen zu vermeiden, das Risiko ihrer Entstehung zu verringern oder auch ihren Verlauf von vornherein zu verbessern. Dabei wird zwischen Primär-, Sekundär- und Tertiärprävention unterschieden. Die Primärprävention soll das Erkranken grundsätzlich verhindern, die Sekundärprävention soll eine erneute Erkrankung nach erlittener Krankheit unterbinden und die Tertiärprävention die möglichen Folgen einer bestehenden Erkrankung abmildern oder ihnen vorbeugen. Klassische Beispiele einer Primärprävention sind Impfungen, Vorsorgeuntersuchungen, Aufklärungs- und Informationskampagnen, Arbeitsschutzmaßnahmen, Vorkehrungen zur Unfallverhütung und vieles mehr. Ein typisches Beispiel einer Sekundärprävention wäre die Einnahme einer Blutverdünnung nach erlittenem Herzinfarkt oder Schlaganfall.

Auch wenn präventive Maßnahmen meist unspektakulär sind, kann ihre Bedeutung nicht hoch genug eingeschätzt werden. Impfungen haben in den letzten 70 Jahren wahrscheinlich mehr Menschen das Leben gerettet als alle anderen medizinischen Maßnahmen zusammen. Die Früherkennung von Krebserkrankungen durch Vorsorgeuntersuchungen verbessert völlig unstrittig den Behandlungserfolg signifikant, auch wenn über die Wertigkeit einzelner Verfahren diskutiert werden kann und sich ständig neue Techniken als besser, valider oder empfindlicher herausstellen können. Kritisch muss man allerdings feststellen, dass die Entwicklung von Präventionsmaßnahmen in Deutschland hinterherhinkt. Die skandinavischen Länder sind hier an vielen Stellen weiter als wir in Deutschland. Hinzu kommt, dass Prävention hierzulande häufig keine Kassenleistung ist und damit von Ärzten und Ärztinnen erst gar nicht angeboten wird. Grundsätzlich wäre also deutlich mehr möglich, die Aufklärung über die Maßnahmen verläuft zurückhaltend, oder sie werden von der Bevölkerung aus verschiedenen Gründen nicht angenommen.

Das Robert-Koch-Institut untersucht in regelmäßigen Abständen die Inanspruchnahme ambulanter medizinischer Leistungen, hierunter auch Vorsorgemaßnahmen in der Bundesrepublik. In einer 2019/2020 an über 20 000 Bundesbürgern im Alter zwischen 18 und 99 Jahren erhobenen Studie zeigte sich, dass Vorsorgeuntersuchungen zwar zunehmend häufiger in Anspruch genommen werden, die Zahlen allerdings noch relativ weit entfernt von einer vollständigen Inanspruchnahme sind. Im Hinblick auf Herz-Kreislauf-Erkrankungen gaben rund 80 Prozent der Frauen und 70 Prozent der Männer an, innerhalb eines Jahres ihren Blutdruck kontrolliert zu haben; jeweils rund 60 Prozent hatten Blutfettwerte und Blutzucker überprüfen lassen. Im Zusammenhang mit der Krebsvorsorge hatten weniger als die Hälfte der Anspruchsberechtigten einen Stuhltest (Darmkrebsvorsorge) in den letzten zwei Jahren und etwas mehr als die Hälfte eine Darmspiegelung innerhalb der letzten zehn Jahre in Anspruch genommen. Über 50 Prozent gaben an, in den letzten zwei Wochen ärztlich verordnete Medikamente eingenommen zu haben. Tendenziell nimmt bei den meisten der betrachteten Indikatoren die Inanspruchnahme mit dem Alter zu und ist bei Frauen höher als bei Männern. Eindeutig zeigt sich auch, dass die Inanspruchnahme bei Menschen mit höherem Bildungsniveau größer ist als bei Menschen mit niedrigerem Bildungsniveau. Dieses Muster spiegelt sich in den meisten Ländern auch in den Sterbetafeln wider. Frauen leben länger als Männer, und Menschen mit guter Bildung länger als Menschen mit schlechterer Bildung. Darüber hinaus zeigen sich in Ländern mit hohem Bildungsniveau und guten, leicht für Verbraucherinnen erreichbaren Vorsorgeprogrammen wie Skandinavien oder den Niederlanden höhere Lebenserwartungen als in Ländern mit weniger guten Vorsorgeangeboten.

50 Prozent aller Sterbeursachen sind Herz-Kreislauf-Erkrankungen und Krebserkrankungen. Danach kommen demenzielle Erkrankungen und zunehmende Gebrechlichkeit mit all ihren sekundären Effekten hinzu, sodass wahrscheinlich über 80 Prozent aller Todesfälle durch diese Erkrankungsarten verursacht werden. Nun wollen wir uns etwas intensiver damit beschäftigen, wie wir all diese Erkrankungen vermeiden können. Auf Medikamente, die wir einsetzen können, um gesund alt zu werden und Longevity zu erreichen, kommen wir im nächsten Abschnitt.

In einer japanischen Studie, in der Menschen im Alter zwischen 100 und 115 Jahren hinsichtlich ihrer sogenannten Methylierungs-Signaturen im Epigenom untersucht worden sind, hatte sich gezeigt, dass diese Menschen insbesondere vor Herz-Kreislauf-Erkrankungen und Krebserkrankungen geschützt sind[16]. Ob wir ein derart schützendes Genom oder Epigenom in uns tragen, wissen wir in der Regel nicht (es sei denn, wir haben Sequenzierungen oder epigenetische Untersuchungen bei uns durchführen lassen). Aber statistisch gesehen, beträgt die Wahrscheinlichkeit über 98 Prozent, dass wir nicht zu dem ausgewählten Kreis der genetisch und epigenetisch bevorteilten Personen gehören. Und selbst wenn wir zu den ganz wenigen Begünstigten gehören würden, sollten wir uns nicht darauf ausruhen, sondern alles tun, was für einen gesunden Organismus förderlich ist. Auf diese Weise könnten wir vielleicht das magische Alter von 122 Jahren, das bisher erst von einem Menschen erreicht worden ist, überbieten. Wir wollen uns im Folgenden daher intensiver mit der Vorbeugung von Herz-Kreislauf- und Krebserkrankungen beschäftigen.

Prävention von Herz- Kreislauf-Erkrankungen

In Deutschland sind 31 Prozent aller Todesfälle durch Herz-Kreislauf-Erkrankungen bedingt, die präventiv vermeidbar, im Falle ihrer Entstehung aber immer noch gut behandelbar sind. Da die Wegbereiter die klassischen Risikofaktoren sind, können wir unsere Lebenserwartung allein dadurch steigern, dass wir diese Faktoren kennen, im Auge behalten, konsequent monitoren und frühzeitig mit therapeutischen Maßnahmen beginnen, sobald physiologische Werte die Normalzone verlassen.

16 Komaki et al. 2023

Bluthochdruck, Übergewicht, Diabetes Typ 2, erhöhte Blutfettwerte: Diese Risikofaktoren gehören eng zusammen, bedingen sich meistens gegenseitig und bilden somit für viele Menschen eine Art Teufelskreis, aus dem sie ohne ärztliche oder betreuende Hilfe nicht herauskommen.

Bluthochdruck ist *der* Risikofaktor Nummer eins für koronare Herzerkrankungen, Herzinfarkte, Schlaganfälle. Der Blutdruck steigt mit zunehmendem Alter stetig leicht an, ist aber seinerseits von vielen Begleitumständen abhängig, die meist gut beeinflussbar sind. Der Blutdruck sollte idealerweise 120 : 80 mmHg (steht für: Millimeter Quecksilbersäule) betragen, vorübergehende Erhöhungen, etwa durch körperliche Belastung, sind in Ordnung. Bei einem Blutdruck von 130 : 90 mmHg (gemessen immer in Ruhe, ohne vorherige körperliche Anstrengung) sprechen wir von einer Grenzhypertonie, ab 140 : 95 mmHG von einer leichten Hypertonie, darüber von einer moderaten, und über 160 mmHg systolisch (der obere Messwert) und über 110 mmHg diastolisch (der untere Messwert) von einer schweren Hypertonie. Der eher technische Begriff »Grenzhypertonie« sollte aber nicht fehlgedeutet werden im Sinne dessen, dass man nichts zu tun bräuchte. Auch die Grenzhypertonie sollte behandelt werden. Bei übergewichtigen Menschen reicht oft eine Gewichtsabnahme, bei normalgewichtigen Menschen sollte hier bereits eine medikamentöse Behandlung erfolgen. Wir sollten uns außerdem daran erinnern, dass das Gehirn im Schlaf einen niedrigen Blutdruck braucht, um sich gut erholen zu können. Die frühe Therapie eines Hypertonus, und sei es nur einer Grenzhypertonie, ist daher auch für unsere kognitive Leistungsfähigkeit extrem wichtig.

Übergewicht ist eine der Hauptursachen für Bluthochdruck. Grundsätzlich kann man zwar so viel essen, wie man möchte, aber die zugeführten Kalorien müssen dann auch wieder verbrannt werden, idealerweise durch Bewegung. Anleitungen zu gesunder und sinnvoller Bewegung werden in diesem Kapitel im ersten Abschnitt gegeben, Anregungen zu einer gesunden Ernährung ebenfalls in diesem Kapitel. Ziel sollte es immer sein, einen Body-Mass-Index (er berechnet sich aus dem Quotienten aus Körpergewicht und Körpergröße zum Quadrat) zwischen 20 und 24 zu haben und zu halten. Im engen Zusammenhang mit einem langjährigen Übergewicht steht auch die Entwicklung mit einem Diabetes Typ 2, der in den meisten Fällen gut vermeidbar ist. Der unbehandelte Diabetes bedingt einen hohen Insulinspiegel im Blut, womit dem Gehirn permanent auch noch ein leichtes Hungergefühl vermittelt wird, vor allem aber, dass ein dauerhaft hoher Insulinspiegel die Blutgefäße schädigt und für schnellere Ablagerungen im Bereich der Gefäßinnenseite sorgt, was diese wiederum starrer macht, sekundär den Blutdruck erhöht und die Durchblutung von Organen verschlechtert.

Eine weitere, sehr effektive Strategie, das richtige Gewicht zu erreichen und dauerhaft zu behalten sowie einen Diabetes vom Typ 2 zu vermeiden, ist das Intervallfasten, das wir Ihnen bereits ausführlich vorgestellt haben. Hierbei wird versucht, über einen Zeitraum von circa 14 bis 16 Stunden pro Tag nichts zu essen beziehungsweise keine Kalorien einzunehmen. Trinken von Wasser, ungesüßtem Tee oder Kaffee ist erlaubt. Die Kombination von ausreichender Bewegung und Intervallfasten ist das wahrscheinlich effektivste und gesündeste System, sein Idealgewicht zu erreichen, ohne auf viel verzichten zu müssen.

Der vierte Aspekt sind hohe Blutfettwerte. Wir haben bereits gelernt, dass es mehrere Blutfettwerte gibt, die wir im Auge behalten müssen, das heißt, regelmäßig mindestens 1- bis 2-mal pro Jahr überprüfen lassen müssen. Die wichtigsten Blutfettwerte (Gesamt-Cholesterin, LDL-Cholesterin, HDL-Cholesterin und Triglyceride) werden im Wesentlichen durch unsere Ernährungsgewohnheiten bestimmt, aber eben nicht nur. Denn auch die Leber synthetisiert Cholesterin, das wiederum ein wichtiger Baustein für viele Hormone ist. Der Leberstoffwechsel wird allerdings von vielen Faktoren beeinflusst, neben der genetischen Veranlagung auch von anderen Nahrungsmitteln, die auf den ersten Blick gar nichts mit Fetten zu tun haben, wie etwa Alkohol. Höhere Mengen Alkohol führen über verschiedene Mechanismen zu einer Verfettung der Leber und einem Anstieg der Fettwerte. Damit ist auch hier die Welt nicht ganz gerecht, denn es gibt Menschen, die trotz eines ungesunden Essverhaltens normale Blutfettwerte aufweisen, und andere, die scheinbar nur durch bloßes Ansehen von Speisen mit gesättigten Fetten hohe Fettwerte im Blut aufweisen. Das ist ein wichtiger Grund, die Blutfettwerte regelmäßig untersuchen zu lassen. Denn eine Erhöhung – aus welchem Grund auch immer – über Jahre hinweg heißt, dass sich diese Fette, insbesondere gesättigte Fettsäuren, vermehrt in unseren Blutgefäßen ablagern und damit die Gefäße weniger elastisch, im fortgeschrittenen Fall auch enger machen, sodass die Blut- und Sauerstoffversorgung unserer Organe leidet. Nahrungsmittel mit gesättigten Fetten sollten daher immer vermieden werden.

Wichtig sind die verschiedenen Fettwerte im Blut:

- Der Gesamtcholesterinspiegel sollte unter 200 mg/dl (Milligramm pro Deziliter) liegen. Das HDL (das »gute« Cholesterin) sollte über 40 mg/dl liegen.
- Das LDL (das »schlechte« Cholesterin) sollte unter 110 mg/dl liegen.
- Die Triglyceride sollten unter 200 mg/dl liegen.

Bei Menschen mit mehreren Risikofaktoren (Rauchen, Bluthochdruck) werden zum Teil noch niedrigere Werte des LDL-Cholesterins angestrebt. Sind die oben genannten Werte durch Umstellung der Ernährung nicht mehr zu erreichen, müssen Medikamente zur Senkung der Blutfette eingenommen werden.

Ein paar wichtige Tipps, wie man einen hohen Blutdruck vermeidet:

- Regelmäßiges Messen des Blutdrucks ab einem Alter von 45–50 Jahren
- Übergewicht vermeiden, BMI zwischen 20 und 24 halten
- Regelmäßige körperliche Bewegung
- Gesunde, abwechslungsreiche Nahrung, nicht zu salzhaltig, gesättigte Fettsäuren sowie Zucker und gesüßte Getränke vermeiden
- Nicht rauchen, Alkohol in Maßen
- Entspannungsphasen einhalten
- Ausreichend schlafen

Ein paar wichtige Tipps, wie man Übergewicht und einen Diabetes Typ 2 vermeidet:

- Regelmäßige körperliche Bewegung, 2- bis 3-mal pro Woche für jeweils 30 bis 60 Minuten
- Im Alltag keine Fahrstühle oder Rolltreppen benutzen, wann immer möglich, Treppen steigen
- Am Wochenende mindestens zwei ausgiebige Spaziergänge, Läufe, Fahrradtouren, Waldläufe et cetera einplanen, noch besser: regelmäßig Sport treiben
- Gesunde, abwechslungsreiche, ballaststoffreiche Nahrung; gesättigte Fettsäuren vermeiden; auf Zucker und gesüßte Getränke sowie größere Kohlenhydratmengen verzichten
- Kaffee oder Tee nicht mit Zucker süßen

- Zuckerhaltige Zwischenmahlzeiten wie Kuchen, Kekse, Pralinen durch Obst, Nüsse, Trockenobst et cetera ersetzen
- Intervallfasten (12 bis 16 Stunden pro Tag nicht essen) an 4 bis 5 Tagen pro Woche
- Alkohol nur in kleineren Mengen konsumieren, kalorienhaltige Alkoholika vermeiden
- 1- bis 2-mal pro Jahr Blutwerte überprüfen lassen (HbA1c unter 5,6 Prozent, Cholesterin unter 200 mg/dl, LDL-Cholesterin unter 100 mg/dl)

Rauchen, Cannabis, Alkohol

Rauchen von Tabak oder Cannabis ist ein ausgeprägter vaskulärer Risikofaktor, und zwar jeder einzelne Zug. Dabei muss man immer im Auge behalten, dass Rauchen nicht nur Lungenkrebs verursachen kann, sondern ständig zu Ablagerungen führt, die das gesamte Gefäßsystem starrer und weniger beweglich machen. Die Folgen sind natürlich nicht direkt spürbar, aber die Innenseiten der Gefäße (das sogenannte Endothel) nehmen durch die Ablagerungen an Elastizität ab und können insbesondere an Teilungsstellen enger werden. Damit steigt der Blutdruck, und die Durchblutung der Organe verschlechtert sich. Ein klassisches Beispiel dafür sind die Entwicklung der koronaren Herzerkrankung durch die Verengung der Herzkranzgefäße und die periphere Verschlusskrankheit (pAVK), bei der die Beinmuskulatur bei Belastung nicht mehr ausreichend durchblutet wird und der Patient nach einigen Metern des Gehens immer eine Pause machen muss (sogenannte Schaufenster-Erkrankung). Nur wenige Menschen wie unser bereits erwähnter Altkanzler Helmut Schmidt (er hatte 60 Jahre stark geraucht, allerdings bereits im Alter von Ende 50 einen Herzschrittmacher erhalten) haben das genetische Glück, dass diese Gefäßschädigungen durch intensivere

Aktivität des Immunsystems und spezifische Fresszellen permanent repariert werden. Rauchen sollte daher komplett eingestellt werden. Für gerauchtes Cannabis gilt das Gleiche, selbst wenn es meist weniger häufig erfolgt als Zigarettenrauchen. Cannabis macht den Körper durch den entspannenden und beruhigenden Effekt dosisabhängig träger, Bewegungen, Motorik werden vermindert genutzt. Auch die Konzentration, Beurteilungsfähigkeit und kognitive Leistungsfähigkeit leiden insgesamt. Das spricht nicht gegen die medizinische Nutzung von Cannabis, aber eben über andere Wege (Tropfen, Inhalationen).

Über die Wirkungen von Alkohol ist sicher schon viel bekannt. Deshalb hier nur in Kürze: Er schädigt in kleinen Mengen zwar nicht die Gefäße und ist daher auch kein Gefäßrisikofaktor per se, aber in höheren Dosierungen und bei regelmäßig hohem Konsum wird der Fettstoffwechsel beeinträchtigt und sekundär steigen sowohl das »schlechte« Cholesterin (Gesamtcholesterin und LDL-Cholesterin) sowie die Triglyceride, die wiederum signifikante Gefäßrisikofaktoren sind. Darüber hinaus muss immer berücksichtigt werden, dass viele alkoholische Getränke hohe Kalorien mit sich bringen. Wir haben bereits über die Kalorienzufuhr beim Genuss von Alkohol gesprochen. Daher hier nur zur Erinnerung: ein halber Liter Bier (also 0,5 l) enthält circa 220 Kilokalorien. Zum Abbau der Kalorienmenge von einem Liter Bier müsste man circa 5 Kilometer joggen oder 2 Stunde spazieren gehen. Wenn ich an einem schönen Sommerabend 4 leckere Weizenbiere in einem Biergarten trinke, brauche ich, strenggenommen, im Hinblick auf die Kalorienzahl kein Abendessen mehr, es sei denn, ich bin 10 bis 15 Kilometer joggen gewesen. Es gibt allerdings auch alkoholische Getränke mit weniger Kalorien, wie trockene Weißweine mit geringem Restzucker. Hiervon sollte ich aufgrund des höheren Alkoholgehaltes allerdings weniger trinken als von Bier. Bei

Alkohol gilt also: In Maßen ist der Genuss in Ordnung, wobei immer auch die Kalorien im Auge behalten werden sollten. Größere internationale Studien und Fachgesellschaften wie die Deutsche Gesellschaft für Ernährung empfehlen für Frauen nicht mehr als 10 Gramm und für Männer nicht mehr als 20 Gramm pro Tag. Das gilt jeweils für sonst gesunde Menschen ohne Erkrankungen und ohne ständige Medikation, die mit Alkohol interferieren oder die Wirkung verstärken könnten. Mit dem Alter sinkt die Verträglichkeit von Alkohol durch die abnehmende Stoffwechselkapazität der Leber. Alter, vorbestehende Erkrankungen und Medikamente müssen bei dauerhaftem Alkoholkonsum also berücksichtigt werden.

Herzrhythmusstörungen

Hierüber ist bei den meisten Menschen oft deutlich weniger bekannt als über die Themen Bluthochdruck, Übergewicht oder Alkohol. Aber Herzrhythmusstörungen sind neben schweren Unfällen und Verletzungen die einzigen Ereignisse, an denen wir im Prinzip jederzeit innerhalb von wenigen Minuten sterben können. Wenn das Herz eine Pause von 5 bis 7 Sekunden macht, werden wir bereits ohnmächtig. Selbst schwerste Infektionen, unbehandelte Schlaganfälle und Hirnblutungen, schwere Leukämien brauchen mindestens mehrere Stunden oder Tage, um uns zu töten. Die meisten Herzrhythmusstörungen sind erfreulicherweise relativ harmlos, nehmen aber im Laufe des Lebens statistisch gesehen zu. Die oben bereits diskutierten Risikofaktoren, insbesondere Verkalkungen der Herzkranzgefäße (= KHK, koronare Herzerkrankung) erhöhen das Risiko für Herzrhythmusstörungen deutlich.

Aber auch das Älterwerden als solches ist ein leider unvermeidbarer, aber – wie wir in diesem Buch lernen – gut beeinflussbarer Risikofaktor und geht am Reizleitungssystem des Herzens nicht spurlos vorbei. Das sogenannte Vorhofflimmern (die häufigste Rhythmusstörung des Herzens, die durch nicht synchronisierte Tätigkeit der Herzvorhöfe entsteht), das im Alter zwischen 40 und 50 Jahren nur 0,5 Prozent der Bevölkerung betrifft, steigt bis zum Alter von 80 Jahren auf bis zu 15 Prozent an. Auch wenn man an dieser mit dem Alter häufiger auftretenden Rhythmusstörung nicht direkt verstirbt, sondern behandelt sogar noch viele Jahre gut leben kann, steigt das Risiko für Schlaganfälle, Herzschwäche, aber auch tödliche Rhythmusstörungen damit deutlich an. Menschen mit Vorhofflimmern benötigen daher eine dauerhafte medikamentöse oder invasive Kontrolle ihrer Herzfrequenz sowie eine dauerhafte Blutverdünnung (die sogenannte Antikoagulation). Das Tückische am Vorhofflimmern ist, dass es lange auch asymptomatisch vorliegen kann, der Patient also zunächst gar keine Symptome hat und seine Herzrhythmusstörungen nicht bemerkt. Deshalb sollte man ab einem Alter von 45 und 50 Jahren regelmäßig die Herzfunktion durch EKGs überprüfen lassen. Auch andere Arten von Herzrhythmusstörungen sind heute gut behandelbar, müssen nur ebenfalls rechtzeitig erkannt werden.

Herzrhythmusstörungen werden außerdem durch einige der Risikofaktoren, die wir bereits in anderen Zusammenhängen besprochen haben, begünstigt. Nikotin und Alkohol beeinflussen die Herzfrequenz und können in hohen Dosierungen zu Herzrhythmusstörungen führen. Auch dauerhaftes Übergewicht führt zu einer unphysiologischen Belastung des Herzmuskels und kann dadurch Herzrhythmusstörungen verursachen. Ähnliches gilt übrigens auch für die Verwendung von Anabolika und Hormonen zum Muskelaufbau. Bei der Anwendung solcher Präparate wächst der Herzmuskel natürlich (unphysiologisch) mit, was wiederum Herzrhythmusstörungen begünstigt. Es gibt außerdem eine seltene genetische Veranlagung für Vorhofflimmern, durch die es bereits bei jungen Erwachsenen auftreten kann.

Hier ein paar wichtige Tipps, wie man Herzrhythmusstörungen vermeidet und rechtzeitig erkennt:

- Regelmäßig körperliche Bewegung, 2- bis 3-mal pro Woche für jeweils 30 bis 60 Minuten
- Vaskuläre Risikofaktoren so weit wie möglich minimieren
- Übergewicht vermeiden
- Nicht rauchen, Alkohol nur in kleineren Mengen konsumieren
- Herzfrequenz selber regelmäßig durch Uhren oder andere Geräte monitoren
- Bei plötzlich hohen Herzfrequenzen in Ruhe Herzfunktion beim Arzt überprüfen lassen
- Bei bisher nicht gekanntem Leistungsabfall, Herzstolpern, nicht gekannter Luftnot bei Belastung oder in Ruhe, Herzfunktion beim Arzt überprüfen lassen
- 1- bis 2-mal pro Jahr EKG beim Hausarzt schreiben lassen

Prävention von Krebserkrankungen

Wir wissen heute, dass Krebserkrankungen die zweithäufigste Todesursache bei uns sowie in anderen westlichen Ländern sind. Wir haben uns außerdem in Kapitel II ausführlich mit unseren Alterungsprozessen beschäftigt und mussten lernen, dass die Entstehung von Krebserkrankungen unter anderem leider auch mit der im Alter nachlassenden epigenetischen Kontrolle zu tun hat. Wir erinnern uns noch mal an die japanische Studie, in der Menschen zwischen 100 und 115 untersucht worden sind und in der festgestellt wurde, dass diese Menschen genetisch begünstigt und somit besser gegen vaskuläre Risikofaktoren und Krebserkrankungen geschützt waren. Ob jeder Einzelne von uns zu der Gruppe von genetisch Begünstigten gehört, wissen wir in der Regel nicht, es sei denn, wir haben unser Genom sequenzieren und aufwendig analysieren lassen. So lange bleibt aber die beste Strategie, Risikofaktoren, die Krebserkrankungen begünstigen, zu vermeiden und regelmäßig die Vorsorgeuntersuchungen zu den jeweiligen Krebsformen durchführen zu lassen, die mich als Frau oder Mann mit der höchsten Wahrscheinlichkeit in bestimmten Altersabschnitten betreffen könnten. Im Folgenden gehen wir nun die einzelnen Krebsarten, ihre spezifischen Risikofaktoren und die entsprechenden Vorsorgeuntersuchungen durch. Die Angaben basieren im Wesentlichen auf den Leitlinien der einzelnen Fachgesellschaften. Der Vollständigkeit halber sei erwähnt, dass wir hier nur die häufigsten Krebsarten besprechen können.

Die häufigsten Krebsarten des Mannes in Deutschland, Risikofaktoren und sinnvolle Vorsorgeuntersuchungen:

1. Prostatakrebs (über 60 000 pro Jahr). Eher altersbedingt, vor dem 50. Lebensjahr selten.
Risikofaktoren: Alter, vorangehende Entzündungen (Prostatitis), Rauchen.
Vorsorgeuntersuchungen: PSA-Wert im Blut ab dem 50. Lebensjahr, MRT der Prostata, klinische Untersuchungen.
2. Lungenkrebs (über 35 000 pro Jahr). Fast ausschließlich durch Rauchen, dabei abhängig von Dauer und Intensität mit großen individuellen Schwankungen. Problem: Oft bis zu fortgeschrittenen Stadien kaum klinische Symptome.
Risikofaktoren: Rauchen, auch Passivrauchen, Feinstaub, Asbest.
Vorsorgeuntersuchungen: bei Nichtrauchern nicht vorgesehen, bei Rauchern bisher nicht festgelegt. Vorschlag: Röntgen Thorax oder

(low-dose) CT-Thorax einmal im Jahr ab dem 50. Lebensjahr (bisher nur Empfehlung, keine Kassenleistung).

3. **Darmkrebs** (über 30 000 pro Jahr), bei früher Diagnose gut behandelbar.

Risikofaktoren: Genetische Faktoren wichtig, Neigung zu Adenomen (auch in der Familie), chronische entzündliche Darmerkrankungen, ballaststoffarme, fettreiche Ernährung, toxisch hoher Alkoholgebrauch, Rauchen, Adipositas, Bewegungsmangel.

Vorsorgeuntersuchungen: Darmspiegelungen (Koloskopie) ab dem 50. Lebensjahr, alle 5 bis 10 Jahre, Test auf Blut im Stuhl (zurzeit iFOBT, immunhistochemischer Test auf okkultes Blut), Abtragung von Adenomen.

4. **Harnblasenkrebs** (über 18 000 pro Jahr): ähnlich wie beim Prostatakarzinom altersabhängig.

Risikofaktoren: Alter, Rauchen (Risiko steigt mit Dauer und Umfang des Rauchens), vorangegangene chronische Blasenentzündungen.

Vorsorgeuntersuchungen: noch nicht vorgesehen, bisher existiert kein diagnostischer Biomarker, Ultraschall der Harnblase, gegebenenfalls Blasenspiegelung.

5. **Maligne Melanome der Haut** (über 12 000 pro Jahr): fast ausschließlich UV-abhängig in Verbindung mit genetischer Disposition, Hauttyp-abhängig. Sehr gut durch UV-Schutz verhinderbar.

Risikofaktoren: UV-Strahlung, Alter, genetische Disposition, vorhandene aktinische Keratose.

Vorsorgeuntersuchungen: regelmäßige dermatologische Untersuchung, ab dem 50. Lebensjahr jährlich.

6. **Non-Hodgkin-Lymphome** (über 10 000 pro Jahr), hier existieren über 20 Unterformen.

Risikofaktoren: Rauchen, auch Passivrauchen, berufliche Belastung mit Benzolen.

Vorsorgeuntersuchungen: bisher nicht vorhanden beziehungsweise vorgesehen.

7. **Krebs von Mundhöhle und Rachen** (über 9500 pro Jahr), fast ausschließlich durch Risikofaktoren bedingt.

Risikofaktoren: Rauchen, hochprozentige Alkoholika, HPV-Infektion, schlechte orale Hygiene.

Vorsorgeuntersuchungen: bisher nicht vorhanden beziehungsweise vorgesehen.

8. **Bauchspeicheldrüsenkrebs** (9000 pro Jahr), eher altersbedingt, spezifische Risikofaktoren, schlechte Prognose.

Risikofaktoren: hoher Alkoholkonsum, Rauchen, Diabetes Typ 2, genetische Veranlagung.

Vorsorgeuntersuchungen: bisher nicht vorhanden beziehungsweise vorgesehen, allgemeine Laboruntersuchungen, Ultraschall des Oberbauchs.

9. **Nierenkrebs** (über 9000 pro Jahr).

Risikofaktoren: Adipositas, chronische Niereninsuffizienz, Rauchen, Bluthochdruck, berufliche Belastung durch halogenierte Kohlenwasserstoffe.

Vorsorgeuntersuchungen: bisher nicht vorhanden beziehungsweise vorgesehen, allgemeine Laboruntersuchungen, Ultraschall des Oberbauchs.

10. **Magenkrebs** (über 9000 pro Jahr), altersabhängig, eher rückläufig.

Risikofaktoren: Helicobacter-pylori-Infektionen, atrophische Gastritis, Rauchen, genetische Veranlagung.

Vorsorgeuntersuchungen: bisher nicht vorhanden beziehungsweise vorgesehen, allgemeine Laboruntersuchungen, Ultraschall des Oberbauchs.

Die häufigsten Krebsarten der Frau in Deutschland, Risikofaktoren und sinnvolle Vorsorgeuntersuchungen:

1. **Brustkrebs** (über 70 000 pro Jahr), viele Unterformen mit unterschiedlichen Prognosen.
Risikofaktoren: Genetische Veranlagung, Hormonbehandlungen mit Östrogenen, Rauchen.
Vorsorgeuntersuchungen: ohne familiäre Veranlagung: Mammografie ab dem 40. Lebensjahr, MRT- und Ultraschalluntersuchungen der Brust, Tastuntersuchungen durch den Arzt ab dem 30. Lebensjahr (nicht alles Kassenleistungen in Deutschland), bei familiärer Veranlagung alle oben genannten Untersuchungen ab dem 20. Lebensjahr (bisher keine Kassenleistung in Deutschland).

2. **Lungenkrebs** (über 25 000 pro Jahr), fast ausschließlich durch Rauchen, dabei abhängig von Dauer und Intensität mit großen individuellen Schwankungen. Problem: Oft bis zu fortgeschrittenen Stadien kaum klinische Symptome, daher oft späte Diagnose, bei Frauen Zunahme der Fälle.
Risikofaktoren: Rauchen, auch Passivrauchen, Feinstaub, Asbest.
Vorsorgeuntersuchungen: bei Nichtraucherinnen nicht vorgesehen, bei Raucherinnen bisher nicht festgelegt. Vorschlag: Röntgen Thorax oder (low-dose) CT-Thorax einmal im Jahr ab dem 50. Lebensjahr (bisher nur Empfehlung, keine Kassenleistung).

3. **Darmkrebs** (über 20 000 pro Jahr), bei früher Diagnose gut behandelbar.
Risikofaktoren: genetische Faktoren wichtig, Neigung zu Adenomen (auch in der Familie), chronische entzündliche Darmerkrankungen, ballaststoffarme, fettreiche Ernährung, toxisch hoher Alkoholgebrauch, Rauchen, Adipositas, Bewegungsmangel.
Vorsorgeuntersuchungen: Darmspiegelungen (Koloskopie) ab dem 50. Lebensjahr, alle 5 bis 10 Jahre, Test auf Blut im Stuhl (zurzeit

iFOBT, immunhistochemischer Test auf okkultes Blut), Abtragung von Adenomen.

4. Gebärmutterkörperkrebs (über 10 000 pro Jahr), eher altersbedingt, meist erst späte Diagnose.

Risikofaktoren: genetische Faktoren, Adipositas, Hormontherapien mit Östrogenen, metabolisches Syndrom, späte Menopause.

Vorsorgeuntersuchungen: gynäkologische Untersuchungen, vaginaler Ultraschall, gegebenenfalls Tumormarker im Blut.

5. Maligne Melanome der Haut (über 11 000 pro Jahr), fast ausschließlich UV-abhängig in Verbindung mit genetischer Disposition, Hauttyp-abhängig. Sehr gut durch UV-Schutz verhinderbar.

Risikofaktoren: UV-Strahlung, Alter, genetische Disposition, vorhandene aktinische Keratose.

Vorsorgeuntersuchungen: regelmäßige dermatologische Untersuchung, ab dem 50. Lebensjahr jährlich.

6. Bauchspeicheldrüsenkrebs (9000 pro Jahr), eher altersbedingt, spezifische Risikofaktoren, schlechte Prognose.

Risikofaktoren: hoher Alkoholkonsum, Rauchen, Diabetes Typ 2, genetische Veranlagung.

Vorsorgeuntersuchungen: bisher nicht vorhanden beziehungsweise vorgesehen, allgemeine Laboruntersuchungen, Ultraschall des Oberbauchs.

7. Non-Hodgkin-Lymphome (über 8000 pro Jahr), hier existieren über 20 Unterformen.

Risikofaktoren: Rauchen, auch Passivrauchen, berufliche Belastung mit Benzolen.

Vorsorgeuntersuchungen: bisher nicht vorhanden beziehungsweise vorgesehen.

8. Krebs der Ovarien und Adnexe (über 7000 pro Jahr), eher altersbedingt, meist erst späte Diagnose.

Risikofaktoren: genetische Faktoren wichtig (Mutationen des BCR-Gens), Adipositas, Hormontherapien mit Östrogenen.
Vorsorgeuntersuchungen: gynäkologische Untersuchungen, vaginaler Ultraschall, gegebenenfalls Tumormarker im Blut.

9. Magenkrebs (über 5000 pro Jahr), altersabhängig, eher rückläufig
Risikofaktoren: Helicobacter-pylori-Infektionen, atrophische Gastritis, Rauchen, genetische Veranlagung.
Vorsorgeuntersuchungen: bisher nicht vorhanden beziehungsweise vorgesehen, allgemeine Laboruntersuchungen, Ultraschall des Oberbauchs.

10. Nierenkrebs (über 5000 pro Jahr).
Risikofaktoren: Adipositas, chronische Niereninsuffizienz, Rauchen, Bluthochdruck, berufliche Belastung durch halogenierte Kohlenwasserstoffe.
Vorsorgeuntersuchungen: bisher nicht vorhanden bzw. vorgesehen, allgemeine Laboruntersuchungen, Ultraschall des Oberbauchs.

Die Zukunft der Krebsvorsorge: Die universelle Krebsfrüherkennung aus einem Tropfen Blut

Die Auflistung der Vorsorgeuntersuchungen oben zeigt, wie uneinheitlich und unvollständig die Krebsprävention auch heute leider noch ist. Zahlreiche Arbeitsgruppen weltweit versuchen daher, Tests zur Früherkennung mehrerer Krebserkrankungen, sogenannte Multi-Krebs-Früherkennungstests (*Multicancer Early Detection,* MCED) zu entwickeln. Eine Idee dabei ist, dass in der frühen Entstehungsphase eines Tumors die sich jetzt unkontrolliert teilenden Zellen DNA abgeben, die sich möglicherweise bereits im Blut nachweisen lässt. Ein anderer Ansatzpunkt ist der, dass schon zu Beginn dieser Entstehungsphase unser Immunsystem reagiert und die Immunzellen, die mit den frühen Tumorzellen in Kontakt kommen, ihre Oberflächenstruktur ändern. Diese Zellen lassen sich aus dem Blut durch ein spezielles Verfahren herausfiltern und dann auf die Tumor-DNA untersuchen, mit der sie in Kontakt gekommen sind. Hier reicht also ein Tropfen Blut, um gleich mehrere Krebsarten zu diagnostizieren oder auszuschließen.

Der Galleri-Test der Firma Grail ist am weitesten entwickelt und inzwischen in den USA zugelassen. Dieser Test analysiert veränderte Methylierungsmuster freier DNA im Blut. Man kann die Muster von CpGs, die typischerweise bei bestimmten Tumoren verändert sind, allerdings auch zur onkologischen Diagnostik nutzen. Der Galleri-Test weist also nicht die eine Tumor- oder Krebsdiagnose nach, sondern zeigt DNA-Methylierungsänderungen, die typischerweise mit bestimmten Krebsarten assoziiert sind. Dieses Gebiet ist ein junges Feld in der Wissenschaft und hat offensichtlich ein gewaltiges Zukunftspotenzial.

In der sogenannten SYMPLIFY-Studie, in der die klinische Wertigkeit des Verfahrens untersucht wurde, ergab der Test bei 323 von 5461 Teilnehmenden ein Krebssignal, wobei sich bei 244 die Krebsdiagnose bestätigte. Damit hat der Test einen positiven prädiktiven Wert von 75,5 Prozent, einen negativen prädiktiven Wert von 97,6 Prozent, eine Sensitivität von 66,3 Prozent und eine Spezifität von 98,4 Prozent. Das sind bereits sehr überzeugende Werte, die sie hoffen lassen, dass wir in wenigen Jahren im Idealfall nur noch 1- bis 2-mal pro Jahr zu einer Blutuntersuchung gehen und danach wissen, ob wir frei von Krebs sind oder nicht. Tests dieser Art würden die Vorsorge aber nicht nur vereinfachen, sondern auch viele aufwendige Untersuchungen einsparen und damit die Kosten für Vorsorge (auch wenn es sehr gut investiertes Geld ist!) senken. Der Test wird jetzt in einer größeren Studie anhand von 140 000 Freiwilligen weiter evaluiert.

Jährlicher Gesundheits-Check-up

Nehmen Sie ab dem 35. Lebensjahr alle zwei Jahre, ab 50 jährlich, an einem allgemeinen Gesundheits-Check-up teil. Dieser umfasst in der Regel eine Blutuntersuchung, Blutdruckmessung und ein Gespräch über Ihre Lebensgewohnheiten.

Regelmäßige Krebsvorsorge

Frauen sollten ab 20 jährlich zur gynäkologischen Vorsorge gehen. Ab 30 wird alle 3 Jahre ein HPV-Test empfohlen. Männer sollten ab 45 jährlich zur Prostata-Vorsorge. Beide Geschlechter sollten ab 50 alle 10 Jahre eine Darmspiegelung durchführen lassen.

Hautkrebsscreening

Lassen Sie ab dem 35. Lebensjahr alle zwei Jahre ein Hautkrebsscreening durchführen. Bei erhöhtem Risiko können häufigere Untersuchungen sinnvoll sein.

Zahnärztliche Kontrollen

Besuchen Sie zweimal jährlich Ihren Zahnarzt für eine Routinekontrolle und professionelle Zahnreinigung.

Augenuntersuchungen

Lassen Sie ab 40 alle zwei Jahre, ab 60 jährlich Ihre Augen untersuchen, um Sehveränderungen und Augenerkrankungen frühzeitig zu erkennen.

Knochendichtemessung

Frauen sollten ab der Menopause, spätestens ab 65, eine Knochendichtemessung durchführen lassen. Bei Männern wird dies ab 70 empfohlen.

Blutdruck-Monitoring

Lassen Sie mindestens einmal jährlich Ihren Blutdruck messen. Bei Werten über 120/80 mmHg sollten häufigere Kontrollen erfolgen.

Cholesterin-Check
Ab 35 sollten Sie alle 5 Jahre, bei erhöhtem Risiko häufiger, Ihre Cholesterinwerte überprüfen lassen.
Diabetes-Screening
Lassen Sie ab 45 alle 3 Jahre, bei Risikofaktoren häufiger, Ihren Blutzuckerspiegel kontrollieren.
Mammographie-Screening
Frauen zwischen 50 und 69 Jahren sollten alle zwei Jahre an einem Mammographie-Screening teilnehmen.

Präventive Maßnahmen ADVANCED

Umfassende genetische Risikoanalyse
Lassen Sie eine detaillierte genetische Analyse durchführen, um Ihr individuelles Risiko für verschiedene Erkrankungen zu ermitteln. Diese Information kann zur Anpassung Ihrer Vorsorgestrategie genutzt werden.
Erweitertes Herz-Kreislauf-Screening
Erwägen Sie zusätzlich zum Standard-Check-up eine Koronar-CT-Angiographie alle 5 Jahre ab dem 50. Lebensjahr, um frühzeitig Verkalkungen der Herzkranzgefäße zu erkennen.
Intensiviertes Krebsscreening
Nutzen Sie moderne Bildgebungsverfahren wie Ganzkörper-MRT oder Low-Dose-CT zur frühzeitigen Krebserkennung. Diese können je nach individuellem Risikoprofil alle 2-3 Jahre durchgeführt werden.
Regelmäßige Telomer-Längen-Messung
Lassen Sie alle 2–3 Jahre die Länge Ihrer Telomere bestimmen, um Informationen über Ihren biologischen Alterungsprozess zu erhalten.

Jährliche Hormonspiegelanalyse
Führen Sie jährlich eine umfassende Hormonanalyse durch, um hormonelle Ungleichgewichte frühzeitig zu erkennen und gegebenenfalls zu behandeln.
Regelmäßige Darmflora-Analyse
Lassen Sie alle 1–2 Jahre eine detaillierte Analyse Ihres Mikrobioms durchführen, um die Gesundheit Ihres Verdauungssystems zu überwachen und gegebenenfalls zu optimieren.
Erweiterte Blutbildanalyse
Ergänzen Sie Ihre jährliche Blutuntersuchung um spezifische Marker für Entzündungen, oxidativen Stress und Nährstoffmängel.
Regelmäßige kognitive Leistungstests
Unterziehen Sie sich alle 2 Jahre einer umfassenden neuropsychologischen Testung, um frühzeitig kognitive Veränderungen zu erkennen.
Fortgeschrittenes Schlaf-Monitoring
Führen Sie jährlich eine professionelle Polysomnographie durch, um die Qualität Ihres Schlafes detailliert zu analysieren und mögliche Schlafstörungen frühzeitig zu erkennen.
Präventive Ganzkörper-Hautuntersuchung
Lassen Sie halbjährlich eine dermatologische Ganzkörperuntersuchung mit digitaler Kartierung durchführen, um Hautveränderungen frühzeitig zu erkennen.

MONITORING

Führen Sie einen Vorsorgekalender, der Sie rechtzeitig an anstehende Arztbesuche erinnert. Das weitere Monitoring ergibt sich durch die (hoffentlich stets erfreulichen) Untersuchungsbefunde.

8. Medikamente und Nahrungsergänzungsmittel

Um es direkt vorwegzunehmen: Der Heilige Gral der Longevity durch Medikamente oder Nahrungsergänzungsmittel ist noch nicht gefunden. Aber das sich stetig verbessernde Wissen um die Mechanismen der Alterung eröffnet zunehmend mehr Möglichkeiten, in diese einzugreifen. Einige der großen Altersforscher bekennen sich bereits öffentlich zur Einnahme bestimmter Substanzen und überprüfen die Wirksamkeit mit verschiedenen Instrumenten, insbesondere mit epigenetischer Testung ihres biologischen Alters und weiterer Parameter. David Sinclair (*1969), Lehrstuhlinhaber für Genetik in Harvard, Boston, und wahrscheinlich prominentester Altersforscher und Autor des Bestsellers *Das Ende des Alterns* macht aus seiner Nahrung und den Substanzen, die er täglich einnimmt, kein Geheimnis. In seinen Büchern kann man nachlesen, was er täglich konsumiert: 1000 Milligramm NMN, 800 Milligramm Metformin, 1000 Milligramm Resveratrol, Vitamin D und K2, 85 Milligramm Aspirin, 1000 Milligramm Betain sowie Spermidin, Quercetin und Fisetin (Stand Sommer 2024). Sein biologisches Alter soll inzwischen rund 10 bis 15 Jahre unter seinem chronologischen Alter liegen. Einige der Substanzen wollen wir uns im Folgenden noch genauer ansehen.

Da das Älterwerden bisher nicht als Erkrankung bewertet wird, gibt es fast keine gezielte Entwicklung von Medikamenten gegen Alterung durch die pharmazeutische Industrie, weil diese Substanzen nicht erstattungsfähig wären. So sieht es jedenfalls Nir Barzilai, einer der profiliertesten Altersforscher unserer Zeit. Auch an bereits zugelassenen Substanzen, die nur eine Zulassungserweiterung benötigen würden, hat die Industrie wenig Interesse, da diese meist aus dem Patentschutz gefallen sind und damit relativ günstig vertrieben werden.

Metformin

Barzilai hat es dennoch geschafft, die große TAME-Studie *(Targeting Aging with Metformin)* mit einer der ersten Substanzen speziell zur Evaluation von lebensverlängernden Effekten zu realisieren. Die Substanz wird nun an 3000 Probanden im Alter zwischen 65 bis 79 Jahren, die keinen Diabetes haben, doppelblind (also so, dass weder Patient noch behandelnder Arzt wissen, wer welche Therapie erhält) und Placebo-kontrolliert über einen Zeitraum von 6 Jahren getestet. Die Kosten der Studie (75 Millionen US-Dollar) mussten komplett privat aufgebracht werden, weil keine Firma Interesse an dem Präparat hatte.

Der Wirkstoff, der hier untersucht wird, ist allerdings alles andere als neu. Metformin wurde bereits 1922 synthetisiert und wird seit den 1960er-Jahren in der Behandlung des Diabetes Typ 2 eingesetzt. Dass Metformin wahrscheinlich sehr viel mehr bewirkt, als nur den Blutzuckerspiegel zu senken, ergab sich aus verschiedenen Langzeitstudien in der Indikation der Diabetes-Behandlung. Nach mehreren Jahren der Therapie hatten Diabetes-Patienten unter der Anwendung von Metformin nicht nur bessere Langzeit-Zuckerwerte, sondern auch weniger Herzinfarkte und Schlaganfälle. Diese Ergebnisse waren zunächst als sekundäre Effekte der verbesserten Diabetes-Einstellung interpretiert worden, aber dann zeigte sich, dass Patienten unter Meformin auch weniger Krebserkrankungen erlitten – was nicht allein mit dem verbesserten Zuckerstoffwechsel zu tun haben konnte. Das führte zu großem Interesse an der Substanz sowie zahlreichen Untersuchungen in Tiermodellen.

Erst seit wenigen Jahren ist nun bekannt, dass Metformin auch andere Effekte hat, die gleich an mehreren der in Kapitel II besprochenen 12 Ebenen der Alterung ansetzen: einer Reduktion der genetischen Instabilität, einer Aktivierung von AMPK, einer Blockade von mTOR sowie einer Reduktion der allgemeinen Inflammation; auf der anderen Seite jedoch auch der Stimulation der Autophagie, also die Beseitigung überflüssiger Zellen, Zellbestandteile oder Stoffwechselprodukte. Die Chancen stehen also recht gut, dass aus der von Nir Barzilai initiierten TAME-Studie etwas Spannendes herauskommt.

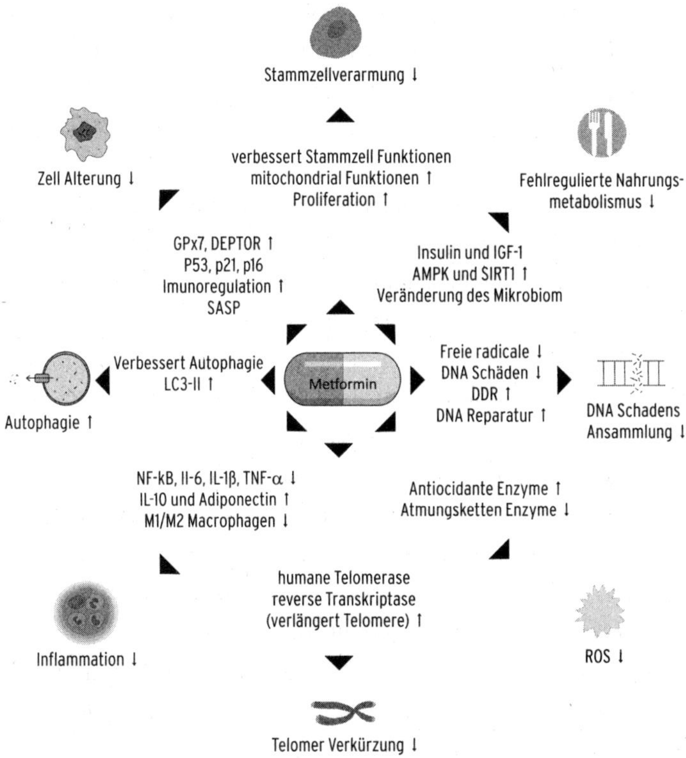

Abb. IV.4: Darstellung der unterschiedlichen, bisher durch verschiedene Studien belegten Wirkmechanismen

Die Literatur zu Metformin ist mittlerweile explodiert mit über 2000 Veröffentlichungen pro Jahr und über 32 000 insgesamt (Stand Sommer 2024). In den USA nehmen inzwischen bereits mehr Menschen ohne Diabetes Metformin als lebensverlängernde Substanz ein, als Patienten mit Diabetes Typ 2 gegen ihre Erkrankung. Potenzielle Hauptnebenwirkung bleibt eine mögliche Übersäuerung, wenn die Nieren nicht gut funktionieren. Abbildung VI.4 gibt einen Überblick über die verschiedenen derzeit postulierten Wirkmechanismen im Hinblick auf die in Kapitel II besprochenen *Hallmarks of Aging*.

Damit ist Metformin wahrscheinlich das zurzeit am besten untersuchte Medikament im Bereich Longevity, das auf dem Markt erhältlich ist. Die Dosis beträgt 500 bis 2000 Milligramm täglich, wobei viele Longevity-Konsumenten eine niedrige Dosierung favorisieren. Es sei aber nochmals der Vollständigkeit halber erwähnt, dass es sich immer noch um ein verschreibungspflichtiges Präparat handelt, das für eine Indikation »Longevity« nicht zugelassen ist. Die Dosis bei Diabetes vom Typ 2 kann zwischen 850 und 2000 Milligramm betragen, als Longevity-Substanz werden zwischen 500 und 1000 Milligramm verwendet.

Rapamycin (Sirolimus)

Eine weitere Substanz, die in die Mechanismen der *Hallmarks of Aging* eingreift, ist Rapamycin, ein Immunsuppressivum, das in höheren Dosierungen vor allem nach Organtransplantationen eingesetzt wird, um Abstoßungsreaktionen zu unterdrücken. Es zeigte sich aber auch, dass Rapamycin ein starker Blocker eines Rezeptors ist, den man in Unkenntnis seiner genauen Funktionen einfach als mTOR bezeichnete (*mammalian Target of Rapamycin,* englisch für Zielmolekül von Rapamycin in Säugetieren). Inzwischen ist aber klar, dass der mTOR-Mechanismus die Proteinbiosynthese bei erhöhten Konzentrationen von Aminosäuren über eine Transkriptions-Aktivierung induziert.

Die Blockade des mTOR-Signalwegs führt zu einer Reduktion der Proteinbiosynthese, aber auch zu einer erhöhten Autophagierate und Entsorgung alter oder abgestorbener Zell- und Stoffwechselreste. Über die Funktionen des mTOR-Weges hatten wir bereits in Kapitel II im Rahmen der *Hallmarks of Aging* berichtet. Grundsätzlich wird die Blockade als lebensverlängernd eingeordnet, wobei es in spezifischen Lebensphasen auch nicht der Fall sein könnte. In verschiedenen Modellorganismen – von der Hefe bis hin zu Säugetieren – konnte Rapamycin die Lebenserwartung allerdings signifikant verlängern. Die Daten stammen aber leider nur aus Tierversuchen. Hier verlängert Rapamycin die Lebenserwartung von Mäusen um circa 14 Prozent bei männlichen Tieren und circa 18 Prozent bei weiblichen Tieren. Deutlich reduziert war auch das Auftreten altersbedingter Erkrankungen.

Inzwischen sind auch mehrere kleinere Studien am Menschen erfolgt. Eine Untersuchung der University of Texas an 24 Teilnehmenden im Alter über 65 Jahren, die 1 Milligramm Rapamycin oder Placebo über einen Zeitraum von 8 Wochen erhielten, zeigte, dass Rapamycin in dieser Dosis gut vertragen wurde und kaum Nebenwirkungen zeigte, von den bekannten Blutbildveränderungen, der Reduktion der Lymphocyten, einer Unterform der weißen Blutkörperchen, abgesehen. In einer weiteren Studie aus Boston an 264 älteren Teilnehmenden über 65 Jahren, die mit einer Kombination aus allosterischen und katalytischen mTOR-Blockern oder Placebo über einen Zeitraum von 6 Wochen behandelt wurden, zeigten sich in der Therapiegruppe weniger Infektionserkrankungen sowie ein verbessertes Ansprechen auf Influenza-Impfungen. Wichtig zu bemerken ist hier, dass die Dosierungen für die Immunsuppression nach Organtransplantation und bei der Nutzung als Longevity-Therapie recht unterschiedlich sind. Während die Rapamycin-Dosierung nach Transplantation eine Loading-Dosis zu Beginn der Therapie von

15 Milligramm und eine Erhaltungs-Dosis von 5 Milligramm pro Tag umfasst, ist die Dosis für die Indikation »Longevity« mit circa 1 Milligramm täglich deutlich geringer.

Ob die Tierdaten tatsächlich direkt auf den Menschen übertragbar sein werden, bleibt noch abzuwarten. Die bisherigen Daten am Menschen stimmen zwar optimistisch, aber die Studien umfassten nur einige Wochen, sodass Langzeiteffekte und mögliche Langzeitnebenwirkungen nicht wirklich beurteilt werden können. Mehrere Studien sind nun aufgesetzt und überprüfen die Hypothese, allerdings ist eine Untersuchung im Umfang und in der Qualität der TAME-Studie zum Metformin noch nicht in Sicht. Neben Rapamycin werden derzeit auch andere mTOR-Blocker entwickelt.

NAD-Substrate

NAD, die Kurzform für Nicotinamid-Adenin-Dinukleotid, ist einer der wichtigsten Stoffe für die zentrale Energieproduktion und viele weitere Stoffwechselreaktionen in unseren Zellen. Grob kann man sich merken: Je mehr NAD eine Zelle zur Verfügung hat, desto besser kann sie Energie bereitstellen und desto länger kann sie überleben. Die Energiegewinnung findet in der sogenannten Atmungskette statt, die aus den NAD-Substraten im oxidativen Stoffwechsel ATP generiert, das als zentraler Energielieferant vieler Zellen dient. Alterung ist mit einem Abfall der NAD-Spiegel in verschiedenen Gewebearten verbunden und beeinflusst so wahrscheinlich viele Aspekte, die wir in Kapitel II bereits kennengelernt haben. Da NAD ein natürlich vorkommender Metabolit ist, wurde der Ersatz der Substanz beziehungsweise die Zugabe von NAD-Substraten ein beliebtes Thema unter den Altersforschern, sodass hier bereits viele Studien zur Verfügung stehen.

In den meisten davon wurde entweder Nikotinamid Mononucleotid (NMN), Nikotinamidribose (NR) oder Nikotinamid (NAM) aufgrund ihrer hohen intrazellulären Bioverfügbarkeit verwendet. Studien in Zellkulturen, aber auch an Tieren und begrenzt auch am Menschen konnten zeigen, dass die Gabe von NAD-Substraten ein breites Spektrum von altersbedingten Mechanismen reduziert. Viele dieser Mechanismen entsprechen den pathologischen Vorstellungen, die wir bei den *Hallmarks of Aging* besprochen haben. Inzwischen sind bereits über 30 klinische Studien unter Verwendung von NR oder NMN zentral registriert (siehe *clinicaltrials.org*). Während die Untersuchungen mit NR überwiegend Fragen der Bioverfügbarkeit adressierten, sind in den letzten 3 Jahren mehrere Analysen mit klinischen Endpunkten unter Verwendung von NMN publiziert worden. Zwei japanische Studien aus dem Jahr 2022 zeigten dabei identische Ergebnisse: In der ersten Studie an 108 älteren Japanern mit einem Durchschnittsalter von 72,2 Jahren, die über einen Zeitraum von 12 Wochen 250 Milligramm NMN oder Placebo erhielten, konnte gezeigt werden, dass sich Tagesmüdigkeit, Schlafqualität, aber auch die physische Leistungsfähigkeit unter der Gabe von NMN im Vergleich zu Placebo signifikant besserten. In der zweiten Studie an 42 gesunden Japanern mit einem Durchschnittsalter von 71,8 Jahren, die ebenfalls 250 Milligramm NMN oder Placebo über 12 Wochen erhielten, wurden die Auswirkungen auf die Muskelleistungen untersucht. Hier wurde deutlich, dass in der NMN-Gruppe die Muskelstärke (Griffstärke der Hand und Gehgeschwindigkeit) signifikant gegenüber Placebo zunahmen.

In einer weiteren Studie an 25 übergewichtigen, postmenopausalen Frauen konnte nachgewiesen werden, dass sich durch die Gabe von NMN die Insulin-Sensitivität der Muskeln signifikant verbesserte und damit ein Typ-2-Diabetes verhindert oder besser behandelt werden konnte. Eine vierte Studie mit NMN haben wir bereits kennengelernt: Hier wurden 84 freiwillige gesunde Probanden (durchschnittliches Alter: 49,5 Jahre) mit NMN in Dosierungen von 300 Milligramm, 600 Milligramm und 900 Milligramm täglich im Vergleich zu Placebo über 2 Monate untersucht. Auch hier zeigte sich eine signifikante, dosisabhängige Zunahme der körperlichen Leistungsfähigkeit bei verschiedenen Endpunkten sowie eine deutliche Erhöhung der NAD+-Serumspiegel, was deshalb positiv ist, weil NAD das zentrale Substrat in der Atmungskette ist und die Konzentration mit dem Alter kontinuierlich abfällt. Studien zur Verträglichkeit bewiesen, dass NMN auch über Zeiträume von bis zu 6 Monaten und bei Dosen von bis zu 1000 Milligramm keine Nebenwirkungen hat. Insgesamt wurden Dosierungen bis knapp 2000 Milligramm untersucht.

Theoretisch kann NAD+ auch direkt intravenös verabreicht werden. Diese Infusionen werden bereits vereinzelt in Deutschland, vor allem aber in den USA angeboten und kosten pro Infusion einen mittleren, dreistelligen Betrag. Klinische, Placebo-kontrollierte Studien gibt es hierzu aber bisher nicht.

Zu NMN liegen inzwischen mehr Studien vor als zu den meisten anderen erwerbbaren Substanzen. Allerdings ist NMN in Deutschland wie auch einigen anderen EU-Ländern juristisch gesehen weder ein Medikament noch ein Nahrungsergänzungsmittel, sondern lediglich eine Chemikalie. Es ist daher fast ausschließlich als Pulver erhältlich und nur selten als Tablette oder Kapsel. Ein EU-Evaluationsverfahren zur Registrierung als Nahrungsergänzungsmittel ist aber bereits eingeleitet.

Senolytika

Diese Gruppe von Wirkstoffen reduziert senescente Zellen (also alte oder gealterte, die sich nicht mehr teilen) oder fördert deren Elimination. Wir haben am Anfang dieses Kapitels außerdem besprochen, dass Alterung formal nicht als Erkrankung gilt. Daher sind Substanzen und Medikamente, die gegen die Alterung helfen oder helfen würden, nicht auf Kosten der Krankenkassen erstattungsfähig. Das reduziert den Anreiz für die Industrie, in diesem Bereich zu investieren. Das bedeutet allerdings nicht, dass es nicht bereits Substanzen gibt, die möglicherweise den Alterungsprozess über einen bekannten Mechanismus aufhalten können, aber für eine ganz andere Indikation auf den Markt gekommen sind und daher auch nur für die entsprechende Indikation erstattet werden.

Ein solches Medikament ist der Tyrosinkinase-Inhibitor Dasatinib, der zur Behandlung bestimmter Formen von Blutkrebs (Philadelphia-Chromosom-positive akute lymphatische Leukämie und chronisch myeloische Leukämie, CML) zugelassen ist. In einer Kombination mit dem Antioxidans Quercetin konnte in zwei kleinen frühen klinischen Studien gezeigt werden, dass die Kombination nicht nur klinisch wirksam war (in der Behandlung der Lungenfibrose sowie der diabetischen Niereninsuffizienz), sondern auch in der Elimination seneszenter Zellen. Diese potenziell lebensverlängernden Effekte müssten nun noch an Kohorten gezeigt werden, die keine primäre Grunderkrankung haben, für die ein Wirkstoff wie Dasatinib zugelassen ist. Die Daten zeigen aber eindrücklich, dass uns möglicherweise bereits Substanzen zur Verfügung stehen, die wirksam in Alterungsmechanismen eingreifen, hierzu aber noch nicht primär eingesetzt worden sind.

Sirtuin-Aktivatoren

Seit der Charakterisierung der Sirtuine als wesentliche Kontrollenzyme der epigenetischen Präzision arbeiten viele Arbeitsgruppen an der Entwicklung von Substanzen, die Sirtuine aktivieren. Eine Substanz, bei der sich durch Zufall eine Sirtuin-aktivierende Potenz zeigte, ist Resveratrol, gut bekannt als Inhaltsstoff von Weinen. Bereits im Jahr 2006 konnte die Arbeitsgruppe von David Sinclair zeigen, dass Mäuse, die einer hochkalorischen Diät ausgesetzt waren und normalerweise verfrüht an den klassischen Folgen vaskulärer Erkrankungen starben, unter der Gabe von Resveratrol eine fast normale Lebenserwartung hatten. Die Ursachen hierfür waren neben einer verbesserten Insulinsensitivität und Aktivierung von AMPK auch eine Aktivierung von Sirtuinen. Der lebensverlängernde Effekt von Resveratrol ist inzwischen in mehreren Tiermodellen und zahlreichen Publikationen erhärtet worden, allerdings fehlen auch hier die klinischen Daten aus größeren Placebo-kontrollierten Studien. Resveratrol kann als Nahrungsergänzungsmittel aber unkompliziert bezogen werden. Die Dosierungen liegen zwischen 500 bis 1000 Milligramm pro Tag.

Chemisch gehört Resveratrol zu den Polyphenolen und den Flavonoiden, die in verschiedenen Pflanzen und Früchten zu finden sind. Die Stoffgruppe gilt seit Längerem bereits als antioxidativ und entzündungshemmend. Zu dieser Gruppe gehört auch das zuvor erwähnte Quercetin, das ebenfalls als Nahrungsergänzungsmittel zur Verfügung steht, aber weniger gut untersucht ist als Resveratrol. Inzwischen konzentrieren sich verschiedene Biotechnologiefirmen auf die Entwicklung spezifischer synthetischer Sirtuin-Aktivatoren für verschiedene Indikationen.

Ein weiteres Polyphenol, das in den letzten Jahren als Nahrungsergänzungsmittel bekannt wurde, ist Fisitin, das vor allem in Erdbeeren in höheren Konzentrationen vorkommt. Auch hier fehlen jedoch klinische Studien, um diese lebensverlängernde Wirkung zu belegen. Mit lebensverlängernden Effekten durch eine Anregung der Autophagie wird auch das biogene Polyamin Spermidin in Zusammenhang gebracht. Die Induktion von Autophagie durch Spermidin beruht unter anderem auf einer Blockade von Acetyltransferasen wie EP300 sowie eine Modulierung des mTOR-Signalwegs. Auch Spermidin ist als Nahrungsergänzungsmittel in vielen Ländern erhältlich.

Theoretisch könnte die Kombination der verschiedenen Substanzgruppen lebensverlängernde Effekte auf mehreren Ebenen und damit additive Effekte haben. Das ist jedoch bisher (noch) Theorie und auch in Tiermodellen nicht ausreichend belegt. Aber die ersten Substanzen stehen zur Verfügung und können genutzt werden. Die Literatur zum Thema ist bereits jetzt kaum noch überschaubar. So ist der Tag wahrscheinlich nicht fern, an dem wir auf Substanzen zurückgreifen können, mit denen wir tatsächlich unsere Alterungsuhr etwas verlangsamen können.

Vitaminpräparate als Nahrungsergänzungsmittel

In kaum einem Land werden so viele Vitaminpräparate verkauft wie in Deutschland. Grundsätzlich kann zwischen wasserlöslichen und fettlöslichen Vitaminen unterschieden werden. Der wesentliche Unterschied ist, dass fettlösliche Vitamine gespeichert, damit auch überdosiert werden und so auch Nebenwirkungen und nachteilige Effekte haben können. Bei den wasserlöslichen Vitaminen C, B1, B2, B3, B5, B6, B8, B11 und B12 ist eine Überdosierung kaum möglich, weil sie bei physiologisch unsinnig hohen Dosierungen direkt über den Harn wieder ausgeschieden werden. Die fettlöslichen Vitamine A, D, E oder K werden am besten mit einer Mahlzeit eingenommen, da etwas Fett oder Öl zur Aufnahme notwendig sind.

Vitamin C: Linus Carl Pauling (*1901–1994), neben Marie Curie der einzige Wissenschaftler, der zwei unterschiedliche Nobelpreise erhielt (1954 den Nobelpreis für Chemie, 1963 den Friedensnobelpreis), beschäftigte sich in den letzten Jahren seines Lebens mit gesunder Ernährung und dem Vitaminstoffwechsel. Er schrieb 1970 ein Buch zu Vitamin C und Erkältungen und im Jahr 1986 einen der ersten Longevity-Ratgeber mit dem Titel *How to Live Longer And Feel Better.* Er war bereits seit Mitte der 1960er-Jahre der festen Überzeugung, dass hohe Mengen an Vitamin C prophylaktisch viele Erkrankungen, insbesondere auch Krebs, verhindern könnten. Er selber nahm zeitweise bis zu 18 Gramm Vitamin C täglich ein und empfahl seinen Landsleuten eine tägliche Dosis von 2000 bis 3000 Milligramm. Die heutigen Empfehlungen liegen bei circa 100 Milligramm täglich. Da der menschliche Körper Vitamin C nicht speichern kann, werden höhere Dosierungen zunehmend mit dem Harn ausgeschieden. Eine wirklich schädliche Dosis besteht daher nicht, oberhalb von 3000 Milligramm täglich können allerdings Durchfälle auftreten. Pauling selber wurde immerhin 93 Jahre alt und erfreute sich auch im hohen Alter eines guten physischen Zustands. Seine These zur prophylaktischen Wirkung von Vitamin C konnte allerdings auch in größeren Studien nie belegt werden. Die Einnahme von Vitamin C in Tablettenform ist bei normaler Ernährung mit Gemüse und Früchten tatsächlich in den meisten Fällen überflüssig, wird aber seit den 1930er-Jahren intensiv beworben. Echte Vitamin-C-Mangelerkrankungen wie Skorbut (häufige Todesursache bei Seeleuten im 15. bis 18. Jahrhundert) kennen Medizinerinnen heute nur noch aus Lehrbüchern.

Vitamin B12: Anders als die historischen Vitamin-C-Mangelzustände, ist ein Mangel an Vitamin B12 auch heute nicht selten und kann insbesondere bei älteren Menschen unterschiedliche Krankheitsbilder wie Taubheitsgefühle an den Extremitäten und Gangstörungen (durch sogenannte Polyneuropathien und die sogenannte Funikuläre Myelose) hervorrufen. Da sich mit zunehmendem Alter die Darmresorption verschlechtert, kann tatsächlich selbst bei guter, vitaminreicher Ernährung die Aufnahme von Vitamin B12 unzureichend sein. Darüber hinaus ist zur Aufnahme von Vitamin B12 der sogenannte *Intrinsic Factor* notwendig, der im Magen synthetisiert wird. Hier entwickelt das Immunsystem in manchen Fällen Antikörper gegen die produzierenden Zellen, sodass der Faktor nicht produziert wird. In diesem Fall entsteht ein schwerer Vitamin-B12-Mangel, der auch nicht mehr in Tablettenform behandelt werden kann und eine regelmäßige subkutane oder intravenöse Verabreichung notwendig macht. Die Überprüfung von Vitamin-B12-Spiegeln im Blut ist daher bei älteren Patienten oft sinnvoll. In den letzten Jahren werden allerdings auch vermehrt jüngere Patienten mit schweren Vitamin-B12-Mangelzuständen in Kliniken vorstellig, die durch einen chronischen Lachgaskonsum den B12-Stoffwechsel im zentralen Nervensystem, insbesondere im Rückenmark, blockiert haben. Dieser lachgasbedingte Vitamin-B12-Mangel kann zu schwersten, auch irreversiblen Schäden im Rückenmark führen.

Vitamin E: Auch Tocopherol genannt, gehört zu den fettlöslichen Vitaminen und wird nur in Pflanzen hergestellt. Es ist reichlich in Nüssen, Mandeln, Weizenkeimen, Sonnenblumenkernen, Leinsamen, Spinat und Brokkoli vorhanden. Im Labor kann es freie Radikale abfangen und steht damit im Ruf, zum Schutz von Gefäßen beizutragen und Arteriosklerose vorzubeugen. Diese These ist in mehreren großen Multicenter-Studien an Tausenden von Probanden mit und ohne Acetylsalicylsäure überprüft worden. Ein signifikanter protektiver Effekt konnte jedoch nicht nachgewiesen werden. Aus heutiger Sicht ist die Einnahme von Vitamin E in Tablettenform bei einer rohkostreichen Ernährung nicht notwendig. Vitamin E kann auch über die Haut aufgenommen werden und ist daher Bestandteil vieler Cremes mit angeblich straffender Wirkung.

Vitamin D: Dieses fettlösliche Vitamin ist in zahlreiche, zum Teil komplexe Stoffwechselvorgänge in den Knochen, dem Darm und dem

Immunsystem sowie der Genregulation und anderem eingebunden. Da ein Teil der Synthese des Vitamins in der Haut durch UV-B-Licht erfolgt, haben Menschen in nördlichen Breitengraden nicht selten nach der Winterperiode niedrige Vitamin-D-Spiegel. Schwere Mangelerscheinungen, wie Rachitis (fehlende Mineralisation des Knochens) sind heute sehr selten, Symptome des nicht seltenen relativen Mangels sind allerdings eher unspezifisch und nicht so gut charakterisierbar wie Vitamin-B12-Mangelzustände und äußern sich in Abgeschlagenheit, Energielosigkeit und Ähnlichem. Interessanterweise konnte in mehreren großen Studien gezeigt werden, dass immunologische Medikamente wie Interferone eine signifikant höhere Wirksamkeit bei normalen oder hoch-normalen Vitamin-D-Serumspiegeln als bei niedrigen haben. Ein ausgeglichener Vitamin-D-Spiegel erscheint aus heutiger Sicht daher sinnvoll. Allerdings ist die Bestimmung der Vitamin D-Spiegel im Blut formal gesehen keine allgemeine Kassenleistung. Vitamin D ist als eins der wenigen Vitamine kaum in Obst oder Gemüse zu finden, sondern überwiegend in Fisch, Fleisch, Leber und Milchprodukten, daher kann die Zuführung von Vitamin D als Nahrungsergänzungsmittel vor allem in den Herbst- und Wintermonaten sinnvoll sein.

Nutzung von Medikamenten und Nahrungsergänzungsmitteln SMART:

Lebensstil vor Supplementen optimieren

Hinterfragen Sie kritisch Ihre aktuellen Gewohnheiten, bevor Sie zu Medikamenten oder Nahrungsergänzungsmitteln greifen. Fokussieren Sie sich auf eine ausgewogene Ernährung reich an Obst, Gemüse und Nüssen, die viele essenzielle Nährstoffe natürlich liefern.

Rauchstopp priorisieren

Beenden Sie das Rauchen umgehend. Der Verzicht auf Tabak ist einer der effektivsten Schritte zur Verbesserung Ihrer Gesundheit und kann unmittelbar positive Auswirkungen haben.

Bewegung und Gewichtsmanagement integrieren

Entwickeln Sie eine Strategie zur Gewichtsreduktion und erhöhen Sie Ihre körperliche Aktivität. Diese Maßnahmen sind oft wirksamer als die Einnahme von Supplementen und bilden die Grundlage für eine nachhaltige Gesundheitsverbesserung.

Ganzheitlichen Ansatz verfolgen

Kombinieren Sie verschiedene Aspekte eines gesunden Lebensstils. Die Synergie aus ausgewogener Ernährung, regelmäßiger Bewegung und gezielter Supplementierung kann Ihre Erfolgsaussichten steigern.

Informierte Entscheidungen treffen

Informieren Sie sich gründlich über Nahrungsergänzungsmittel, bevor Sie diese regelmäßig einnehmen. Berücksichtigen Sie individuelle Unverträglichkeiten und Allergien. Vermeiden Sie unbekannte Kombinationen und konsultieren Sie einen Arzt Ihres Vertrauens.

Vitaminbedarf kritisch hinterfragen

Überprüfen Sie die Notwendigkeit von Vitaminpräparaten. Bei ausgewogener Ernährung ist ein Vitaminmangel selten. Eine Ausnahme kann Vitamin D in den Herbst- und Wintermonaten sein. Lassen Sie im Zweifelsfall Ihren Vitaminstatus durch einen Arzt überprüfen.

Nutzung von Medikamenten und Nahrungsergänzungsmitteln ADVANCED:

Individuelle Strategie entwickeln

Erarbeiten Sie gemeinsam mit einem in Langlebigkeitsforschung versierten Arzt ein maßgeschneidertes Konzept. Berücksichtigen Sie dabei Ihre bisherigen Lebensstilanpassungen und den aktuellen Stand Ihrer vaskulären Risikofaktoren.

Baseline-Blutuntersuchung durchführen

Lassen Sie vor Beginn jeglicher Intervention eine umfassende Blutuntersuchung durchführen. Diese dient als Ausgangspunkt für die Überwachung Ihrer Fortschritte und ermöglicht eine fundierte Entscheidungsfindung.

Metformin-Einsatz erwägen

Diskutieren Sie mit Ihrem Arzt die Möglichkeit einer Metformin-Einnahme, insbesondere wenn Sie zu erhöhten Nüchternglukose-Werten oder einem erhöhten HbA1c neigen. In solchen Fällen kann Metformin sogar medizinisch indiziert sein.

NMN für physische Leistungssteigerung nutzen

Erwägen Sie die Einnahme von NMN, wenn Sie Ihre körperliche Fitness steigern möchten. Beginnen Sie mit einer niedrigen Dosierung von 250 mg morgens oder mittags und steigern Sie diese bei Bedarf bis maximal 1000 mg täglich. Vermeiden Sie die abendliche Einnahme, um Schlafstörungen vorzubeugen.

Einzelne Substanzen schrittweise einführen

Starten Sie mit nur einer Substanz und vermeiden Sie anfängliche Kombinationen. Dies ermöglicht eine bessere Beobachtung der individuellen Wirkungen und potentiellen Nebenwirkungen.

Polyphenole bei suboptimalen Risikofaktoren erwägen

Falls Ihre vaskulären Risikofaktoren trotz Ernährungsumstellung noch nicht optimal sind, ziehen Sie die Einnahme von Polyphenolen wie Resveratrol in Betracht. Besprechen Sie auch diesen Schritt mit Ihrem Arzt und lassen Sie begleitende Laboruntersuchungen durchführen.

Regelmäßiges Monitoring etablieren

Planen Sie regelmäßige Kontrolluntersuchungen ein, um die Wirksamkeit und Verträglichkeit der gewählten Interventionen zu überwachen. Passen Sie Ihr Programm bei Bedarf entsprechend an.

Nebenwirkungen aufmerksam beobachten

Achten Sie sorgfältig auf mögliche Nebenwirkungen oder unerwünschte Reaktionen. Dokumentieren Sie Ihre Erfahrungen und besprechen Sie diese regelmäßig mit Ihrem betreuenden Arzt.

Wissenschaftliche Entwicklungen verfolgen

Bleiben Sie über aktuelle Forschungsergebnisse im Bereich der Langlebigkeit informiert. Die Wissenschaft in diesem Feld entwickelt sich rasch, und neue Erkenntnisse könnten Anpassungen in Ihrer Strategie erforderlich machen.

MONITORING:

Hier haben Sie mehrere Optionen. Sie sollten jetzt regelmäßig einige Parameter überprüfen, wie Bewegungsumfang (Sport 3-mal pro Woche, Schrittzahl am Tag, Herzfrequenz bei Belastung, Schlafqualität). Mit dem Arzt oder der Ärztin Ihres Vertrauens bestimmen Sie jetzt auch einige Laborparameter: Gesamtcholesterin nüchtern (bitte deutlich unter 200 mg/dl), LDL (bitte deutlich unter 120), HDL (bitte deutlich über 60), Nüchternglukose (nicht über 100), HbA1c (bitte unter 5,7 Prozent). Kontrollieren und vergleichen Sie die Werte etwa 3 Monate nachdem Sie mit einer Medikation oder der Einnahme von Nahrungsergänzungsmitteln begonnen haben.

V. Mein Plan für ein langes Leben

Nun sind wir auf der Zielgeraden unseres Buches angelangt. Sie haben im Vorherigen erfahren, welche Säulen dazu beitragen können, unser Leben langfristig gesund zu gestalten, und wie wir unsere Chancen erhöhen können, irgendwann zu den *Super-Agern* zu gehören, also dem Kreis derjenigen beizutreten, die ein Lebensalter von mehr als 100 Jahren erreicht haben. Nun wartet auf Sie der wichtigste Teil. Und der basiert auf dem altbekannten Sprichwort: »Es gibt nichts Gutes, außer man tut es.«

Wissen zu erlangen, ist schon ein richtiger erster Schritt, aber die wichtigste Maßnahme ist es, dieses Wissen anzuwenden und umzusetzen. Genau darum geht es in diesem abschließenden Kapitel. Wir widmen uns hier der wesentlichen Aufgabe, die den Grundstein für eine gesunde Lebensweise legt: der Reflexion über Ihre persönlichen Gesundheitsziele und Prioritäten in Bezug auf Ihr Wohlbefinden. Denn der Weg zu einem langen, erfüllten Leben beginnt nicht nur mit dem Wunsch nach Verbesserung, sondern mit einem klaren Entschluss und einem durchdachten Plan.

1. Reflexion über persönliche Gesundheitsziele

Stellen Sie sich vor, Sie sind der Architekt oder die Architektin Ihres eigenen Wohlbefindens. Der erste Schritt auf Ihrem Weg zu einem langen, gesunden und erfüllten Leben ist die Bestandsaufnahme. Um das Fundament zu legen, brauchen Sie eine klare Vorstellung davon, wo Sie aktuell stehen. Welche Aspekte Ihres Lebens sind Ihnen besonders wichtig und welche Gesundheitsbereiche möchten Sie verbessern? Überlegen Sie, wie Ihre Lebensweise in den verschiedenen Bereichen aussieht und wo es Verbesserungsmöglichkeiten gibt. Das wird Ihnen helfen, Ihre Prioritäten zu reflektieren und zu bestimmen, welche Veränderungen für Sie am bedeutsamsten sind. Diese Überlegung ist entscheidend, um Ihre Ziele klar zu definieren und die Richtung Ihrer Bemühungen festzulegen.

Unsere acht Säulen der Langlebigkeit sind der Schlüssel dazu:

- **Bewegung**
- **Ernährung**
- **Mentale Gesundheit – Brain Health**
- **Schlaf**
- **Soziale Gesundheit**
- **Hitze- und Kälteanwendungen**
- **Prävention**
- **Medikamente und Nahrungsergänzung**

Nehmen Sie sich einen Moment Zeit und bewerten Sie jede dieser Säulen auf einer Skala von 1 bis 10. Stellen Sie sich zum Beispiel folgende Fragen: Bewegen Sie sich viel im Alltag? Machen Sie täglich eine Stunde Sport? Sind Sie in einem Sportverein oder sogar Leistungssportler? Dann vergeben Sie sich einen Wert von 8 bis 10. Haben Sie in den letzten Jahren kaum Zeit für sportliche Betätigung gehabt und verbringen den ganzen Tag im Büro am Schreibtisch? Dann tragen Sie vermutlich eine 1 oder 2 ein. Gehen Sie auf diese Weise alle Bereiche durch. Versuchen Sie, so objektiv wie möglich zu sein. Zögern Sie nicht, eine Person zu fragen, die Ihnen nahesteht und Ihre Alltagsgewohnheiten gut kennt.

Nun, da Sie wissen, wo Sie stehen, denken Sie darüber nach, wohin Sie wollen: Was ist Ihnen im Leben wichtig? Welche Aspekte Ihrer Gesundheit möchten Sie verbessern? Behalten Sie im Blick, dass Nachhaltigkeit der Schlüssel ist. Setzen Sie sich realistische Ziele, die Sie über einen langen Zeitraum aufrechterhalten können. Nichts ist demotivierender als ambitionierte Ziele, die sich schon nach wenigen Tagen oder Wochen als unerreichbar herausstellen, weil sie einfach nicht in Ihren Alltag passen.

Zudem erinnert sich unser Gehirn besser an Bilder als an Zahlen oder Worte. Visualisieren Sie Ihre Ist- und Soll-Werte grafisch. Ein Beispielbild könnte unsere acht Bereiche der Langlebigkeit mit jeweils einer Soll- und einer Ist-Säule zeigen. Hängen Sie dieses Bild an einen Ort, an dem Sie oft vorbeikommen. So haben Sie stets Ihre Ziele vor Augen. Wenn sich Ihr Ist-Zustand in einem Bereich verbessert, markieren Sie dies sofort.

Nun kommt ein weiterer entscheidender Schritt: Priorisieren Sie die acht Säulen basierend auf Ihrer persönlichen Wichtigkeit. Es muss nicht zwingend der Bereich auf Platz 1 stehen, in dem die größte Differenz zwischen Soll und Ist besteht. Vielleicht ist der Unterschied bei Hitze- und Kälteanwendungen groß, aber Sie möchten sich nicht damit beschäftigen und halten es für weniger relevant für Ihr Wohlbefinden. Dann sollte dieser Bereich Rangplatz 8 bekommen.

Mit der Rangfolge und Ihren persönlichen Prioritäten können Sie in die weitere Planung gehen. Fokussieren Sie sich zunächst auf die Aspekte, die Ihnen am wichtigsten sind und die größten Auswirkungen auf Ihr Wohlbefinden haben. Arbeiten Sie Schritt für Schritt daran, Ihr Leben in diesen Bereichen zu verbessern.

2. Die konkrete Zielsetzung

Die Differenz zwischen Soll und Ist zeigt Ihnen auf anschauliche Weise, in welchen Bereichen Ihres Lebens noch viel Potenzial zur Verbesserung besteht. Nun ist es an der Zeit, konkrete Ziele für jede dieser Säulen zu setzen, um Ihren Fortschritt systematisch und motiviert voranzutreiben.

Ziele zu definieren, kann oft eine Herausforderung sein. Doch keine Sorge, wir haben eine bewährte Methode, die Ihnen dabei helfen kann: die SMART-Formel. Diese Methode wurde in den 1980er-Jahren von George T. Doran entwickelt, um Managern zu helfen, klarere Ziele für ihre Teams zu formulieren. Wir sind der Überzeugung, dass sie auch im persönlichen Bereich wunderbar angewendet werden kann.

Spezifisch: Ein Ziel sollte klar und eindeutig formuliert sein. Anstatt »Ich möchte gesünder leben«, setzen Sie sich ein spezifisches Ziel, wie »Ich möchte dreimal pro Woche eine halbe Stunde joggen«.
Messbar: Es ist wichtig, den Fortschritt Ihres Ziels genau erfassen zu können. Ein messbares Ziel könnte lauten: »Ich möchte innerhalb von sechs Monaten fünf Kilogramm abnehmen.«
Attraktiv: Ein Ziel sollte motivierend und erstrebenswert sein. Fragen Sie sich, warum dieses Ziel für Sie wichtig ist und wie es Ihr Leben bereichern wird.
Realistisch: Setzen Sie sich ein Ziel, das erreichbar ist. Es sollte eine Herausforderung darstellen, aber nicht so schwer sein, dass Sie es nicht schaffen können. Zum Beispiel: »Ich möchte täglich fünf Portionen Obst und Gemüse essen.«
Terminiert: Ein Ziel braucht einen klaren Zeitrahmen. Dies gibt Ihnen eine Deadline und motiviert Sie, kontinuierlich darauf hinzu-

arbeiten. Zum Beispiel: »Ich möchte bis Ende des Jahres meine Schlafqualität verbessern und jede Nacht mindestens sieben Stunden schlafen.«

Indem Sie Ihre Ziele nach dieser SMART-Formel formulieren, machen Sie sie greifbarer und leichter erreichbar.

3. Planung Ihrer Aktivitäten

Nun geht es an die konkrete Maßnahmenplanung. Dazu können Sie jeweils unsere Tipps am Ende der Kapitel zuhilfe nehmen. Beginnen Sie mit dem Bereich, der für Sie in der Prioritätenliste ganz oben steht.

4. Regelmäßige Überprüfung und Anpassung der Ziele

Checken Sie regelmäßig, wie gut Sie Ihre Gesundheitsziele erreichen. Nehmen Sie sich Zeit für wiederholte Selbstbewertungen, und reflektieren Sie über Ihre Fortschritte. Fragen Sie sich, ob die gesetzten Ziele noch aktuell sind oder ob Anpassungen erforderlich sind. Manchmal ändern sich Umstände oder Prioritäten, und es ist wichtig, flexibel zu bleiben und Ihre Ziele entsprechend anzupassen. Dieser Prozess der kontinuierlichen Überprüfung hilft Ihnen, auf Kurs zu bleiben und gegebenenfalls notwendige Änderungen vorzunehmen, um Ihre Ziele zu erreichen.

5. Vom guten Vorsatz zur Routine

Unsere Vorsätze sind gemacht, die Pläne zur Umsetzung sind geschrieben. Doch der Weg zur Veränderung ist oft steinig, und viele von uns haben Schwierigkeiten, gesunde Gewohnheiten nachhaltig zu etablieren. Vielleicht fragen Sie sich, warum es so mühsam ist, schlechte Gewohnheiten abzulegen und durch gesunde Alternativen zu ersetzen. Der Grund liegt oft tief in unserem Gehirn: Gewohnheiten werden durch spezifische Auslöser und Belohnungen gesteuert. Sie laufen automatisch ab und sind in unserem neuronalen Netzwerk verankert. Doch es gibt gute Nachrichten: Mit der richtigen Herangehensweise können Sie diese Muster durchbrechen und neue, gesunde Routinen entwickeln.

Erfolgreiche Veränderungen sind das Ergebnis vieler kleiner Schritte, die Sie jeden Tag gehen. Anstatt sich von großen Zielen überwältigen zu lassen, konzentrieren Sie sich auf die kleinen, machbaren Dinge. Beginnen Sie beispielsweise damit, mehr Wasser zu trinken oder eine gesunde Snack-Option in Ihren Tagesablauf zu integrieren. Wählen Sie aus den Aktivitäten, die Ihnen Spaß machen, und machen Sie sie zu einem festen Bestandteil Ihres Alltags.

Identifizieren Sie Ihre Auslöser: Finden Sie heraus, welche davon Ihre ungesunden Gewohnheiten aktivieren. Notieren Sie, wann und wo diese Auslöser auftreten und wie Sie sich dabei fühlen.

Testen Sie verschiedene Belohnungen: Experimentieren Sie mit unterschiedlichen Belohnungen, um herauszufinden, welche Bedürfnisse Ihre ungesunde Gewohnheit befriedigen. Finden Sie gesunde Alternativen, die Ihnen ähnlich positive Gefühle vermitteln.

Nutzen Sie emotionale Motivation: Verstärken Sie positive Emotionen, die mit der neuen Gewohnheit verbunden sind, und nutzen Sie negative Emotionen, um ungesunde Verhaltensweisen zu vermeiden. Wenn ich (Gerd Wirtz) beispielsweise eine unbändige Lust auf Pommes mit Ketchup bekomme, dann kaufe ich frischen Kohlrabi, Tomaten und Paprika. Der Kohlrabi wird in Stifte geschnitten und in der Pfanne mit gutem Öl zu leckeren Kohlrabi-Pommes. Paprika und Tomaten röste ich kurz im Ofen und verfeinere sie mit Olivenöl und

Gewürzen. Beim genüsslichen Verspeisen spüre ich immer, wie lecker gesundes Essen ohne Verzicht sein kann.

Dokumentieren und belohnen Sie Ihr Vorankommen: Halten Sie Ihren Fortschritt fest, und honorieren Sie sich für jeden kleinen Erfolg. Dies wird Ihnen helfen, motiviert zu bleiben und weiterzumachen.

Vergessen Sie nicht: Veränderungen brauchen Zeit. Es ist ein weitverbreiteter Irrglaube, dass es nur 21 Tage benötigt, um eine Gewohnheit zu ändern. In Wirklichkeit kann es mehrere Monate dauern, bis eine neue Routine fest etabliert ist. Seien Sie geduldig und nachsichtig mit sich selbst, und denken Sie daran, dass jeder kleine Schritt Sie Ihrem Ziel näher bringt.

Mit der richtigen Einstellung und den passenden Strategien werden Sie die Fähigkeiten entwickeln, die Sie brauchen, um in jedem Bereich Ihres Lebens gesunde Gewohnheiten zu pflegen. Damit haben wir alle die Chance, uns mit 119 Jahren zu treffen und bei einer Runde Boule darüber zu philosophieren, wie wir bei guter Gesundheit 130 Jahre alt werden können.

Der beste Zeitpunkt, um mit gesunden Lebensgewohnheiten anzufangen, ist JETZT.

Wir wünschen Ihnen viel Freude und Erfüllung dabei!

Anhang

Danksagung

Ein Buch, insbesondere, wenn es sich um einen wissenschaftlichen Ratgeber mit vielen Recherchen handelt, ist nie ausschließlich das Werk des oder der Autoren. Deshalb möchten wir beide die Gelegenheit nutzen, uns hier bei einigen Menschen zu bedanken, die ganz maßgeblich zu dem beigetragen haben, was jetzt vor Ihnen liegt.

Ganz zu Beginn ist der Ullstein Verlag zu nennen, der uns die Möglichkeit gegeben hat, unsere Gedanken über Langlebigkeit, und wie man sie erreicht, mit Ihnen zu teilen. Alexandra Krishnabhakdi hat uns nicht nur ermutigt, das Manuskript in Angriff zu nehmen, sondern uns während des gesamten Schreibprozesses begleitet und sich unsere vielen Ideen geduldig angehört und dann in die richtigen Bahnen gelenkt. Lena Schindler hat unser Manuskript lektoriert und dafür gesorgt, dass wir manche Inhalte nochmals kritisch hinterfragt haben und vor allem, dass für Sie, liebe Leserinnen und Leser, ein schöner und spannender Lesefluss erhalten bleibt.

Wenn man so ein Projekt in Angriff nimmt, dann hat ganz besonders die eigene Familie darunter zu leiden. Nicht nur, dass man sich ständig zum Schreiben in sein Büro zurückzieht, sondern auch, dass es von früh bis spät eigentlich nur ein Thema im Haus gibt, mit dem ich (Gerd Wirtz) meine Ehefrau Anett Coerper sehr strapaziert habe. Sie hat das liebevoll und geduldig ertragen und war bei meinen Kapiteln meine erste Lektorin, die ganz unauffällig, aber sehr effektiv im Hintergrund, die Arbeit von Lena Schindler sehr erleichtert hat. Ein ganz dickes Dankeschön geht an meine Assistentin Vera Ruttkowski. Sie hat durch ihre akribische Recherche erheblich zu einigen Kapiteln beigetragen.

Bei meiner Familie muss auch ich (Volker Limmroth) mich bedanken. Meine Frau, Dr. Christina Limmroth, selber Fachärztin für Onkologie und Hämatologie, ist mit mir sehr geduldig die gesamte Genetik und die wesentlichen Präventionsmaßnahmen onkologischer Erkrankungen durchgegangen. Großen Dank auch an das Kollegium und die Mitarbeitenden meiner Klinik und unserer Labore, die Texte gelesen, Präventionsmaßnahmen und komplexe genetische, epigenetische oder proteomische Analyseverfahren nochmals im Detail mit mir durchgesprochen haben.

Die Idee, dieses Buch zu schreiben, kam uns bei der Produktion unserer Podcast-Reihe Gesund & Gesund, die von der Agentur MAASS.GENAU betreut wird. Lea Maass und Jochen Maass waren von unserer Buchidee gleich so begeistert, dass sie es übernommen haben, den Kontakt zum Ullstein Verlag mit unserem Exposé herzustellen. Euch allen ganz herzlichen Dank, denn ohne euch wäre dieses Buch nie zustande gekommen.